乳痈中医古籍精选汇编

RUYONG ZHONGYI GUJI JINGXUAN HUIBIAN

主编 李静蔚 陈翰翰 刘晓菲 孙子渊

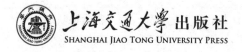

上海交通大学出版社
SHANGHAI JIAO TONG UNIVERSITY PRESS

内容提要

中医古籍是几千年来在中医学发展过程中所保留下来的宝贵财富，具有丰富的内涵，是中医诊治疾病的重要依据。本书收集了大量论述乳痈的中医古代书籍，通过精读和筛选，将古籍中历代医家对乳痈的临床观察和诊治经验汇总成册，按照朝代顺序编写，内容上主要包括乳痈的病因、病机、乳痈的鉴别诊断和辨证论治、乳痈的外治法、乳痈的单药、乳痈的针灸法，以及大量的乳痈病案。本书内容丰富，脉络清晰，适合中医和中药专业的医学生和各级临床医师学习和参阅使用。

图书在版编目（CIP）数据

乳痈中医古籍精选汇编 / 李静蔚等主编. --上海：
上海交通大学出版社，2023.12
ISBN 978-7-313-29919-2

Ⅰ. ①乳… Ⅱ. ①李… Ⅲ. ①乳房疾病－中医治疗法
Ⅳ. ①R271.44

中国国家版本馆CIP数据核字（2023）第227227号

乳痈中医古籍精选汇编
RUYONG ZHONGYI GUJI JINGXUAN HUIBIAN

主　　编：李静蔚　陈翰翰　刘晓菲　孙子渊
出版发行：上海交通大学出版社
邮政编码：200030
印　　制：广东虎彩云印刷有限公司
开　　本：710mm×1000mm　1/16
字　　数：308千字
版　　次：2023年12月第1版
书　　号：ISBN 978-7-313-29919-2
定　　价：198.00元

地　　址：上海市番禺路951号
电　　话：021-64071208
经　　销：全国新华书店
印　　张：17.5
插　　页：2
印　　次：2023年12月第1次印刷

编委会

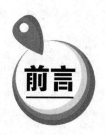

前言

　　中医学在我国有着两千年的历史，是中国人民在同疾病作斗争的过程中，长期积累的极为丰富的经验总结，也是我国传统文化的重要组成部分。几千年来，中医学凭着顽强的生命力，不断地发展壮大，它拥有独特的理论体系、诊疗方法和治疗效果，对世界医学的发展与进步做出了突出贡献。在中医药学不断前进的过程中，很多宝贵的中医古籍应运而生，并保存至今，指导着中医临床的发展和完善。

　　乳痈是由热毒入侵乳房而引起的急性化脓性疾病，相当于西医学的急性化脓性乳腺炎。乳痈一词首次出现于晋·皇甫谧《针灸甲乙经》的"胸胁榰满不得息，咳逆，乳痈，洒淅恶寒，神封主之"一条中。古代医家对乳痈的病名、临床表现、证候、病因、病机、医案、治法、调护都有着详细的记载。乳痈多因肝气郁滞、胃热壅塞、乳汁瘀积、兼感风寒之邪结聚而发。目前中医外治法在治疗乳痈的方面取得了较大的进展，不仅能改善患者症状，缓解患者痛苦，缩短治疗时间，还可减少西医治疗发生的不良反应。因此，中医外治法在乳痈治疗上具有广阔的前景。随着时代的发展，疾病治疗的经验被不断积累，现在对于乳痈的治疗已经不拘泥于古籍所记载的种种方法，但前人的经验依然值得我们学习和参考。站在巨人的肩膀上不断前行，才有可能创造出更多符合时代特征的治疗方法。

中医药学发展至今,有很多关于乳痈的医案、病案被保留了下来,对乳痈的治疗有指导意义。但是中医药古籍历史悠久,数量庞大,分布较散,寻找这些珍贵的医案和病案难度较大,写本书的目的就是帮助临床医师更快地获取乳痈的古籍,从历代医家的诊治经验中寻找好的方法应用到乳痈的治疗中。

本书在编写过程中收集了许多与乳痈有关的中医古籍,通过整理与汇总,将古籍中乳痈的精华内容汇编成册,内容包含绪论以及乳痈的病因、病机、鉴别诊断和辨证论治、外治法、单药、针灸法、病案。本书收集颇富,条目清晰,实用性强,且按照朝代顺序编写,方便读者查阅。本书可供中医学和中西医结合专业的学生和各级临床医师学习参考。

由于编者时间仓促,再加上编写经验、水平有限,书中不足之处在所难免,还望读者在使用时多提宝贵意见,以便日后改进。

《乳痈中医古籍精选汇编》编委会
2022 年 12 月

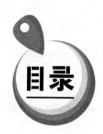

目录

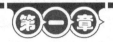

绪　论

一、概述

乳痈,指乳房部红肿热痛,甚至化脓溃烂的病证。相当于西医的急性乳腺炎。其临床特点是乳房结块,红肿热痛,溃后脓出稠厚,伴恶寒发热等全身症状。乳痈因发生时期与发病原因不同而分为3种:发生于哺乳期中的,名外吹乳痈;发生于妊娠期中的,名内吹乳痈;不论男女老少所发生的与妊娠、哺乳无关的,名不乳儿乳痈。

历代医家关于乳痈所称病名有(疒毛)乳、妒乳、乳毒、乳痓、吹奶、吹乳、奶痈、奶发、乳根痈、乳疯、乳结痈等。"乳痈"一词首次出现于晋皇甫谧《针灸甲乙经》(成书于256～259年)一书。"妒乳"一词亦首见于该书,但未述及病因、病机。晋·葛洪《肘后备急方》(约成书于341年)《卷五·治痈疽妒乳诸毒肿方第三十六》中所载妒乳可明确定义为外吹乳痈。

历代医家对本病的病因认识主要为:肝胃蕴热、乳汁淤积、外邪侵袭,《丹溪心法》指出乳痈,乳房阳明所经,乳头厥阴所属。乳子之母,不知调养,怒忿所逆,郁闷所遏,厚味所酿,以致厥阴之气不行,故窍不得通而汁不得出,阳明之血沸腾,故热甚而化脓。亦有所乳之子,膈有滞痰,口气燃热,合乳而睡,热气所吹,遂生结核。《妇人良方卷二十四(补遗)疮疡门》,经云:乳头属足厥阴肝经,乳房属足阳明胃经。若乳房忽壅肿痛,结核色赤,数日之外,燃痛胀溃,稠脓涌出,脓尽而愈。此属肝胃热毒,气血壅滞,名曰乳痈,为易治。《养生方》云:热食汗出,露乳伤风,喜发乳肿,名吹乳,因喜作痈。南宋《妇人大全良方》,夫产后吹奶者,因儿吃奶之次,儿忽自睡,呼气不通,乳不时泄,蓄积在内,遂成肿硬。壅闭乳道,津液不通,腐结疼痛;亦有不痒不痛,肿硬如石,名曰吹奶。明代《医方便览》指出,乳属阳明与厥阴,儿吹郁怒两相因(乳头,厥阴所属;乳房,阳明所经。厥阴之气不行,则窍不通而汁不出。阳明之血沸腾,则热甚而化脓。虽有儿者为外吹,有孕者为内吹,然未有不由厚味所酿、忿怒所逆、郁闷所遏而成)。明代《外科集验方》提到,乳头所属,厥阴肝经。乳子之母,或忿怒伤肝,或厚味积热,以致气不流行,窍不得通,汁不得出,则结为肿、为痛。阳明之经,血热则化为脓,又有儿口之气,吹而焮热,次结成核。初起时,须便忍痛揉散气软,血脉通和,自然消散。失此不治,则成痈疽。隋·巢元方《诸病源候论·一百二十八、妒乳候》提出了本病的病因、病机及临床表现。多因肝气郁结、胃热壅滞,或乳汁淤积而成。初起乳房出现硬结、胀痛、乳汁流出不畅,全身可有恶寒发热,继则肿块增大,焮红剧痛,寒热不退而内蕴成脓。《诸病源候论·一百二十九、乳痈候》:"亦有因乳汁蓄结,与血相搏,蕴积生热,结聚而成乳痈。"初起者,证见乳房部出现大小不等之硬结,始觉胀痛,乳汁吮吸不畅而郁滞,渐感全身恶寒发热,或头痛,肢节不适。继则肿块增大,焮红痛加,寒热不退,甚则疼痛加剧,全身酸痛乏力,局部肿块由硬而软变,有波动感,为脓已成。以后历代医家对本病的病因、病机、治法方药等均有所发挥。至明清对本病的认识更全面,论述更详细,所用治疗方法至今仍为临床借鉴。明代《寿世保元》提出"外吹""内吹"之名。清代《医宗金鉴》、明代《外科理例》不仅描述乳痈症状较为具体,而且指出脓成宜早期切开,否则有传囊之变。明代《外科启玄》、清代《外科全生集》对乳痈与乳发、乳疖作了详细的鉴别诊断。

古代医家对乳痈的病名、临床表现、证候、病因、病机、医案、治法、调护有着详细的记载,乳痈多因肝气郁滞,胃热壅塞,乳汁淤积,兼感风寒之邪结聚而发。该病之早期,治宜疏肝理气,活血清热,通乳散结。内服可选瓜蒌牛蒡汤,或橘叶散,或和乳汤加减;外治法当用吸吮乳汁,配合如意金黄散,或蒲公英捣烂敷贴,或用隔蒜灸,或以交替湿热外敷,或热熨疗之。若脓已成,则应尽快手术切开引流,脓出身热、剧痛立止。或脓尚未成者,则可选托里解毒之剂,方选托里透脓汤之类。亦可按辨证情况而施治。

治疗上内治法主要分为 3 个时期,郁乳期治宜疏肝清胃,消肿散结;蕴脓期治宜清热解毒,托里透脓;溃脓期治宜排脓生肌,清解余毒,以外治法为主;外治法治疗方法多样,所用治疗方法至今仍为临床借鉴。本书主要从各代医家文献对乳痈的认识出发,力求从整体上认识乳痈的证治规律,从而从治疗、预防调护等各方面为现代医学治疗乳痈提供新的思路。

二、乳痈病名探源及病因、病机

(一)乳痈病名探源

中医古代文献中对于乳痈的命名有许多,如(广毛)乳、妒乳、乳毒、吹妳、吹乳、内吹、外吹、乳根痈、乳疯、妒乳等。在中医古代文献中,乳痈最初被归为痈疽类疾病,乳痈之名首见于晋代皇甫谧的《针灸甲乙经·卷十二·妇人杂病第十》:"乳痈有热,三里主之。"其基本症状特点是乳房结块,红肿热痛,溃后脓出稠厚,伴恶寒发热等全身症状,多发于产后尚未满月的哺乳妇女,尤以乳头破碎或乳汁郁滞者多见。明代《寿世保元》根据患者发病时期的不同提出"外吹""内吹"之名,即发于妊娠期的,称为内吹乳痈;发于哺乳期的,称为外吹乳痈。而在非哺乳期和非怀孕期发生者,名非哺乳期乳痈。在《诸病源候论·妇人杂病》:"亦有因乳汁蓄结,与血相搏,蕴积生热,结聚而成乳痈者"。这些与现代急性乳腺炎化脓感染,乳腺管内和周围结缔组织发炎等症状相一致。

晋代时期,首次出现了乳痈一词。晋皇甫谧《针灸甲乙经·卷之九·肝受病及卫气留积发胸胁满痛第四》记载:"胸胁槯满不得息,咳逆,乳痈,洒淅恶寒,神封主之",说明当时医学家认为乳痈的病因、病机为肝受病、卫气留积而发于胸胁。"妒乳"一词亦首见于该书,但未述及病因、病机。晋葛洪《肘后备急方·卷五·治痈疽妒乳诸毒肿方第三十六》中所载妒乳可明确定义为外吹乳痈,据原文"凡乳汁不得泄,内结名妒乳"可知道"妒乳"为现代所谓的哺乳期外吹乳痈,其病因、病机为乳汁不得泄,结于内而成妒乳之病。这是中医古代文献中第一次明确阐述妒乳的病因、病机。

隋代巢元方《诸病源候论·卷之四十·妇人杂病诸候四(凡五十论)一百二十八、妒乳候》中记载:此由新产后,儿未能饮之,及饮不泄;或断儿乳,捻其乳汁不尽,皆令乳汁蓄结,与血气相搏,即壮热、大渴引饮,牢强掣痛、手不得近是也。认为妒乳病因有两种情形:一为妇人新产后,婴儿未能吸乳,或虽吸乳而乳汁排泄不畅;一为小儿断乳后,手捻乳汁而未排尽。这两种病因均造成乳汁蓄结,使乳汁与血气相搏,形成了壮热、大渴等实热证候。此外,在《一百二十九、乳痈候》中记载:足阳明之经脉,有从缺盆下于乳者……亦有因乳汁蓄结,与血相搏,蕴积生热,结聚而成乳痈,该段文字亦认为外吹乳痈是由于乳汁蓄结与血相搏蕴积生热而成,与足阳明经脉相关。

唐代孙思邈《备急千金要方》中记载产后不自饮儿,并失儿无儿饮乳,乳蓄喜结痈。不饮儿令乳上肿者,亦认为妇人产后不自喂儿乳或因失儿而无法喂乳,导致乳汁蓄积结而成痈是妒乳的病因、病机。唐代王焘《外台秘要》所载:《集验》疗妇人妒乳、乳痈。诸产生后宜勤挤乳,不宜令汁蓄积不去,便不复出,恶汁于内引热温壮结坚,牵掣痛,大渴引饮,乳急痛,手不得近,成妒乳",记述妒乳的病因、病机亦为产后乳汁蓄积不去不出,引发实热证候。

宋代《圣济总录》记载:新产之人,乳脉正行,若不自乳儿,乳汁蓄结,气血蕴积,即为乳痈",认为吹奶的病因、病机为新产妇人不自乳儿导致乳汁蓄结,气血蕴积而成。宋代陈自明《妇人大全良方》也认为产后吹奶、妒乳的主要病因、病机是乳汁蓄积,壅闭乳道,津液不通而成病。如《产后妒乳方论第十四》引录《诸病源候论》"妒乳候"原文;《乳痈方论第十五》引录"《产宝》论曰:产后宜勤去乳汁,不宜蓄积。不出恶汁,内引于热,则结硬坚肿,牵急疼痛,或渴思饮,其奶手近不得。若成脓者,名妒乳……若产后不曾乳儿,蓄积乳汁,亦结成痈"。以上记载均阐明了产后乳汁郁积是乳痈产生的最常见原因。初产妇未能及时哺乳,或哺乳方法不当,或乳汁多而少饮,均可导致乳汁不能及时外泄,再加上排乳不充分,引起乳汁郁积,乳络阻塞结块,与气血相搏,蕴积生热,热盛肉腐,成脓成痈。

明代《济阴纲目》记载:夫妒乳者,由新产后儿未能饮,至乳不泄,或乳胀,捏其汁不尽,皆令乳汁蓄结,与血气相搏,即壮热大渴引饮,牢强掣痛,手不得近是也。《太平圣惠方》:妇人乳汁不出,内结肿,名乳毒。"明代申拱辰《外科启玄》卷之五《乳痈》记载"有养螟蛉子为无乳,强与吮之。久则成疮。经年不愈。或腐去半截。似破莲蓬样。苦楚难忍。内中败肉不去。好肉不生。乃阳明胃中湿热而成。名曰乳疳",从该论述中可以明确,此乳疳实际就是乳痈的一种情况,以乳疳之名称呼不乳儿乳痈。

清代《傅青主男女儿外科四书》亦曰:又有乳吹,乃小儿饮乳,口气所吹,乳汁不通,壅结作痛,不急治则成痈。清代顾世澄《疡医大全》将不乳儿妇人所患乳房疾病命名为"害干奶子""席风呵奶"。如"不乳儿妇人,患乳名曰害干奶子""更有寡妇,并无儿女吮乳,而乳房或肿焮痛者,此为席风呵奶,当同干奶治法"均为不乳儿乳痈的病情记述,最明确的论述为《心法》记载:内吹者……外吹者……又有内未怀胎,外无哺乳,而生肿痛者,系皮肉为患,未伤乳房,此肝胃湿热凝结也。将内吹者、外吹者、内未怀胎外无哺乳而肿痛者并列论述,实为不乳儿乳痈无疑。清代高秉钧《疡科心得集》《辨乳痈乳疽论》亦将乳痈细分为乳痈、内吹、外吹进行论述。可见,古代医家已经对乳痈的病因、病机有了清楚的认识,并能将其清晰地分类,施以不同的治法。

急性乳腺炎在古代文献中有多个名称,但目前急性乳腺炎的中医病名被统一为乳痈。晋代提出的乳痈一词,主要体现了乳痈的病因、病机与寒热变化、气机郁滞有关,可以说是乳痈命名的起源。通过古代文献中对乳痈的描述可以看出,中医对乳痈的病因、病机以及临床表现早已有了较广泛的认识,而且已指出了该病的难治性及不良预后,并能明确的鉴别内吹与外吹。

（二）乳痈的病因、病机

中医古代文献中关于乳痈病因、病机的记载众多,唐宋元时期的医家已逐渐认识到情志因素和饮食因素对本病的影响,明朝时期发现男性也会患乳痈,较为深入的认识到肝脾对本病的影响,明清时期,各位医家对乳痈病因、病机的认识更趋于全面和成熟。中医学对乳痈病因、病机的认识大多从整体出发,根据脏腑、经络进行辨证。

1.情志内伤

金元时期《儒门事亲》中提到"凡妇人乳痈发痛者,亦生于心也";《针经指南》中也指出"乳子之母,不知调养,怒忿所逆,郁闷所遏";明代薛己明确提出:妇人胎产忧郁,损于肝脾;《徐评外科正宗》亦言"又忧郁伤肝,思虑伤脾,积想在心,所愿不得,致经络痞涩,聚结成核"。女子乳头属肝,乳房属胃,忧郁伤肝,肝气郁结,失于疏泄,思虑伤脾,气滞痰凝,肝脾两伤,气血壅滞,痰凝血瘀,阻滞乳络,引起病变。清代《医方絜度》曾云"经以肝为罢极之本,生气之所出也。性喜条达而恶郁结,郁久不解,则气结于乳部,以乳部属肝也";江涵暾在《笔花医镜》中写道:乳痈初起,由胆胃热毒,服瓜蒌乳香散,敷香附饼即消;《古今医彻》亦记载"怒则气上,思则气结……则气阻者血必滞,于是随其经之所属而为痈肿……乳头,厥阴肝经所属,常多血少气。女子心性偏执善怒者,则发而为痈,沉郁者则渐而成岩"。由此可见,情志不遂,损伤肝脾,是乳痈发生的重要因素之一。

2.外邪侵袭

自春秋战国以来,外邪侵袭一直是乳痈发生的重要因素。隋代巢元方在《诸病源候论》中提出"外感寒邪,气血瘀滞痈气不宣,与血相搏,则生热……结聚而成乳痈",提出寒邪可使气血瘀滞,聚而生热。《养生方》云:热食汗出,露乳伤风,喜发乳肿,名吹乳,因喜作痈。金代张从正在《儒门事亲》中说道:风热结于乳房之间,血脉凝注,久而不散,溃腐为脓。明代龚廷贤也指出:风冷袭虚,荣卫凝滞,乳汁停蓄,气血相搏,内结硬块,乳痈患成。天行时气,外感风寒、风湿、风热邪气,气血瘀滞,乳汁淤积,导致乳络闭阻,蕴积生热,结聚而成乳痈。此外产后劳伤气血,体虚外感,荣卫不调,更易受外邪侵袭。南宋《妇人良方大全》曾记载:夫产后吹奶者,因儿吃奶之次,儿忽自睡,呼气不通,乳不时泄,蓄积在内,遂成肿硬。元代窦汉卿指出:亦有所乳之子,膈有滞痰,口气燃热,合乳而睡,热气所吹,遂生结核……失此不治,必成痈疖。《圣济总录》曰:乳痈属儿口气吹所致……乳痈属乳子口气燉热所吹。儿口吹气，热壅不散，壅塞乳窍，所以肿痛成痈。

3.饮食失节

元代许国祯认为饮食失节是乳痈病机之一，他在《御药院方》提出：乳痈奶房因厚味，湿热之痰停蓄膈间，与滞乳相搏而成。可见嗜食厚味，脾胃积热，痰湿内生，痰火凝结，阻滞乳络，乳痈患生。窦汉卿在《针经指南》中说道：乳痈，厚味所酿，以致厥阴之气不行，故窍不得通而汁不得出，阳明之血沸腾，故热甚而化脓；明代孙志宏总结：究其源有五……食膏粱厚味，腥膻热毒；蒋示吉在《医宗说约》中也认为：醇酒厚味兼愤怒，胃肝火动痈疽妨。

（三）各时期医家对乳痈病因、病机的认识

通过前面的整理可以推测出，在春秋战国至隋朝时期，对乳痈病因、病机的认识比较浅显，认为主要是乳汁瘀结和外邪侵袭两方面，晋末《刘涓子鬼遗方》首次提到乳痈的发病原因可能为"妇人客热乳结肿"作痈，即认为有外来热邪而致乳房结肿为乳痈发病的病因、病机；至唐宋元时期，医家对乳痈病因、病机的认识逐渐深入，首次认识到饮食不节、情志不遂是导致乳痈发生的主要因素，并指出"凡乳痈易明，皆由气逆"；到了明清时期，对乳痈病因、病机的认识更加全面和深刻，明朝时确定男性亦可患乳痈，《外科正宗》记载"男损肝肾，盖怒火房欲过度，以此肝虚血燥，肾虚精怯，血脉不得上行，肝经无以荣养，遂结肿痛"，虽未记述男子乳痈病名，但于乳痈论及医案中首次提到男子乳痈病例，认为男子怒火房欲过度，使肝虚血燥，肾虚精怯损伤肝肾是男子乳痈主要病因、病机，明清时期辨证内外因并重，对其病因、病机形成较为系统的认识，从局部到整体，综合考虑七情致病、乳儿致病、饮食致病、外感致病、产后气血虚弱致病等各种相关因素。

汇总、整理古代的文献可以看出，乳痈的主要病因、病机是产后气血虚弱、体虚外感，或外邪侵袭、乳儿吹呵，另外加上情志内伤，饮食失节，致肝气郁结、胃热壅滞，乳汁淤积，荣卫凝滞，乳络闭阻，蕴积生热，结聚而成乳痈。现代研究表明乳痈多发于产后哺乳的产妇，尤其是初产妇更为多见。乳房阳明胃经所司，乳头厥阴肝经所属。女性以血为本，以肝为先天；长期情志不舒、思虑过度就会逐渐引致女性气血运行不畅，气滞血瘀，从而肝气郁结，并引发多种妇科疾病。脾胃为"后天之本""气血生化之源"，生化气血滋养肝脏。

三、乳痈鉴别诊断及辨证治疗

中医治疗乳痈已有上千年历史，晋皇甫谧《针灸甲乙经》，载有"乳痈有热，三里主之"，首次提出用针灸疗法治疗乳痈。《千金要方·乳痈第二》"…宜令极熟，候手按之，随手即起者，疮熟也，顺针之，针法要得著脓，以意消息。"又载"排脓散治乳痈""内服连翘汤，外以小豆薄涂之"。

乳痈初起阶段，医家们认为排出壅滞乳汁是首要的治疗方法。晋《肘后备急方》指出"凡乳汁不得泄，内结名妒乳"，首次提出乳汁郁滞引起乳痈，采用蒲公英生捣外敷和煎汤内服的经验方为后世医家和民间所沿用。隋代巢元方《诸病源候论·一百二十八妒乳候》指出："初觉便以手助捻其汁，并令傍人助溯引之。"唐代咎殷《经效产宝》论曰：产后宜裂去乳汁，不宜蓄积不出。恶汁内引于热，则结硬坚肿，牵急疼痛，或渴思饮，其奶手近不得。宋《圣济总录·乳痈》提出"然此病产后多有者……新产之人，乳脉正行，若不自乳儿，乳汁蓄结，气血蕴结，即为乳痈。"说明乳汁淤积是重要致病因素之一。宜"速直下其乳汁，导其壅塞，散其风热，则病可愈"。

除速下乳汁外，医家们亦根据其发病原因及临床表现辨证施治。乳痈初起阶段，医家们治疗肝胃热毒或胆胃热毒之乳痈，善予清热疏肝，消痈散结等方药。元《丹溪心法》中记载"乳房阳明所经，乳头厥阴所属。乳子之母，不知调养，怒忿所逆，郁闷所遏，厚味所酿，以致厥阴之气不行，故窍不得通，而汗不得出，阳明之血沸腾，故热甚而化脓……疏厥阴之滞，以青皮清阳明之热，细研石膏，行瘀浊之血，以生甘草之节消肿导毒，以瓜蒌子，或加没药、青橘叶、皂角刺、金银花、当归，或汤或散，或加减，随意消息。"强调局部与整体的关系，认为局部乳痈之变多由内里病变外显所致，阐明了肝胃郁热，乳络不通是乳痈的病因、病机，并提出宜清热活血，化瘀消肿。明代薛己《女科撮要》："故初起肿痛，发于肌表，肉色焮赤，其人表热发热，或发寒热，或憎寒头痛，烦渴引冷，用人参败毒散、神效瓜蒌散、加味逍遥散治之，其自消散"。明代陈实功《外科正宗》记述肝气郁滞之乳痈，宜牛蒡子汤主之；厚味饮食，暴怒肝火妄动之乳痈，宜橘叶散散之。清代《叶氏女科证治》记述胆胃热毒之乳痈，宜瓜蒌必效散；若有结块，宜泽兰汤；若肿痛势甚者，予金贝煎。

此外，医家们亦根据其发病原因及临床表现辨证施治。对于感受外邪或乳儿呵吹，医家们常用解毒汤、蒲公英、益元散、人参败毒散等方药。明代周文采《外科集验方·乳痈论》载："夫乳痈者，内攻毒气，外感风邪，灌于血脉之间，发在乳房之内，渐成肿硬，血凝气滞或乳汁宿留，久而不散结成痈疽"。明代《普济方》记述风热结于乳房致乳痈发痛者，宜用益元散、生姜汤调下，或解毒汤顿服。清代《张氏医通》记述乳痈初起，用蒲公英捣汁，配陈酒服用，蒲公英药渣可外敷患处。

乳痈成脓期的治疗,一为利下热毒法。唐代昝殷《经效产宝》:"若成脓者名妒乳,乃急于痈,宜服连翘汤,利下热毒,外以赤小豆末,水调涂之,便愈,或数捏去乳汁,或以小儿手摩动之,或大人含水嘬之,得汁吐之,其汁状如脓"。乳痈成脓期的另一法为托毒排脓法,并主张行手术切开脓腔,排尽脓液。明代陈实功《外科正宗》记述:"已成燉肿发热,疼痛有时,已欲作脓者,宜托里消毒。脓已成而胀痛者,宜急开之"。

乳痈溃脓期的治疗大体分为两类,如《外科正宗》所述"又脾胃虚弱,更兼补托。溃而不敛,脓水清稀,肿痛不消,疼痛不止,大补气血,破后惟流污水,养血清肝"。清代《叶氏女科证治》亦有相关记述"若脓出寒热如疟,宜解毒汤,若脓出虚弱,宜参芪银花汤"。

明代杨清叟《仙传外科集验方》对乳痈的治疗宜忌有详细论述,认为乳痈初起不可盲目滥用凉药,但用"南星、姜汁酒二药调匀敷,即可内消"。否则,"初发之时,……若为冰药一冰,凝结不散,积久而外血不能化乳者,方作热痛蒸逼乳核而成脓,其苦异常"。清代高秉钧在《疡科心得集·辨乳痈乳疽论》中云:"况乳本血化,不能漏泄,遂结实肿,乳性清寒,又加凉药,则肿硬者难溃脓,溃脓者难收口矣"。同样认为乳痈为阴寒所致,当慎用寒凉药物。

该病早期一些症状并不引起患者甚至医师重视,因而容易错过最佳的治疗时机,另又对该病的认识不足,容易将该病失治、误治或者误诊为其他疾病。清代祁坤的《外科大成》指出"未成形者消之,已成形者托之,内有脓者针之,以免遍溃诸囊为害,防损囊隔,致难收敛。"祁氏已认识到乳痈成脓时应切开排脓,以免传囊乳痈之变。清代邹岳《外科真诠》中提到:乳房烂孔,时流清水,久而不愈,甚则乳汁从孔流出,因先患乳痈,耽误失治所致,亦有乳痈脓未透时,医者针伤囊隔所致者。

陈实功《外科正宗·乳痈论第二十六》曰:"初起发热恶寒,头眩体倦,六脉浮数,邪在表,宜散之……"揭示了乳痈分初起、成脓、溃后,分别宜散之、托之、补之。并对乳痈的病因、病机、症状和治疗均有所阐述,其认识较过去更全面而深刻,对后世辨证分型、立法处方有重要的指导作用。《医宗金鉴·外科心法要诀》:"初起寒热往来,宜服瓜蒌牛蒡汤;寒热悉退,肿硬不消,宜用复元通气散消之。若不应,复时时跳动者,势将溃脓,宜用托里透脓汤;脓胀痛者针之,宜服托里排脓汤;虚者补之,如人参养荣、十全大补等汤,俱可选用。"

现代中医将乳痈分为早期(郁滞期)、成脓期和溃后期3个阶段,郁滞期治疗关键以通为法,以疏肝解郁、通乳消肿为主,治疗原则为"以通为顺,以消为贵,以和为用",并配合金黄散、四黄膏等药物外敷。成脓期关键是彻底排脓,以达腐去肌生之目的,以透托为要。在治法方药方面,以托里排脓、清热解毒为法,在外治方面,常用火针,针刀排脓,后用五五丹或八二丹药捻挂线,促进脓液排出。溃后期关键以益气健脾养血、促进愈合为原则。当代医家在分期论治和辨证论治的基础上,秉承先法的同时,因地、因时、因人制宜,结合现代外科技术,建立其独有的治疗方案。

四、乳痈外治法

中医外治法最早出现在战国时期,载于《五十二病方》。外治法通过外敷中药经卫气沟通内外到达深部组织,局部组织器官的高浓度用药,随血液循环将药物输送到全身从而发挥治疗作用。乳痈是常见的乳腺疾病,古籍对于乳痈的内外治疗方法颇为丰富,其中外治法更是被众多医家沿用至今。如中医外敷法、针灸法、推拿法等最为常见。

春秋战国至隋朝时期,就有"葛氏,疗奶发,诸痈疽发背及乳方。比灸其上百壮",灸法的应用逐渐将外治乳痈引入大众视野。后于南北朝时期治乳痈妒乳生疮诸方使用中药外敷于患处(《小品方》)。唐朝宋时期,药王孙思邈据病因、病机采内外同治法"产后宜勤挤乳,不宜令汁蓄积,蓄积不去,便结不复出,恶汁于内,引热温壮,结坚牵掣痛,大渴引饮,乳急痛,手不得近,成妒乳,非痈也。急灸两手鱼际各二七壮,断痛状也,不复恶手近乳,汁亦自出,便可手助连择之,则乳汁大出,皆如脓状。内服连翘汤,外以小豆薄涂之,便瘥。"(《备急千金要方》),又创薄贴贴敷。唐朝王焘在其《外台秘要》中仔细辨别妒乳和乳痈,明确提出妒乳治疗与痈不同,需"急灸两手鱼际各二七壮,断痛状也,不复恶手近,乳汁亦自出,便可令小儿手助抑之,则乳汁大出,皆如脓状,内服连翘汤,自下,外以小豆散薄涂之痈处"。辽夏金元时期张从正载"治妇人吹奶以淘米木杓上砂子七个,酒下,以吹帚枝透乳孔甚妙"(《儒门事亲》)。自明朝后,对于乳痈的外治法逐渐增多,不断完善。李时珍《本草纲目》记载多种草药如半夏、扁竹根等外用均可治乳痈。张景岳在《景岳全书》中记载:"产后吹乳……速服瓜蒌散,外以南星末敷之,更以手揉散之。"至清代,乳痈外治已形成完整的治疗体系,膏药的运用尤为突出,如《经验良方全集》载:"乳痈者,乳房焮肿作脓,脓尽则愈,其初起宜服瓜蒌散,敷以香附饼即消散。若已成脓则用太乙膏贴之。若溃烂则用海浮散掺之,外贴膏药,吸尽脓自愈矣。"

外治法具有简、便、廉、验的特点。在应用方面,由于外治法的操作比较简便容易在短时间内熟悉掌握,这也是其他一些治疗手段所不可比拟的。而对于医患双方来说,外治法通常都不需要特殊的医疗设备及高技术人员的加入,且对于一些家用的外治法,患者在获知应用方法和注意事项后可以自行应用,无论是经济上还是推广上都有自己的优势。乳腺炎是临床常见病、多发病。目前中医外治法在乳腺炎方面取得了较大的进展,不仅能改善患者症状,缓解病人痛苦,缩短治疗时间,而且可降低西医治疗发生的不良反应。因此在乳痈的治疗上具有广阔的前景。

五、乳痈病案

关于乳痈的治疗早在春秋战国时期便初有成效。然而由于年代久远同时受条件所限,能够得以保存下来的古籍少之又少。春秋战国时期有"葛氏,疗奶发,诸痈疽发背及乳方。比灸其上百壮"。葛氏用药随证加减,是对乳痈治法的最早记载。后南北朝时期有陈延之《小品方》:"治乳痈妒乳生疮诸方。治乳痈方。大黄(二分)、草(二分)、伏龙肝(二分)、生姜(二分),凡四物,合筛,以姜并舂治,以醋和,涂乳最验。"

随着时代的发展,社会、科技不断进步,进入唐宋时期,医学各科都取得了突出成就。宋代外科发展已较为成熟,重视整体与局部的关系,扶正与驱邪相结合、内治与外治相结合。如孟诜在《食疗本草》中详细记载了妒乳的外治法:"女子妒乳肿,取其根生捣后,和盐醋浆水煮,取汁洗之,五六度差,又捣和鸡子白封之,亦妙。"又如孙思邈在《备急千金要方》记载"乳痈惊痹,胫重,足跗不收,跟痛刺下廉入三分,灸三壮。在上廉下三寸。神封、膺窗,主乳痈,寒热短气,卧不安。三里,主乳痈有热。乳根,主膺肿乳痈,悽索寒热,痛不可按。太溪、侠溪,主乳痈肿溃。大泉,主妒乳,膺胸痛。"再如陈自明在《妇人大全良方》中载"夫妒乳者,由新产后儿未能饮之,及乳不泄,或乳胀捏其汁不尽,皆令乳汁蓄结,与血气相搏,即壮热大渴引饮,牢强掣痛,手不得近是也。初觉便以手助捏去汁,更令旁人助吮引之。不尔,或作疮有脓,其热势盛,必成痈也。吹奶、妒乳、乳痈,其实则一,只分轻重而已。轻则为吹奶、妒乳,重则为痈。虽有专门,不可不录。疗产后吹奶作痈。《集验》论曰:凡妇人、女子乳头生小浅热疮,搔之黄汁出,浸淫为长,百种疗不差者,动经年月,名为妒乳病。妇人饮儿者,乳皆欲断,世论苟抄乳是也。宜以赤龙皮汤及天麻汤洗之。敷二物飞乌膏及飞乌散佳。始作者,可敷以黄芩漏芦散及黄连胡粉散并佳。"南宋杨仕瀛《仁斋直指方论》:"男子以肾为重,妇人以乳为重，上下不同而性命之根一也。坐草以后，风邪袭虚，荣卫为之凝滞，与夫婴幼未能咂乳，或乳为儿辈所吹，饮而不泄，或断乳之时捻出不尽，皆令乳汁停蓄其间，与血气搏，始而肿痛，继而结硬，至于手不能近，则乳痈之患成矣。乳痈一名妒乳，妇人四十以下，血气周流，患此可疗；年事既高，血气耗涩，患此难瘥。恶寒发热，烦躁大渴，是其证也，甚则呕吐无已，咽膈窒碍，何耶？盖胃属足阳明之经，实通乎乳，血热入胃呕吐何疑？或者不能温散，妄以寒凉疏转之剂行之，即使痈毒自外入里，呕吐尤甚，其咽膈妨碍者，毒气上冲所致也。生姜甘桔汤为咽间要药，乳粉托里散最能返出毒气，二香散加瓜蒌根止呕止渴，两得其便焉，更仗万金一醉膏佐之，能事毕矣。虽然，渴而过饮，水入肠胃，必至下利；医理失节，久而不瘥，必成漏疮，又不可不防其变。"

辽夏金元时期，乳痈治疗的发展更上一层。例如张从正在其《儒门事亲》载："治妇人吹奶，以桦皮烧灰存性，热酒调下三钱，食后服之。又方，以马明退（烧灰，五钱）（三钱）麝香（少许）。上为细末。每服二钱，热酒调下服之。又方，以皂角烧灰，蛤粉和，热酒将来调数字，下得喉咙笑呵呵。又方以淘米木杓上砂子七个，酒下。以吹帚枝透乳孔。"

明清时期迎来了中医治疗乳痈的鼎盛时代。李时珍的《本草纲目》所载多种药物均对乳痈有积极的治疗效果，如玉簪根、瓜蒌、蒲黄根、蔓菁根、银杏等。后曹金总结古籍，载于其《传信尤易方》中记载"治妇人吹乳，用皂角烧灰研末，同蛤粉以酒调方寸匕服。（《备急后方》）又方：用桦皮烧灰存性为末，每服三钱，食后热酒调服。（《儒门事亲》方）又方：用桦皮烧灰，油胡桃烧灰，热酒调三钱，食后服之。（《摄生众妙方》）又方：用猪牙皂角一枚，炙黄色为末，酒糊丸朱砂为衣，不拘时，好酒送下。又方：用头垢，丸芡实大，以朱砂为衣，每一丸食后茶清下。又方：用枣七枚去核，入鼠粪七粒，火煅存性，研末入麝少许，温酒调服。又方：用鸡粪半两为末，每服一钱，温酒调下。（《奇效单方》）又方：用鹿角、桦皮、葛条各烧灰存性为末，等分酒调，服效"。清代对乳痈的治疗逐渐形成验方，如郑奋扬编《验方别录》，后徐友丞增订《验方别录初集》，曰：妇人产后，有乳少者，有吹乳者，有妒乳者，乳为气血所化，若元气虚弱，则乳汁不生，必须补气血为主。若乳房掀胀，是有乳而未通也，宜疏导之。复有乳儿之际，为儿口气所吹，致令乳汁不通，壅滞肿痛，不急治，即成乳痈，速服瓜蒌散，外敷以香附饼，立见消散。亦有儿饮不尽，余乳停蓄，以致肿痛，名曰妒乳，速宜咂通，并敷服前药，免成痈患。若乳盛之妇，不自乳子，宜用炒麦芽五钱，煎服，其乳即消。若妇人郁怒而乳肿者，于瓜蒌散内，加柴胡、赤芍、甘草、橘叶之类。（《心悟》）

　　乳吹、乳痈等症初起,只须内服逍遥散及六神丸,连房灰末,福橘酒送,外煎紫苏、橘核、丝瓜络、川楝子、当归、红花、川乌、香附、官桂等水,用手巾雨方绞热,替换炳乳,轻者乳散乳通。如再不通,须病人忍痛,命一大婴孩重吮,下积乳,随即吐去,吮三五次,无不爽利,无庸延医诊视。(录《冷庐医话》)

　　随着时代的发展,疾病治疗的经验被不断积累,到现代对于乳痈的治疗已不拘泥于古书所记载的种种方法。但前人经验依然值得我们反复参考,站在巨人的肩膀上不断前行,创造出更多符合时代特征的方药方法。

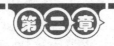

乳痈的病因、病机

1.北周-集验方-姚僧垣-卷第十一-治妇人妬乳疮痛方

治妇人妬乳、乳痈。诸产生后,宜勤挤乳,不宜令汁蓄积,不去便不复出,恶汁于内引热,温壮结坚掣痛,大渴引饮,乳急痛,手不得近,成妬乳,非痈也方。

2.隋-诸病源候论-巢元方-卷之四十·妇人杂病诸候四(凡五十论)

一百二十八、妬乳候

此由新产后,儿未能饮之,及饮不泄;或断儿乳,捻期汁法不尽,皆令乳汁蓄结,与血气相搏,即壮热大渴引饮,牢强掣痛,手不得近是也。

初觉便以手助捻去其汁,并令旁人助嗍引之。不尔,成疮有脓。其热势盛,则成痈。

一百二十九、乳痈候

肿结皮薄以泽,是痈也。足阳明之经脉,有从缺盆下于乳者,劳伤血气,其脉虚,腠理虚,寒客于经络,寒搏于血,则血涩不通,其气又归之,气积不散,故结聚成痈者。痈气不宣,与血相搏,则生热。热盛乘于血,血化成脓。亦有因乳汁蓄结,与血相搏,蕴积生热,结聚而成乳痈。

养生方云:热食汗出,露乳伤风,喜发乳肿,名吹乳,因喜作痈。

一百三十一、乳疮候

此谓肤腠理虚,有风湿之气乘虚客之,与血气相搏,而热加之,则生疮也。

一百三十二、疽发乳候

肿而皮强,上如牛领之皮,谓之疽也。足阳明之脉,有从缺盆下于乳者,其脉虚则腠理开,寒气客之,寒搏于血,则血涩不通,故结肿。而气又归之,热气淳盛,故成疽也。热久不散,则肉败为脓也。

一百三十八、发乳下利候

此谓发乳而肠胃虚,受冷则下利也。大肠为金,水谷之道;胃为土,水谷之海也。金土子母,而足阳明为胃之经,其脉有从缺盆下于乳者。因劳伤,其脉虚而受风寒,风寒搏血,气血否涩不通,故结痈肿。肿结皮薄以泽者,为痈。而风气乘虚入胃,则水谷糟粕变败不结聚,肠虚则泄为利。金土子母俱虚,故发乳而复利也。又,发乳渴引饮多,亦变利也。

一百三十九、发乳久不瘥候

此谓发乳痈而有冷气乘之,故痈疽结,经久不消不溃;而为冷所客,则脓汁出不尽,而久不瘥。

一百四十、发乳余核不消候

此谓发乳之后,余热未尽,而有冷气乘之,故余核不消。复遇热,蕴积为脓。亦有淋沥不瘥,而变为瘘也。

一百四十一、发乳瘘候

此谓因发痈疮,而脓汁未尽。其疮暴瘥,则恶汁内食。后更发,则成瘘者也。

3.隋-巢氏病源补养宣导法-巢元方-卷下续编-妇人杂病诸候四

乳痈候

《养生方》云:热食汗出,露乳伤风。喜发乳肿,名吹乳,因喜作痈。

4.唐-备急千金要方-孙思邈-卷第二十三·痔漏-肠痈第二(妒乳、乳痈附)

论曰:产后宜勤挤乳,不宜令汁蓄积,蓄积不去,便结不复出,恶汁于内,引热温壮,结坚牵掣痛,大渴引饮,乳急痛,手不得近,成妒乳,非痈也。急灸两手鱼际各二七壮,断痈状也,不复恶手近乳,汁亦自出,便可手助连捋之,则乳汁大出,皆如脓状。内服连翘汤,外以小豆薄涂之,便瘥。

5.唐-经效产宝-昝殷-卷之下-产后乳结痈方论第四十(凡九道)

论曰:产后宜裂去乳汁,不宜蓄积不出。恶汁内引于热,则结硬坚肿,牵急疼痛,或渴思饮,其奶手近不得。若成脓者,名妒乳,乃急于痈,宜服连翘汤,利下热毒,外以赤小豆末水调涂之便愈。忽数,但去乳汁,忽小儿手匀动之,忽大人含水嘬之,得汁吐之,其汁状如脓。若产后不曾乳儿,蓄积乳汁,亦结成痈。

6.南宋-妇人大全良方-陈自明-卷之二十三-产后吹奶方论第十三(凡五方)

夫产后吹奶者,因儿吃奶之次,儿忽自睡,呼气不通,乳不时泄,蓄积在内,遂成肿硬。壅闭乳道,津液不通,腐结疼痛;亦有不痒不痛,肿硬如石,名曰吹奶。

7. 南宋-妇人大全良方-陈自明-卷之二十三-乳痈方论第十五(凡二十五方)

夫妇人乳痈者,由乳肿结聚,皮薄以泽,是成痈也。足阳明之经脉则血涩不通,其血又归之,气积不散,故结聚成痈。《千金》云:年四十以下,治之多愈;年五十以上,宜速治之即瘥。若不治者多死。中年又怀胎,发乳痈肿及体结痈,此必无害也。盖怀胎之痈,病起于阳明。阳明者胃之脉也,主肌肉,不伤脏,故无害也。诊其右手关上脉沉,则为阴虚者,则病乳痈,痈久不瘥则变为瘘。

《产宝》论曰:产后宜勤去乳汁,不宜蓄积。不出恶汁,内引于热,则结硬坚肿,牵急疼痛,或渴思饮,其奶手近不得。若成脓者,名妒乳,乃急于痈,宜服连翘汤利下热毒,外以赤小豆末水调涂之,便愈。

8. 南宋-校注妇人良方-陈自明-卷二十三-产后吹乳方论第十三

产后吹乳,因儿饮口气所吹,令乳汁不通,壅结肿痛,不急治多成痈,速服瓜蒌散,乃敷南星,更以手揉散之。

9. 南宋-校注妇人良方-陈自明-卷二十三-产妇妒乳方论第十四

妒乳,因儿未能饮,余乳蓄结,以致肿痛,且不吮通之,必致成痈。若乳头生疮浸淫,名妒乳,宜赤龙皮汤、天麻汤、飞乌膏、飞乌散,敷以黄连胡粉散。

10. 南宋-校注妇人良方-陈自明-卷二十四(补遗)·疮疡门-乳痈乳岩方论第十四

经云:乳头属足厥阴肝经,乳房属足阳明胃经。若乳房忽壅肿痛,结核色赤,数日之外,焮痛胀溃,稠脓涌出,脓尽而愈。此属肝胃热毒,气血壅滞,名曰乳痈,为易治。

一妇人禀实性躁,怀抱久郁,左乳内结一核,按之微痛,此皆气血郁滞,以连翘饮十余剂少退,更以八珍加青皮、香附、桔梗、贝母,二十余剂而消。(以上皆乳痈。)

11. 南宋-卫济宝书-东轩居士-卷下-乳痈

凡乳痈易明,皆由气逆,寒热相乘,荣卫缝结,故乳汁不行而生痈。四十以下,治之多愈;四十以上,十愈四五。未成者,吸其乳,非乳者下;其已成者,如痈法治之。在乳房而不善治,腐漏者,三年而死,中乳房者,不救。(此句言针。)

12. 南宋-仁斋直指方论-杨士瀛-卷之二十二-乳痈

乳痈方论

男子以肾为重,妇人以乳为重,上下不同而性命之根一也。坐草以后,风邪袭虚,荣卫为之凝滞,与夫婴幼未能吮乳,或乳为儿辈所吹,饮而不泄,或断乳之时捻出不尽,皆令乳汁停蓄其间,与血气搏,始而肿痛,继而结硬,至于手不能近,则乳痈之患成矣。乳痈一名妒乳,妇人四十以下,血气周流,患此可疗;年事既高,血气耗涩,患此难瘳。恶寒发热,烦躁大渴,是其症也,甚则呕吐无已,咽膈窒碍,何耶?盖胃属足阳明之经,实通乎乳,血热入胃呕吐何疑?或者不能温散,妄以寒凉疏转之剂行之,即使痈毒自外入里,呕吐尤甚,其咽膈妨碍者,毒气上冲所致也。生姜甘桔汤为咽间要药,乳粉托里散最能返出毒气,二香散加瓜蒌根止呕止渴,两得其便焉,更仗万金一醉膏佐之,能事毕矣。虽然,渴而过饮,水入肠胃,必至下利;医理失节,久而不瘥,必成漏疮,又不可不防其变。

13.金-儒门事亲-张从正-卷五-乳痈七十四

夫乳痈发痛者,亦生于心也,俗呼曰吹乳是也。吹者,风也。风热结薄于乳房之间,血脉凝注,久而不散,溃腐为脓也。可用一法禁之。咒曰:谨请东方护司族,吹奶是灰奶子。

14.金-儒门事亲-张从正-卷十一-妇人风门

凡妇人乳痈发痛者,亦生于心也,俗呼吹妳是也。吹者,风也。风热结于乳房之间,血脉凝注,久而不散,溃腐为脓。宜用益元散,生姜汤调下,冷服,或新汲水,时时呷之勿辍,昼夜可三、五十次,自解矣。或煎解毒汤,顿服之。

15.元-丹溪手镜-朱震亨-卷之下-肺痿肺痈肠痈二十二

乳痈奶房因厚味,湿热之痰停蓄膈间,与滞乳相搏而成。又有怒气激其滞乳而成。又儿口吹嘘滞乳而成。

16.元-脉因证治-朱震亨-卷四-三十八、乳痈

[证]乳房为阳明所经,乳头为厥阴所属。

[因]厚味湿热之痰,停蓄膈间,与滞乳相敷而成。

滞乳,因儿口气吹嘘而成;有怒气激其滞乳而成。凡病皆阳明经也,浅者,为痈;深者,为岩,不治。

[治]宜疏厥阴之滞,清阳明之热,行污血,散肿结。

方:煅石膏(清阳明)、橘皮瓜蒌子(消肿)、甘草节(行血)、蜂房、台芎、香附(二味郁气加之)、青皮(疏厥阴)、葛根,酒、姜汁饮。

又方:大黄、天花粉、当归(一两)、甘草节(巳下一钱五分)、瓜蒌子、穿山甲、陈壁(土炒),酒丸服。

17.元-丹溪心法-朱震亨-卷五-痈疽八十五

乳痈,乳房阳明所经,乳头厥阴所属。乳子之母,不知调养,怒忿所逆,郁闷所遏,厚味所酿,以致厥阴之气不行,故窍不得通而汁不得出,阳明之血沸腾,故热甚而化脓。亦有所乳之子,膈有滞痰,口气焮热,合乳而睡,热气所吹,遂生结核。於初起时,便须忍痛,揉令稍软,吮令汁透,自和消散。失此不治,必成痈疖,治法,疏厥阴之滞,以青皮清阳明之热,细研石膏行污浊之血,以生甘草之节消肿导毒,以瓜蒌子或加没药、青橘叶、皂角刺、金银花、当归,或汤或散,或加减,随意消息,然须以少酒佐之,若加以艾火两三壮瘀肿处,其效尤捷。不可辄用针刀,必至危困。若不得於夫,不得於舅姑,忧怒郁闷,昕夕积累,脾气消阻,肝气横逆,遂成隐核,如大棋子,不痛不痒。数十年后,方为疮陷,名曰奶岩。以其疮形嵌凹似岩穴也,不可治矣。若於始生之际,便能消释病根,使心清神安,然后施之治法,亦有可安之理。

18.明-济世碎金方-王文谟-卷之二-吹乳门

初因乳母失调,或忿怨,或郁闷,或吃厚味以成,或胞隔有滞痰,或因夜睡儿含气吹,以致此也。初先结核,忍痛揉擦至软,令乳汁透,可散,否则成毒矣。服之即愈。

19.明-医方便览-殷之屏-卷之四·外科-乳痈七十六

乳属阳明与厥阴,儿吹郁怒两相因(乳头,厥阴所属;乳房,阳明所经。厥阴之气不行,则窍不通而汁不出。阳明之血沸腾,则热甚而化脓。虽有儿者为外吹,有孕者为内吹,然未有不由厚味所酿、忿怒所逆、郁闷所遏而成)。揉通吮透收功易,积溃如癌气郁成(初起即当忍痛揉软,吮令汁透,易于消散,失此成痈,最难调理。用青皮疏厥阴之滞,石膏清阳明之热,芎归、甘草节、桃仁行污浊之血,瓜蒌、连翘、橘叶、皂刺、川山甲、金银花消肿导毒,少佐以酒,行药力也。或用活命饮,或用蒲公英、忍冬酒皆效。灸二三壮尤妙。切不可用针以伤乳房。既溃,以参芪、芎归、芍药、青皮、连翘、瓜蒌、甘草节调理。更有不得于丈夫与舅姑,或自幼性急郁闷,朝夕积累,遂成隐核,数年始发作痛。当以疏气行血为主,十六味流气饮。单煮青皮汤、橘叶散。溃久不合,则如岩穴之状,故名奶癌,用红玉锭子,以去蠹生新,渐可收功,外敷妙贴散。气血虚而难生者,八珍汤加疏气药调补之)。

20.明-重刻万氏家传济世良方-万表-卷之四-痈疽

凡乳痈发痛者,生于心也,俗乎吹奶是也。吹者,风也。风热结房之间,血脉凝注,久而不散,溃腐为脓。

21.明-丹台玉案-孙文胤-卷之六小儿科-乳痈门(附乳岩、肠痈、囊痈)

脉云:乳痈之脉,多于弦紧。弦数郁火,弦滑郁痰。

22.明-丹溪心法附余-方广-卷之十六火郁门-痈疽(七十七附肠痈、乳痈)

乳痈

乳房阳明所经,乳头厥阴所属。乳子之母,不知调养,怒忿所逆,郁闷所遏,厚味所酿,以致厥阴之气不行,故窍不得通,而汗不得出,阳明之血沸腾,故热甚而化脓。亦有所乳之子膈有滞痰,口气燉热,含乳而睡,热气所吹,遂生结核。于初起时,便须忍痛,揉令稍软,吮令汁透,自可消散。失此不治,必成痈疖。治法,疏厥阴之滞,以青皮清阳明之热,细研石膏,行瘀浊之血,以生甘草之节消肿导毒,以瓜蒌子,或加没药、青橘叶、皂角刺、金银花、当归,或汤或散,或加减,随意消息,然须以少酒佐之。若加以艾火两三壮于肿处,其效尤捷。不可辄用针刀,必至危困。若不得于夫,不得于舅姑,忧怒郁闷,昕夕积累,脾气消阻,肝气横逆,遂成隐核如大棋子,不痛不痒,数十年后方为疮陷,名曰奶岩。以其疮形嵌凹似岩穴也,不可治矣。若于始生之际,便能消释病根,使心清神安,然后施之治法,亦有可安之理。

23.明-订补明医指掌-皇甫中撰,王肯堂订补-卷之八杂科-痈疽(六)

乳痈,由忿怒所逆,郁闷所遏,厚味所酿。盖乳房,阳明所经;乳头,厥阴所属。厥阴之气不通,而汁不出;阳明之热沸腾,故热甚而化脓。亦因乳子膈有痰滞,口气燉热,含乳而睡,热气所吹,遂生结核。初起须忍痛,揉令稍软,吮令汁透,自可消散,失此必成痈。故用青皮疏厥阴之滞;石膏清阳明之热;当归、川芎、甘草节行污浊之血;瓜蒌、没药、橘叶、皂角刺、金银花消肿导毒;少佐以酒,行药力也,更以艾灸两三壮尤捷。若有不得于夫,不得于舅姑者,忧怒郁闷,朝夕累积,遂成隐核如棋子,不痛不痒,数十年后为陷空,名曰乳癌,其疮形凹嵌如岩穴,难治。

24.明-妇人规-张景岳-乳病类-三、吹乳妒乳

产后吹乳,因儿饮乳为口气所吹,致令乳汁不通,壅结肿痛。不急治之,多成痈肿,速服瓜蒌散,外以南星末敷之,更以手揉散之。势甚者,惟连翘金贝煎最妙。

产后妒乳,因无儿饮乳或儿未能饮,余乳蓄结作胀,或妇人血气方盛,乳房作胀,以致肿痛,憎寒发热,不吮通之,必致成痈,若肿不消,用麦芽二三两炒熟,水

煎服,立消。

一方:治吹乳、乳痈肿痛。用萱草根,擂酒服之,以滓罨患处。

25.明-妇人规-张景岳-乳病类-四、乳痈、乳岩

立斋法曰:妇人乳痈,属胆胃二腑热毒,气血壅滞,故初起肿痛发于肌表,肉色焮赤,其人表热发热,或发寒热,或憎寒头痛,烦渴引饮,用人参败毒散、神效瓜蒌散、加味逍遥散治之,肿自消散。若至数日之间,脓成溃窍,稠脓涌出,脓尽自愈,若气血虚弱,或误用败毒,久不收敛,脓清脉大,则难治。乳岩属肝脾二脏,郁怒气血亏损,故初起小核,结于乳内,肉色如故,其人内热、夜热,五心烦热,肢体倦瘦,月经不调,用加味逍遥散、加味归脾汤、神效瓜蒌散,多自消散。若积久渐大,岩色赤出水,内溃深洞,为难疗。但用前归脾汤等药,可延岁月,若误用攻伐,危殆迫矣。大凡乳证,若因恚怒,宜疏肝清热;痛寒热,宜发表散邪;焮肿痛甚,宜清肝消毒并隔蒜灸。不作脓或脓不溃,补气血为主;不收敛或脓稀,补脾胃为主;脓出反痛或发寒热,补气血为主。或晡热内热,补血为主。若饮食少思或作呕吐,补胃为主。饮食难化或作泄泻,补脾为主。劳碌肿痛,补气血为主。怒气肿痛,养肝血为主。儿口所吹,须吮通揉散,成痈治以前法。潮热暮热,亦主前药。大抵男子多由房劳耗伤肝肾,妇人郁怒亏损肝脾,治者审之。世有孕妇患此,名曰内吹,然其所致之因则一,惟病药不可犯其胎耳。

26.明-济世全书-龚廷贤-离集卷六-乳病

夫妇人者,以乳病为重,性命之根也。坐草以后风冷袭虚,荣卫凝滞,乳为小儿所吹,或饮而不泄,或断乳之时捻出乳尽,出汁停蓄之间为气血搏而肿痛,内结硬块,至于手不能近,则乳痈之患成矣。凡妇人四十以下,血气周流,此则易疗;年寿既高,血气耗涩,患此则难疗矣。

27.明-简明医彀-孙志宏-卷之七-乳痈

乳痈:由暴感郁怒,气滞血凝而成。先宜忍痛用热手或手裹绵衣烘热重揉,次用葱熨、蒜灸、淋洗诸法,必宜速散为妙,妇人因苦痛延挨,遂成大患。

吹乳:因儿吮乳,母子睡熟,儿口热气吹肿痛,名外吹;孕妇乳肿痛,名内吹。亦宜前方及瓜蒌散治之。或黍子(一合),好酒下。

乳汁不通:初觉急宜揉散,及捣葱作饼熨。结核成饼,即为乳痈。

28.明-简明医彀-孙志宏-卷之八-论感受

夫人之一身,本于五脏,五脏皆本于胃气。邪气郁于胃中,胃气盛而体实,则邪气相搏而流注于经络。涩于所滞,血脉会聚,结而为痈。胃气弱而体虚,则邪

气盛而宿于经络,阻于所行,血脉凝留,结而为疽。故曰:外如粟,内如谷;外如钱,内着拳。虽因荣卫不调,经络凝滞,致病之由,非止于此。究其源有五:一、天行时气。二、七情气郁。三、体虚外感。四、蕴热搏于风冷。五、食膏粱厚味,腥膻热毒。又云:一、天行。二、疲弱气滞。三、怒气。四、肾经虚。五、服法酒,服丹药,食炙博物,及大怒郁愤,尽力房劳,精虚气耗,皆能致发背、搭手、脑疽、大疔、悬痈、脚发、乳痈诸般肿毒之证。

29.明-万病回春-龚廷贤-卷之六-乳病

乳汁不通,结核成饼不散,寒热作痛者,宜速揉散,乳汁亦通,饼核自消。如不消,结成乳痈,急用连须葱捣成饼,搭乳上,用炭火一罐盖葱上,须臾,汗出立消。

乳痈发痛者,血脉凝注不散也。天花粉、金银花、皂角刺、穿山甲(土炒)、当归尾、白芷梢、瓜蒌仁、贝母、甘草节,上锉,酒煎服。此方治吹乳、乳痈痛肿不可忍者。

30.明-医经小学-刘纯-卷之四-病机第四

妇人为小儿吮乳所吹肿者,为吹乳。或热毒而成乳头裂,有乳痈、乳岩、乳核,亦名乳痨。

31.明-医学原理-汪机-卷之十一-痈疽疮疡门

凡妇人乳痈之症,多由暴怒所致,或儿口气所吹而成,治法宜疏肝行气为主。凡乳痈之病,尽由乳母不知调养所致。

32.明-云林神彀-龚廷贤-卷三-乳病

吹乳乳痈,血脉凝注,初宜葱熨,久要消毒。

33.明-济阴纲目-武之望-卷之十四-乳病门

《妇人大全良方》云:产后吹奶者,因儿吃奶之次忽自睡着,为儿口气所吹,令乳汁不通,蓄积在内,遂成肿硬,壅闭乳道,伤结疼痛,亦有不疼下痛,肿硬如石者,总名曰吹奶。若不急治,肿甚成痈,逮有至死者,连服皂角散、瓜蒌散,敷以天南星散,更以手揉之则散。

吹乳,因乳子膈上有痰,口气燃热,含乳而睡,热气吹入乳房,凝滞不散,作痛。

夫妒乳者,由新产后儿未能饮,至乳不泄,或乳胀,捏其汁不尽,皆令乳汁蓄结,与血气相搏,即壮热,大渴引饮,牢强掣痛,手不得近是也。初觉便知,以手捏去汁,更令旁人助吮引之。不尔,或作疮有脓,其热势盛,必成痈也,轻则为吹乳妒乳,重则为痈。虽有专门,不可不知。

34.明-宋氏女科撮要-宋林皋-乳病门(附方七道)

乳汁不通,结核成饼不散,寒热作痛者,速揉散,乳汁一通,饼核自消。如不消,结成乳痈,急用连须葱捣成饼安乳上,用炭火一罐,盖葱上熨之,须臾汗出立消。

乳痈不痛者,血脉凝住不散也。

35.明-胤产全书-王肯堂-卷四-吹奶类

产后吹奶者,因儿吃奶之次,儿忽自睡,呼气不通,乳不时泄,蓄积在内,遂成肿硬,壅闭乳道,津液不通,伤结疼痛。亦有不痒不痛,肿硬如石,名曰吹奶。若不急治,肿甚成痈。产后吹奶少若缓治结痈致死,时或有之,速用皂角散、瓜蒌散,敷以天南星散,以手揉之则散矣。

36.明-证治准绳·女科-王肯堂-卷之五产后门-妒乳

夫妒乳者,由新产后儿未能饮之,及乳不泄,或乳胀捏其汁不尽,皆令乳汁蓄结,与血气相搏,即壮热大渴引饮,牢强掣痛,手不得近是也。初觉便知以手挒捏去汁,更令旁人助吮引之,不尔,或作疮有脓,其热势盛,必成痈也。轻则为吹乳、妒乳,重则为痈。虽有专门,不可不知。

37.明-疮疡经验全书-窦默-卷之三-图论方

乳房属阳明经,乳头属厥阴经。此毒因惊忧郁结乳间成痈,初起二三日,即用鹿角散。

外吹乳者,小儿吮乳,吹风在内故也;内吹乳者,女人腹中有孕,其胎儿转动,吹风在外故也。煎药中须用保胎之剂,以治乳发之药同治之。

38.明-外科百效全书-龚居中-卷之三-胸腹部

乳风之症,有孕曰内吹,养子者曰外吹,乃妇人饮食厚味、忿怒忧郁,以致胃火上蒸乳房,汁化为浊脓。肝经气滞,乳头窍塞不通,致令结核不散,痛不可忍。

39.明-外科活人定本-龚居中-卷之一-乳发

此症生于两乳之上,乃厥阴阳明所司也。有内吹、外吹之辨,惟妇人生此。由二经风热壅盛,气血凝盛,遂成此毒。内吹者由儿在胎中,口气吸着乳房而生也。初起时多着艾灸,毒必从火而散矣。外吹者,喂乳之时,儿含着奶睡,口气呵着奶头而生也。初起时亦用艾灸,则可矣。内吹初起时,以火罐吸之可效,外吹初起揉令乳透亦消。若内吹已成巢穴,必待产子方愈。外吹而不治,必致穿胸走胁而毙矣。

40.明-外科活人定本-龚居中-卷之二-乳根痈

此症生于两乳头之下,乃厥阴阳明之所司也。因血气壅滞,热湿蕴蓄,故生此毒。宜海马崩毒饮、败毒定痛饮,外用万灵膏、生肌散。用一醉忍冬汤,或多着艾灸,而内消可愈。敷方俱用前内外吹乳之法。(方俱首卷内)

41.明-外科枢要-薛己-卷二-论乳痈乳岩结核(八)(妇人症见《妇人良方》《妇科撮要》)

乳房属足阳明胃经,乳头属足厥阴肝经。男子房劳恚怒,伤于肝肾。妇人胎产忧郁,损于肝脾。

42.明-万氏秘传外科心法-万全-卷之四-面图形十二症(一)

乳发生于两乳之上,乃厥阴、阳明经所属也。有内吹外吹之别,惟妇人多生此病,因二经风热壅塞,血气凝滞而生。内吹者,因胎中小儿气吹,故生此病。初起觉以艾叶灸并火罐燎之效。外吹初觉捏发乳出,亦可消。若内吹至产后自愈。若外吹不治,必致穿胸走胁而毙矣。

43.明-万氏秘传外科心法-万全-卷之五-面图形十二症(二)

乳根痈,生于两乳之下,乃厥阴阳明经之所司也。

44.明-万氏秘传外科心法-万全-卷之八-面图形十五症

乳痈生于正乳之上,乃厥阴阳明经之所属也。

45.明-仙传外科集验方-赵宜真-仙传外科秘方卷之三-敷贴热药品第四

一妇人乳痈,多因小儿断乳之后,不能回化;又有妇人乳多,孩儿饮少,积滞凝结;又为经候不调,逆行失道;又有邪气内郁而后结成痈肿。

46.明-新刊外科正宗-陈实功-卷之三下部痈毒门-乳痈论第二十六(附:乳岩)

夫乳病者,乳房阳明胃经所司,乳头厥阴肝经所属,乳子之母,不能调养,以致胃汁浊而壅滞为脓。又有忧郁伤肝,肝气滞而结肿,初起必烦渴呕吐,寒热交作,肿痛疼甚,宜牛蒡子汤主之。厚味饮食、暴怒肝火妄动结肿者,宜橘叶散散之。怀孕之妇乳疾曰内吹。因胎气旺而上冲,致阳明乳房作肿,宜石膏散清之,亦可消散。迟则迁延日久,将产出脓,乳汁亦从乳窍流出,其口难完,有此者,纯用补托生肌,其口亦易完矣。

47.明-徐评外科正宗-陈实功-徐评外科正宗卷七-乳痈、乳岩论

夫乳病者,乳房为阳明胃经所司,乳头为厥阴肝经所属。乳子之母,不能调养,以致胃汁浊而壅滞为脓。又有忧郁伤肝,肝气滞而结肿。初起必烦渴呕吐,寒热交作,肿痛甚者,宜牛蒡子汤主之。厚味饮食,暴怒肝火妄动结肿者,宜桔叶散散之。又忧郁伤肝,思虑伤脾,积想在心,所愿不得,致经络痞涩,聚结成核。

怀孕之妇乳疾曰内吹,因胎气旺而上冲,致阳明乳房作肿,宜石膏散清之,(此句徐勒批曰:不可用寒。)亦可消散。

徐曰:乳肿不同,俱系阳明结气结痰。

48.明-证治准绳·疡医-王肯堂-卷之一-肿疡(十六)

一妇人乳痈,多因小儿断乳之后,不能回化,又有妇人乳多,孩儿饮少,积滞凝结;又为经候不调,逆行失道;又有邪气内郁而后结成痈肿。

49.明-证治准绳·疡医-王肯堂-卷之三-胸部(九)

乳痈、乳岩

(丹溪)乳房阳明所经,乳头厥阴所属。乳子之母,不知调养,怒忿所逆,郁闷所遏,厚味所酿,以致厥阴之气不行,故窍不通而汁不得出,阳明之血沸腾,故热甚而化脓。亦有所乳之子,膈有滞痰,口气煅热,含乳而睡,热气所吹,遂生结核。于初起时,便须忍痛揉令稍软,吮令汁透,自可消散。失此不治,必成痈疖。

此病多因厚味,湿热之痰停蓄膈间,与滞乳相搏而成。又有滞乳,因儿口气吹嘘而成。

(薛)男子房劳恚怒,伤于肝肾,妇人胎产忧郁,损于肝脾。

50.明-医源经旨-余世用-卷之七-乳痈门六十六

夫男子之肾,妇人之乳,皆性命之根也。盖乳房属阳明,乳头属厥阴,乳子之母不知调养,忿怒所逆,或不得志于舅姑夫婿,郁闷所积,或食多厚味,酿成热毒,以致厥阴之气不行,故窍不通而汁不出矣,遂生结核,疼痛难忍。速宜揉令软,吮令汁出,自可消矣。久而不治,必成痈疖,嵌凹如岩,名曰奶岩,遂成废疾,可不慎之?

51.明-经络全书-徐师曾-前编·分野-乳

(乳)属足阳明胃经。《灵枢》曰:足阳明之脉,从缺盆下乳内廉。王启玄曰:乳之上下,皆足阳明之脉也。《针灸经》云:乳中二穴当乳,足阳明脉气所发。朱丹溪曰:胃经见证,胸旁过乳痛。《妇人良方》曰:乳痈者,由乳潼结聚,皮薄以泽

而成。盖阳明之脉主血,其血又归厥阴之气,血涩不通,气结不散,故积聚成痈也)。又属足厥阴肝经。(《乳痈论》曰:乳房阳明所经,乳头厥阴所属。凡乳母不知调养,忿怒所逆,郁闭所遏,厚味所酿,以致厥阴之气不行,故窍不得通;而汁不得出,阳明之血沸腾,故热甚而化脓)。

52.明-脉理正义-邹志夔-卷之六·外诊-察痈疽形色第十六

乳痈,丹溪云:乳房阳明所经,乳头厥阴所属。乳子之母,不知调养,忿怒所逆,郁闷所遏,厚味所酿而致。

53.明-赤水玄珠-孙一奎-第二十四卷-乳痈、乳岩

经云:乳头属足厥阴肝经,乳房属足阳明胃经。若乳房忽壅肿痛,结核色赤,数日之外,焮痛胀溃,稠脓涌出。脓尽而愈。此属胆胃热毒,气血壅滞,名曰乳痈,为易治。

54.明-景岳全书-张景岳-卷之四十七贤集·外科钤(下)-乳痈、乳岩(五十一)

(妇人门亦有乳证,当互察之。)

立斋曰:乳房属足阳明胃经,乳头属足厥阴肝经。男子房劳恚怒,伤于肝肾;妇人胎产忧郁,损于肝脾,皆能致之。

又,治法曰:若忿怒伤肝,厚味积热,以致气不行、窍不通、乳不出,则结而为肿为痛。此阳明之血热,甚则肉腐为脓。

亦有所乳之子,膈有滞痰,口气焮热,含乳而睡,热气所吹,遂成肿痛。

55.明-医学纲目-楼英-卷十八·心小肠部-痈疽

(丹)乳硬论乳房阳明所经,乳头厥阴所属。乳子之母,不知调养,怒忿所逆,郁闷所遏,厚味所酿,以致厥阴之气不行,故窍不通,而汁不得出;阳明之血沸腾,故热甚而化脓。亦有所乳之子,膈有滞痰,口气焮热,含乳而睡,热气所吹,遂生结核。

56.清-本草汇-郭佩兰-卷六-外科病机略

痈疽所发部分名状不同:疔疮、石痈、瘰疬、马刀、结核、瘿瘤、天蛇头、代指、甲疽、乳痈、乳岩、囊痈、阴头痈、便毒痈、内痈。

乳痈、乳岩

乳痈,结核肿痛;乳岩,隐核下痛。乳痈,在行滞气,活血祛痰,有热者清之。乳岩在早治,清心疏厥阴。乳房,阳明所经;乳头,厥阴所属。此病多因厚味湿热

之痰停蓄膈间,与滞乳相搏而成。又有因口气吹嘘,或怒气郁闷而成也。治法,疏厥阴之滞,以青皮清阳明之热,细研石膏,行污浊之血,以生甘草节消肿导毒,以瓜蒌子,或加没药、青橘叶、皂角刺、金银花、当归头,或汤或散,随意消息,然须以酒少佐之。《山居》:妇人吹乳,用桑树、蛀屑,饭捣成膏,贴之。乳头裂破,丁香末敷之。

57.清-验方别录-郑奋扬-初集-乳症门

妇人产后,有乳少者,有吹乳者,有妒乳者,乳为气血所化,若元气虚弱,则乳汁不生,必须补气血为主。若乳房焮胀,是有乳而未通也,宜疏导之。复有乳儿之际,为儿口气所吹,致令乳汁不通,壅滞肿痛,不急治,即成乳痈,速服瓜蒌散,外敷以香附饼,立见消散。亦有儿饮不尽,余乳停蓄,以致肿痛,名曰妒乳,速宜吮通,并敷服前药,免成痈患。若乳盛之妇,不自乳子,宜用炒麦芽五钱,煎服,其乳即消。若妇人郁怒而乳肿者,于瓜蒌散内,加柴胡、赤芍、甘草、橘叶之类。(《心悟》)

58.清-不知医必要-妇科补遗-梁廉夫-卷四

乳痈则因儿口气所吹,壅结胀痛,肉色赤肿,发热烦渴,憎寒头痛,治之亦易。

59.清-揣摩有得集-张朝震-女科-通乳消肿汤

妇人吹乳、乳蛾、乳岩,积滞成块,红肿疼痛,身上发烧发冷。总属气血凝滞,服之出汗自愈。

60.清-家用良方-龚自璋-家用良方卷二-治妇女各症

乳痈初起

凡产后乳肿胀痛,其因有二:一必少壮之妇,血气强盛,乳汁多而儿尚小不能多吃,以致宿乳留蓄,新乳又生,陈陈相积,壅塞乳窍,凝滞不通,以致肿痛成痈,易成易溃,势必传房,不止一痈而已。

必任儿含乳睡着,儿不吮乳,反吹气入乳中,名曰乳吹,亦闭乳窍,以致胀痛。此二症只须疏通乳窍,儿吮手揉,使乳汁流畅,便可消散。非若病由七情郁结之乳岩,不赤不痛,积久而成者难治也。但不急治,后必溃烂,为累不浅。

61.清-救生集-虚白主人-卷三-妇人门

乳肿

吹乳者,乃产后孩子吃奶含乳睡着,为孩子口气所吹,遂致乳汁不通,蓄积肿硬而成痈。

62.清-灵验良方汇编-沈铭三-附胎产要诀-卷之下

产后乳疯、吹乳、生痈

乳头属足厥阴肝经,乳房属足阳明胃经。若乳房忽壅肿、结核、色红,数日外,痛溃稠脓,脓尽而愈,此胆胃热毒、气血壅滞,名曰乳痈,易治。

吹乳乃小儿饮乳口气所吹,乳汁不通,壅结作痛,不急治则成痈。速服瓜蒌散,更以手揉散之(外以南星末敷之)。

内吹外吹

妇人有孕胎热,为内吹;有儿吃乳,名外吹。致乳结成肿痛,寒热交作,甚者恶心呕吐,并服之。

乳痈

丹溪云:乳房所属,阳明胃经;乳头所属,厥阴肝经。乳子之母,或忿怒伤肝,或厚味积热,以致气不流行,窍不得通,汁不得出,则结为肿、为痛。阳明之经,血热则化为脓,又有儿口之气,吹而焮热,次结成核。初起时,须便忍痛揉散气软,血脉通和,自然消散。失此不治,则成痈疽(红肿发热疼痛者是乳痈,坚硬腐烂者名乳疽)。

产后不自饮儿,并失儿无儿饮乳,乳蓄结痈。

63.清-神仙济世良方-柏鹤亭-上卷-又治难产

又治产后乳症。若生乳疖名曰外吹,治法与胎前不同。若产后而儿不育,乳忽作痛,此乳汁凝并不行之故,须以手挼去其汁,揉而散之,仍令他儿吮出吐之,庶免成痈之患。若畏痛容其内结,则必溃脓,多有乳囊连腐而丧命者。若乳汁不下者,宜煮猪蹄作羹饮,仍以木梳梳乳上,即下。

64.清-吴氏医方汇编-吴杖仙-第二册-乳症

乳房属胃,而黑圈内属肝。其症不一,有怀孕而内吹者,由有小儿食乳而外吹者,有勒乳而结者,有欲断乳而太急者。初觉疼痛,即以通壳塞鼻,立消。如起肿痛,肉色赤,或憎寒热,头痛烦渴者,为乳痈,宜清胃解毒汤,热服取汗。如已溃者,须用补养气血之药。若起于黑圈,肿硬不消,亦无疼痛者,乃肝气郁滞所致,宜生何首乌一两,加青皮、柴胡平肝之剂。至于五心烦热、肢体倦瘦、月经不调、乳内结毒如芡实者,为乳栗。初起用青皮为末,以人参汤调入生姜汁细细呷之,一夜五六次,至五七日自消;再用四物汤加行经开郁之剂。

65.清-医方絜度-钱敏捷-卷三-橘叶汤

钱韵之曰:经以肝为罢极之本,生气之所出也。性喜条达而恶郁结,郁久不解,则气结于乳部,以乳部属肝也。橘、青、香附,辛香流气,开郁散结,枯、贝消块软坚,英、芍和营消肿,以营气不从,逆于肉理,乃生痈肿也。

66.清-笔花医镜-江涵暾-卷四·女科证治-产后诸症

乳痈初起,由胆胃热毒,服瓜蒌乳香散,敷香附饼即消。如已成脓,则以神仙太乙膏贴之,吸尽脓则愈矣。

67.清-辨证录-陈士铎-卷之十三·外科-乳痈门(四则)

人有乳上生痈,先痛后肿,寻常发热,变成疡痈。此症男妇皆有,而妇人居多。

盖妇人生子,儿食乳时后偶尔贪睡,儿以口气吹之,使乳内之气闭塞不通,遂至生痛。此时即以解散之药治之,随手而愈,倘因循失治,而乳痈之症成矣。若男子则不然,乃阳明胃火炽盛,不上腾于口舌而中拥于乳房,乃生此病。故乳痈之症,阳病也,不比他痈有阴有阳,所以无容分阴阳为治法,但当别先后为虚实耳。盖乳痈初起多实邪,久经溃烂为正虚也。虽然邪之有余,仍是正之不足,于补中散邪,亦万全之道,正不必分先宜攻而后宜补也。方用和乳汤:贝母(三钱)、天花粉(三钱)、当归(一两)、蒲公英(一两)、生甘草(二钱)、穿山甲(土炒,一片,为末),水煎服。一剂而乳房通,肿亦消矣,不必二剂。

68.清-辨证奇闻-陈士铎-辨证奇闻卷十四-乳痈门

一乳痈先痛后肿,发寒热成痈。此症男女俱有,盖女人生子食乳后贪睡,儿以口气吹之,使乳内气闭不通,遂至痛。此时以解散药治随愈。倘因循则痈成。若男子乃胃火盛,不上腾于口舌中,壅于乳房,乃生此症。此阳症,不比他痈有阴有阳,故但分初起多实邪,久溃为正虚。然邪有余,仍正不足,补中散邪,万全道也。正不必分先宜攻,后宜补。

69.清-古今医彻-怀远-卷之三·杂症-乳症

经云:怒则气上,思则气结,上则逆而不下,结则聚而不行。人之气血,贵于条达,则百脉畅遂,经络流通。苟或怫郁,则气阻者血必滞,于是随其经之所属而为痈肿。况乎乳房,阳明胃经所司,常多气多血。乳头,厥阴肝经所属,常多血少气。女子心性偏执善怒者,则发而为痈,沉郁者则渐而成岩。

70.清-类证治裁-林佩琴-卷之八-乳症

乳症论治

乳症多主肝胃心脾,以乳头属肝经,乳房属胃经,而心脾郁结,多见乳核、乳岩诸症。乳痈燃肿色红,属阳,类由热毒,妇女有之,脓溃易愈。小儿吮乳,鼻风吹入，令乳房壅结肿痛名外吹，不急治，多成乳痈。（内服瓜蒌散，外以南星末敷之）。甚则（连翘金贝煎）。孕妇胎热，寒热乳肿，名内吹，（用橘叶散治之）。新产儿未能吮乳，余乳停蓄滋胀，发热内渴，肿硬结痛，名妒乳。宜挤去宿乳，或吮通之。（以贝母、瓜蒌、甘草节、木通煎服）。

妇女胆胃二经热毒，壅遏气血，乳肿焮痛，名乳痈。初起寒热肿痛，肉色焮赤，宜凉血疏邪。（四物汤加柴胡、山栀、牡丹皮、贝母、瓜蒌、甘草）。乳房结核，肿痛色赤，宜疏肝清胃。（内服牛蒡子汤，外用活鲤鱼，连头骨捣烂，以香腊槽一团研匀，敷上即消）。气血凝滞，结核不散，（连翘饮子）。肝失条畅，乳痈结核，寒热肿溃，（清肝解郁汤）。心脾郁伤，乳痈发热，结核腐溃，（归脾汤，芪、术、草生用）。乳疬肿痛，（用大贝母、白芷、乳香、没药、当归身，每服四钱，白酒下）。乳疬溃烂，（用两头尖雄鼠粪，土楝子经霜者佳，露蜂房各三钱，俱煅存性，研末，分三服酒下。间两日一服）。痛止脓敛，如脓成不溃，或脓水清稀，（用托里消毒散）。溃久不敛，（用桑根木芝，或菌，烧灰，和梅片末掺之，即愈）。

71.清-伤寒辨证录-陈士铎-卷之十三-乳痈门（四则）

人有乳上生肿，先痛后肿，寻常发热，变成疡痈。此症男妇皆有，而妇人居多。盖妇人生子，儿食乳时后，偶尔贪睡，儿以口气吹之，使乳内之气闭塞不通，遂至生痛。此时即以解散之药治之，随手而愈。倘因循失治，而乳痈之症成矣。若男子则不然，乃阳明胃火炽盛，不上腾于口舌而中拥于乳房，乃生此病。故乳痈之症，阳病也，不比他痈有阴有阳，所以无容分阴阳为治法，但当别先后为虚实耳。盖乳痈初起多实邪，久经溃烂为正虚也。虽然邪之有余，仍是正之不足，于补中散邪，亦万全之道，正不必分先宜攻而后宜补也。

72.清-医方简义-王清源-卷五-妊妇内痈

又有乳痈一症，俗名内吹，系肝郁生火，肝阳太旺所致，宜逍遥散治之。

73.清-医方简义-王清源-卷六-乳痈乳岩

乳痈乃乳房肿硬，乳管闭塞不通，数日之外，必焮肿作脓。初起必寒热往来，病在足少阳足阳明二经，宜通络破滞。

74.清-医级-董西园-女科卷之六-乳病（附瘰疬结核游风）

立斋曰：妇人乳痈，由胆胃二腑热毒，发则寒热渴烦，以败毒散、神效瓜蒌散、加味逍遥散治之自愈，即或溃脓，脓尽亦愈。

75.清-医林纂要探源-汪绂-卷十·方剂-痈疡部

皂蛤丸治乳痈。

按:此症多由外感风邪,客于乳房,或小儿含乳而睡,口中热气吹入乳房,使乳路塞;又或为儿咬伤,中有热毒,风邪复搏,始则壅痛,久壅则痛成矣。若男子患此,则必肥腻浓厚,积为胃火,或复触伤乳筋所致。乳为阳明经所行,乳头实肝筋所结,汁亦肝血所化,肝脉斜络于乳,治者须知。

76.清-医门补要-赵濂-卷上-治外吹乳法

乳孩,随母身边,夜卧鼻孔之气,易使吹入乳房,则乳内窍孔壅闭,乳汁不通,肿硬作痛。一乳形有七瓣,后多串肿,溃脓延绵。凡乳有病,其汁多苦,孩不肯吮,须倩大人吮五六日,乳汁一通,方可收口。

77.清-医悟-马冠群-卷十-乳痈乳岩(乳卸)

乳痈者,乳房胀痛数日之外,焮肿而溃,脓畅自愈,此属肝胃热结,气血壅滞犹为易治。

78.清-医学心悟-程国彭-卷五-产后乳疾

妇人产后,有乳少者,有吹乳者,有妒乳者。乳为气血所化,若元气虚弱,则乳汁不生,必须补养气血为主。若乳房焮胀,是有乳而未通也,宜疏导之。复有乳儿之际,为儿口气所吹,致令乳汁不通,壅滞肿痛,不急治即成乳痈,速服瓜蒌散,敷以香附饼,立见消散。亦有儿饮不尽,余乳停蓄,以致肿痛,名曰妒乳,速宜吮通,并敷、服前药,免成痈患。若妇人乳盛,不自乳子,宜用炒麦芽五钱煎服,其乳即消。

79.清-医学心悟-程国彭-卷五-乳痈乳岩(乳卸)

乳痈者,乳房肿痛,数日之外,焮肿而溃,稠脓涌出,脓尽而愈。此属胆胃热毒,气血壅滞所致,犹为易治。若乳岩者,初起内结小核如棋子,不赤不痛,积久渐大崩溃,形如熟榴,内溃深洞,血水淋沥,有巉岩之势,故名曰乳岩。此属脾肺郁结,气血亏损,最为难治。

80.清-医医偶录-陈修园-卷一-产后诸症

乳痈初起,由胆胃热毒,服瓜蒌乳香散,敷香附饼,即消。

81.清-医宗说约-蒋示吉-卷之四-女科乳疾

阳明胃经主乳房,厥阴肝经乳头生,醇酒厚味兼愤怒,胃肝火动痈疽妨。坚硬如石名石乳,婆娑多口乳发方,吹乳发于乳嘴上,乳漏之症生兜囊,不痛不痒如桃核,乳岩溃后病难当。有子吹乳外吹症,儿口热毒吹乳病,急须消散易为功,因循溃后医难应。

82.清-证治要义-陈当务-卷六妇科-乳病

乳病论

妇人气血所化,上为乳汁,下为经血,天癸至而乳汁行,天癸竭而乳汁止。哺儿则经断,停乳则经行,则是乳汁者,当救于阳明、厥阴二经。乃有胃气消沮,肝气横逆,乳间微结小核,不痒不痛,日积月累,溃烂痛脓,是为乳痈。若但抱儿睡卧,儿本有热有痰,含乳而睡,热气吹入乳间,肿硬如石,是为吹乳。或儿为疾病之故,不能吮乳,令乳牢强掣痛,是为妒乳。二者初起,忍痛揉之,揉之不已,则捣葱白熨之,熨之不已,则饮六和汤加神曲、麦芽,吮去瘀浊之汁自愈。若愈而复肿者,排其脓而清其热,回其汁而解其毒,以其起于暂,而亦可以急治也。至有产后瘀血上攻,两乳细长下垂过腹者,谓之乳悬,宜饮行血去瘀汤。若乳间本有微疮,被儿吮破,不过皮肤小恙,又非吹乳、妒乳比也。

83.清-评注产科心法-汪喆-乳痈(乳内吹外吹)

妇人乳疾,必发寒热。儿在腹中,七八个月乳忽红肿,名曰内吹。产后有硬块者,或乳不通,宿乳积成,或被子含口中,乳气贯入,名为外吹。

84.清-妇科冰鉴-柴得华-卷八-乳证门

吹乳者,因乳儿之时,被儿口气所吹,以致乳管不通,蓄积在内,遂成结核,肿硬胀痛。当早为消除,否则,久必成痈,溃腐流脓,则难治矣。

85.清-妇科良方-何梦瑶-乳证

乳痈

乳痈有因其儿口气燉热,口含乳头睡着,热气吹入乳中,以致乳管不通,因而结核,名曰吹乳。

86.清-傅青主女科歌括-傅青主-产后编下卷-乳痈

乳头属足厥阴肝经,乳房属足阳明胃经。若乳房臃肿,结核色红,数日外肿痛溃稠脓,脓尽而愈,此属胆胃热毒,气血壅滞,名曰乳痈,易治。

87.清-济阴宝筏-刘常棐-卷十五产后门-吹乳

产后吹乳,因儿饮口气所吹,令乳汁不通,壅结肿痛,不急治,多成痈。

88.清-金匮启钥(妇科)-黄朝坊-卷五-乳少论

乳少论(乳自出、乳疽、妒乳、乳痈、乳岩、乳头小疮)

(妒乳)有名妒乳者,因新产后,儿未能饮,致乳不泄,而乳胀甚。捏其汁不尽,使乳蓄与血气相搏,即壮热大渴。初觉,便以手捏去其汁,更以傍人助吮引之,或服瓜粉散、连翘汤或将麦芽二三两炒热,水煎服立消。倘不速治,轻则为妒乳,重则为乳痈。(乳痈)有乳痈者,因胆胃二经,热毒血壅,赤肿疼痛而成也。

89.清-秘珍济阴-周诒观-卷之三-妇人杂病

乳痈内吹外吹

乳房阳明所主,乳头厥阴所属。妇人不知调养,或为忿怒所逆,郁闷所遏,厚味所酿,致厥阴之气不行,阳明之热沸腾,儿口含乳而睡,热气熝吹,遂令结核。初起时揉软吮透自消,若稍忽必成痈肿。儿未生结核名内吹,儿生结核名外吹。

妒乳

妇人新产,儿未能饮,致乳不泄,汁结在内,血气相搏,壮热大渴引饮,牢强掣痛,手不得近,名曰妒乳。

90.清-女科经纶-萧埙-卷六-产后证下

产后乳痈属邪热攻阳明血搏气滞。

《圣济总录》曰:产后冲任不足,气血俱虚,其热潜行入足阳明之脉,直行者,从缺盆下乳内廉,下挟脐,入气街中。冲脉者,起于气街。盖足阳明之经,挟脐上行,至胸中而散。其经为邪热攻冲,则血为之击搏,气为之留滞。击搏则痛作,留滞则肿生。产后多有此疾,由乳汁壅积,与气相击搏故也。

慎斋按:已上六条,序产妇有乳汁不行之证也。妇人以血用事,上为乳汁,下为月水。而血之所化,则本于脾胃饮食之精微,运行而为乳为经。产后脾胃之气旺,则血旺而乳多。脾胃之气衰,则血减而乳少。此立斋治乳汁,以壮脾胃、滋化源为要也。若不顾脾胃以补气血,徒从事于通乳之剂,是犹求千金于乞丐而不可得矣。

91.清-女科经论-萧埙-卷八杂证门-乳证

乳痈属阳明经热为风邪所客。

《圣济总录》曰:足阳明之脉,自缺盆下于乳。又冲脉者,起于气街,并足阳明经,夹脐上行,至胸中而散。妇人以冲任为本,若失于将理,冲任不和,阳明经热,或为风邪所客,则气壅不散,结聚乳间,或硬或肿,疼痛有核,皮肤熝肿,寒热往来,谓之乳痈。

乳痈属风热结薄血脉凝注。

张子和曰:乳痈发痛者,亦生于心也。俗乎曰吹乳是也。吹者,风也。风热结薄于乳房之间,血脉凝注,久而不散,溃腐为脓也。

慎斋按：以上二条，序乳痈属于风热外邪为病也。

乳痈属胆胃二经热毒气血壅滞。

《妇人良方》曰：经云，乳头属足厥阴肝经，乳房属足阳明胃经。若乳房忽然壅肿痛，结核色赤，数日之外，焮痛胀溃，稠脓涌出，此属胆胃热毒，气血壅滞，名曰乳痈，为易治。

乳痈属忿怒郁闷阳明血热沸腾。

朱丹溪曰：经云，乳房属足阳明胃经所经，乳头属足厥阴肝经所属。妇人不知调养，忿怒所逆，郁闷所遇，厚味所酿，以致厥阴之气不行，故窍不得通，而汁不出。阳明之血沸腾，热甚化脓。

乳痈属饮食厚味胃火上蒸乳房。

李氏曰：妇人之乳，男子之肾，皆性命之根也。有饮食厚味、郁怒，以致胃火上蒸乳房，则乳汁化为浊脓。肝经气滞，乳头窍塞不通，致令结核不散，痛不可忍。

慎斋按：以上三条，序乳痈属七情、饮食、热毒内伤为病也。

乳痈属儿口气吹所致。

《大全》曰：产后吹乳者，因儿吃奶之际，忽自睡着，为儿口气所吹，令乳汁不通，蓄积在内，遂成肿硬，壅闭乳道，伤结疼痛。亦有不痒不痛，肿硬如石者，总名曰吹乳。

乳痈属乳子口气焮热所吹。

朱丹溪曰：妇人有所乳之子，膈有滞痰，口气焮热，含乳而睡，热气吹入乳房，凝滞不散，遂生结核。若初起时忍痛揉软，吮乳汁透，即可消散。失此不治，必成痈肿。

慎斋按：以上二条，序乳痈属儿之口气所吹，为不内外因病也。妇人乳痈，亦不外三端，一者外感风热，客于阳明一经；二者郁怒厚味，伤于肝胃；三者儿口吹气，热壅不散，皆足致乳痈之病也。

治乳痈不宜用凉药。

薛立斋曰：妇人乳痈，多因小儿断乳后，不能回化。又有妇人乳多，孩提少饮，积滞凝结。又有经候不调，逆行失道。又有邪气内郁，结成痈肿。

92.清-女科精要-冯兆张-卷之一-女科杂证门

乳痈者，俗呼曰吹乳。吹者，风也。风热结泊于乳房之间，血脉凝注，久而不散，溃腐为脓。凡忽然壅肿结核色赤，数日之外，焮痛胀溃，稠脓涌出，此属胆胃热毒，气血壅滞，名曰乳痈，为易治。

有因妇人所乳之子,膈有滞痰,口气燉热,含乳而睡,热气吹入乳房,凝滞不散,遂生结核。若初起时忍痛揉软,吮去乳汁,即可消散,失此不治,必成痈肿。亦有因小儿断乳后,不能回化,或妇人乳多,婴孩少饮,积滞凝结。又或经候不调,逆行失道。又有邪气内郁,结成痈肿。

93.清-女科精要-冯兆张-卷之三-产后杂证门

产后乳痈

立斋曰:妇人气血方盛,乳房作胀,或无儿饮,痛胀寒热。若郁怒肝火炽盛,为肿为痛者,自当疏肝散郁,兼以养血和血,则肝阳不强而肿自退。若郁结弥甚,血滞不舒,更由乳汁壅积,溃而成脓,则为乳痈矣。气血大伤,尤宜重为滋补,少佐疏肝解毒,若专事清解,则溃者难脓,而脓者难长矣。

94.清-女科要旨-陈修园-卷四-外科

乳痈乳岩(附)乳缩乳卸

经云:乳头属足厥阴肝经,乳房属足阳明胃经。若乳房忽然肿痛,数日之外,燉肿而溃,稠脓涌出,脓尽而愈,此属肝胃热毒、血气壅滞所致,名曰乳痈,犹为易治。

95.清-盘珠集胎产症治-施雯、严洁、洪炜-卷中·产后-乳痈

足阳明之脉,从缺盆下乳内廉。足阳明之经,夹脐上行,至胸中而散。其经为邪热攻冲,则血为之击搏,气为之留滞。击搏则痛作,留滞则肿生。此由乳汁壅积,与气相击搏故也。或忿怒所逆,郁闷所遏,厚味所酿,以致厥阴之气不行,故窍不通而汁不得出。

96.清-仁寿镜-孟蓉-益母集卷三下-产后

乳痈

产后乳痈,肿胀痛,其因大约有二:一必少壮之妇,气血强盛,乳汁多而儿尚小,吃之有余,以致宿乳留蓄,新乳又生,陈陈相因,壅塞乳窍,凝滞不通,所以肿痛成痈,其病最易成而易溃,势必至于传房,不仅一痈即已。一必任儿含乳睡着,儿不吮乳,反吹气入乳内,亦闭乳窍,遂致胀痛,此名乳吹,其病稍缓。

97.清胎产心法-阎纯玺-卷之下-妒乳吹乳乳痈论

产后妒乳,因无子食乳,蓄结作胀。或妇人血气方盛,乳房作胀,以致肿痛,憎寒发热。又妇人乳头生小浅热疮,搔之黄汁出,亦为妒乳。至于吹乳之证,有内吹、外吹、上逆、下顺之异,总属胆胃二经热毒,气血凝滞。内吹者,胎热也。外

吹者,因儿食乳,为口气所吹也。俱令乳汁不通,壅结肿痛,不急治之,多成痈肿。至于乳痈一证,即吹乳不散,久积成痈。又云:轻为妒乳,重为乳痈。亦胆胃二腑热毒,气血壅滞而成。势甚有余者,宜先以连翘金贝煎治之甚妙。

98.清-孕育玄机-陶本学-卷下-乳吹妒乳

产后吹乳者,因儿饮乳之时,儿忽自睡,口气所吹,乳不得泄,蓄积在内,遂成肿硬疼痛,名曰吹乳。

新产儿,未饮,乳未泄,或胀或痛,名曰妒乳。轻则为吹为妒,重则成痈。

99.清-重订产孕集-张曜孙-补遗-去疾篇

或因小儿鼻孔吹乳,名曰乳吹,致乳肿胀而痛。用锡茶壶一把,去盖,将乳塞在茶壶内,叫人吸茶壶嘴,用力吸久,其乳汁吸出,即肿消不痛矣。

100.清-女科经纶-萧壎-卷六·产后证下

产后乳痈属邪热攻阳明血搏气滞。

《圣济总录》曰:产后冲任不足,气血俱虚,其热潜行入足阳明之脉。直行者,从缺盆下乳内廉,下挟脐,入气街中。冲脉者,起于气街,盖足阳明之经,挟脐上行,至胸中而散。其经为邪热攻冲,则血为之击搏,气为之留滞。击搏则痛作,留滞则肿生。产后多有此疾,由乳汁壅积,与气相击搏故也。

101.清-洞天奥旨-陈士铎-卷七-乳痈

盖乳痈初起多邪实,久经溃烂为正虚。然补中散邪,实乃万全之道也。按,乳房属足阳明胃经,乳头属足厥阴肝经,况生乳痈,则阳明之经未必能多气多血,厥阴之经未必不少气血也。不补二经之气血,乳痈断不能痊。不可谓是阳而非阴,一味止消火毒,致肌不能生,筋不能续耳。

102.清-傅青主男女儿外科四书-傅山-上卷-乳痈论

人有乳上生痈,先肿后痛,寒热往来,变成疡痈,此症男女皆有,而妇人居多。盖妇生子,抱儿食乳,偶然困睡,儿以口气吹之,乳内之气塞不通,遂成乳疾。此时若以解散之药治之,可随手而愈。倘因循失治,而乳痈之症成矣。男子则不然,阳明胃火炽盛,不上腾于口舌,而中壅于乳房,乃生此症。乳痈不比他处之痈有阴阳之别,故治法亦无阴阳之判,但别其先后之虚实耳。初起多为邪实,溃烂乃为正虚也。虽然邪之有余,仍是正之不足,治宜补中散邪,乃万全之道,正不必分先宜攻而后宜补也。

人有左乳忽肿如桃,皮色不变,又不痛,身体发热,形容渐瘦,人以为痰气郁结也,谁知是肝气之不舒乎? 夫乳属阳明,而乳痈宜责之阳明胃经,余独言肝者何也? 盖阳明胃土,最怕肝木之克,肝气不舒,则胃气亦不舒耳。况乳又近于两胁,正肝之部位也。与肝相远,尚退缩而不敢舒,与肝为邻,亦何敢恣肆而吐气哉? 气不舒而肿满之形成,漫肿无头不痛不赤,正显其畏惧也。

乳房属阳明经,乳头属厥阴经。此毒因惊忧郁结乳间成痈。

外吹乳者,小儿吮乳吹,风在内故也。内吹乳者,女人腹中有孕,其胎儿转动,吹风在外故也。煎药中须用保胎之剂,以治乳发之药同治之。

103.清-片石居疡科治法辑要-沈志裕-又乳痈乳疽等证

乳岩之外,有内吹、外吹、乳痈、乳疽、乳发、乳漏之症。内吹者,怀孕未产,乳房肿痛成痈是也;外吹者,产后肝胃气浊,兼子吮乳时熟睡,鼻孔凉气吹入母乳,凝结而成痈是也。乳痈、乳疽男女皆有生者,由肝郁胃热而成,红肿而热为痈,坚硬而白为疽。乳发者与乳痈相同,而焮赤肿痛较乳痈更大,皮肉尽烂,由胃受湿热而成。乳漏者,因乳疮溃久不敛,风寒侵袭,时流清水者是也。顾乳房属胃经,乳头属肝经,大约乳症皆由肝气郁结,胃受湿热所致。初起服柴胡清肝汤、托里消毒饮,已成服托里透脓汤,已溃服托里排脓汤、内托黄芪饮加瓜蒌、橘叶之类。久溃服逍遥散。元虚服补中益气汤,外敷冲和膏。其疮内须用绵纸作条,蘸乌龙丹插入孔内,外贴太乙膏。又不可过用寒凉,以致血凝气滞,变为乳岩。余用雪里红草,俗名猫耳草,加入煎药内颇效。

104.清-谦益斋外科医案-高秉钧-上编-乳部

陈,先呕而口甜腻,复恶寒身热,乳房结核肿痛,此阳明蕴热,复兼外感,而入于胃络所致。

陆,产甫旬日,乳房肿硬,血凝气滞,乳汁不通所致。

105.清-外科备要-易凤翥-卷一·证治-乳部

乳痈、乳疽

内吹外吹总由肝气郁结,胃热壅滞而成。男子生者稀少,女子生者颇多。俱生于乳房,红肿热痛者为痈,十四日脓成;若坚硬木痛者为疽,廿余日或月余成脓。初起,寒热往来,宜服瓜蒌牛蒡汤(寒),寒热悉退,肿硬不消者,随服复元通气散(寒)。若不应,复时跳动者,势将溃脓,宜服托里透脓汤(霜)。已溃,胀痛,服托里排脓汤(霜),溃后服益气养荣汤(生)。溃后洗猪蹄汤(岗),上去腐生肌药贴收功。

乳房属胃,乳头属肝。内吹者,怀胎六七月,胸满气上,乳房肿疼,色红者因多热也,宜服柴胡清肝汤(元);肿痛不红者,因气郁也,且兼胎旺,宜服逍遥散(丽)。外俱敷冲和膏(巨)必消。若初肿失于调治和本人复伤气怒,以致大肿大痛,热欲成脓者,于逍遥散内加黄芪、白芷、连翘以养血排脓(丽),溃后宜调养元气,待生产后,方按外科以收功。外吹者,由乳母肝胃气浊,更兼孩儿吮乳睡熟,鼻孔凉气,袭人乳房,与热乳凝结,而作肿痛,令人寒热往来,烦躁口渴,初服荆防牛蒡汤(寒),外用隔蒜灸法灸之。俟寒热退后仍作肿者,服橘叶瓜蒌散(寒),外敷冲和膏(巨)消之,如仍不消欲成脓者,即用透脓散(为),其馀内外治法,同前乳痈。又有内未怀胎外未行乳而生毒者,系皮肉为患未伤乳房,此肝胃湿热,凝结而成乳毒也,法当按疮疖治之,无有不效者,内服清热解毒之剂,外敷二味拔毒散(巨),自愈。

106.清-伤寒辨证录-陈士铎-卷十三-乳痈门(四则)

人有乳上生痈,先痛后肿,寻发发热,变成疡痈,此症男妇皆有,而妇人居多,盖妇人生子,儿食乳之后,偶尔贪睡,儿以口气吹之,使乳内之气,闭塞不通,遂至生痛,此时即以解散之药治之,随手而愈。倘因循失治,而乳痈之症成矣。若男子则不然,乃阳明胃火炽盛,不上腾于口舌,而中壅于乳房。乃生此病,故乳痈之症,阳症也,不比他痈有阴有阳,所以无容分阴阳为治法,但当别先后为虚实耳。盖乳痈初起多实邪,久经溃烂为正虚也,虽然邪之有馀,仍是正之不足,于补中散邪,亦万全之道,正不必分先宜攻,而后宜补也,方用和乳汤。

107.清-外科秘授著要-程让光-乳痈

乳痈之患,多因不知调养。盖乳房属胃经,乳头属肝经,由忿怒所逆。或郁闷所结,及厚味所酿,以致肝气不行。故窍闭不通,则乳浆不得出,遂致胃血沸腾,热甚而生痰为脓。或因所乳之子含乳而睡,口气所吹,蓄成结核。初起若寒热作痛,必须忍痛揉软,吃令乳汁透则散,否则成毒矣。大法惟用丹溪瓜蒌散主治。用青皮疏肝滞,石膏清胃火,瓜蒌豁痰利窍,归尾、赤芍行血散瘀,橘叶行肝气。以上几味俱系紧要,切勿轻减,随症再加减豁痰行气之药为妙。

108.清-外科选要-徐真銈-卷五-乳痈

又曰:有因妇人所乳之子,膈有滞痰,口气焮热,含乳而睡,热气吹入乳房,凝滞不散,遂生结核。若初起时,忍痛揉软,吮去乳汁,即可消散,失此不治,必成痈肿。亦有因小儿断乳后,不能回乳;或妇人乳多,婴儿少饮,积滞凝结;又或经候不调,逆行失道;又有邪气内郁,结成痈肿。初起时,切勿用凉药,盖乳本血化,不能漏泄,遂结实肿,乳性清寒,又加凉药则阴烂宜也。惟凉药用之既破之后则佳。

如初发时,宜用南星、姜汁敷之,可以内消。更加草乌一味,能破恶血逐块,遇冷即消,遇热即溃,更加乳香没药以定痛。内则用瓜蒌十宣散、通气散,间服之。然年四十已下者,治之多瘥,以气血旺故也。五十以上慎勿治之,多死,以天癸绝也;不治,自能终其天年,若欲加治,惟调气血为主。若郁怒肝火炽盛,为肿为痛者,自当疏肝散郁,兼以养血和血,则肝阳不强而肿自退。若郁结弥甚,血滞不舒,更由乳汁壅积,溃而成脓,则为乳痈矣。气血大伤,尤宜重为滋补,少佐疏肝解毒,若专事清解,则溃者难脓,而脓者难长矣。

《心法》曰:内吹者,怀胎六七月,胸满气上,乳房结肿疼痛。若色红者,因热盛也;如色不红者,既因气郁,且兼胎旺也。外吹者,乳母肝胃气浊,更兼儿吮乳睡熟,鼻孔凉气袭入乳房,与热乳凝结肿痛,令人寒热烦躁口渴。又有内未怀胎,外无哺乳,而生肿痛者,系皮肉为患,未伤乳房,此肝胃湿热凝结也。

109.清-外科真诠-邹岳-胸乳部-乳发

乳肿最大者名曰乳发,肿而差小者名曰乳痈,初发之时即有疮头,名曰乳疽。乳房属胃,乳头属肝,此处患病,总由肝气郁结,胃热壅滞而成,男子生者稀少,女子生者颇多。

110.清-外科证治秘要-王旭高-第三十一章·乳癖、乳痰、乳岩、乳痈、烂皮乳痈、乳疽、内吹、乳头风

乳痈属肝郁湿热为多。初起疼痛坚硬,乳房焮肿,寒热往来,则痛成而脓作矣。

111.清-外科证治全书-许克昌毕法-卷三-乳部证治

乳痈

乳房内结一块,红肿热痛,大则言痈,小则言疖。由忿怒郁结,或多食厚味,致厥阴之气不行、窍不通,阳明之血壅怫于内故也。

吹乳

吹乳者,所乳之子,口气焮热,含乳而睡,热气鼻风吹入乳孔,气逆乳凝,遂致结肿。于初起时,亟煎葱汤避风熏浴,忍痛轻揉,令稍软,任孩吮令乳透,自可消散。否则成痈疖,则按前乳痈治法。

112.清-外证医案汇编-余景和-卷三-乳胁腋肋部

南翔周肝胃不和,乳汁壅滞,结为乳痈,昼夜胀痛,正在蒸脓之候,拟与清肝行乳,以冀脓泄痛减。

113.清-疡科心得集-高秉钧-卷中-辨失营马刀生死不同论

辨乳痈乳疽论

夫乳痈之生也,有因乳儿之时,偶尔贪睡,儿以口气吹之,使乳内之气闭塞不通,以致作痛,此即外吹证。因循失治而成者;有因所乳之子膈有滞痰,口气燎热,贪乳而睡,热气吹入乳房,凝滞不散,乳汁不通,以致结核化脓而成者;亦有忧郁暴怒伤肝,肝气结滞而成者;又有肝胃湿热凝聚,或风邪客热壅滞而成者。始时疼痛坚硬,乳汁不出,渐至皮肤燎肿,寒热往来,则痈成而内脓作矣。

114.清-医宗金鉴12外科心法要诀-卷六十六-胸乳部

内外吹乳

吹乳乳毒乳肿疼,内吹胎热痛燎红,外吹子鼻凉气袭,寒热烦渴结肿疼。

[注]乳房属胃,乳头属肝,而有内吹、外吹之分。内吹者,怀胎六、七月,胸满气上,乳房结肿疼痛,若色红者,因多热也;不红者,既因气郁,且兼胎旺也。多热者,宜服柴胡清肝汤;气郁者,宜服逍遥散,外俱敷冲和膏必消。或初肿失于调治,或本人复伤气怒,以致大肿大痛,其势必欲成脓,宜用逍遥散加黄芪、白芷、连翘以养血排脓治之。脓溃之后,宜调养血气,待生产后,按溃疡治法,方得收口。妊娠用药禁忌,另有歌诀,详载首卷。外吹者,由乳母肝、胃气浊,更兼子吮乳睡熟,鼻孔凉气,袭入乳房,与热乳凝结肿痛,令人寒热往来,烦躁口渴。初宜服荆防牛蒡汤,外用隔蒜灸法;俟寒热退仍肿者,服橘叶瓜蒌散,外敷冲和膏消之。其肿消之不应者,将欲作脓,即用透脓散。其余内服、外敷之法,俱按痈疽肿疡、溃疡门。又有至如内未怀胎,外未行乳而生毒者,系皮肉为患,未伤乳房,此肝、胃湿热凝结而成乳毒也,法当按疮疖治之,无有不效者。

《内经》云:乳头属足厥阴肝经,乳房属足阳胃经。若乳房忽然肿痛,数日之外,燎肿而溃,稠脓涌出,脓尽则愈。此属胆胃热毒,气血壅滞所致,名曰乳痈。

115.清-高厓尊生书-景日昣-卷之七中身部-胸肋分

乳痈

因愤怒郁闷,或厚味,致厥阴之气不行,窍不得通,阳明之血沸腾于内,热甚化脓,亦或所乳之子口气燎热,含乳而睡,热气所吹,遂生结核。于初起时须忍痛,揉令稍软,吮令汁透,自可消散。失此不治,必成痈节。

《心悟》云:妇人产后乳少者,由元气虚弱,乳汁不生,必须补养气血为主,盖乳为气血所化也。若乳房燎胀,是有乳而未通,宜疏导之。复有乳儿之际,为儿口气所吹,致令乳汁不通,壅滞肿痛,不急治则成乳痈,速服瓜蒌散,敷以香附饼

（俱见后），立见消散。亦有儿饮不尽，余乳停蓄，以致肿痛，名曰妒乳，速宜吮通并敷前药。若妇人郁热而乳肿者，于瓜蒌散内再加柴胡、赤芍、甘草、橘叶之属。

吹乳妒乳证治（乳痈）

丹溪云：乳房阳明所经，乳头厥阴所属。产妇不知调养，或为忿怒所逆，郁闷所遏，厚味所酿，以致厥阴之气不行，故窍不通而汁不得出，阳明之热沸腾，故热甚而化脓。亦有乳子含乳而睡，热气所吹，逆生桔核。

乳疸、乳痈

俱由肝气郁结，胃热壅滞而成。

吹乳（《大全》云：因儿吃乳之次，儿忽自睡，呼气不通，乳不得泄，畜积在内，遂成肿硬，壅闭乳道，津液不通，伤结疼痛，亦有不痒不痛，肿硬如石，名曰吹乳。若不急治，肿盛结痈，速至死者），急宜瓜蒌散。

妒乳（由新产后，儿饮之少，及乳不泄，或乳胀捏其汁不尽，皆令乳汁蓄结，与气血相搏，即壮热，大渴引饮，牵强掣痛，手不得近是也，或成疮有脓，热势盛，则必成痈），并宜连翘饮。

116.清-医述-程文圃-卷十三·女科原旨-杂病

乳痈者，乳房肿痛，数日之外，焮肿而溃，稠脓涌出，此属胆胃热毒，气血壅滞所致，犹为易治。乳岩者，初起内结小核如棋子，不赤不痛，积久渐大，崩溃形如熟榴，内溃深洞，血水淋沥，有巉岩之势，故曰乳岩。此属脾肺郁结，气亏血损，最为难治。

吹乳者，因母睡着，为儿口气所吹，致令乳汁不通，蓄积在内，肿硬疼痛。亦有不痒不痛，肿硬如石者。若不急治，痛甚成脓，宜服瓜蒌散，敷以南星散，更以手揉之，则散。（《女科大全》）

117.清-证治合参-叶盛-卷之十七-外科

乳痈、乳岩

［证］乳房为阳明所经，乳头乃厥阴所属。乳子之母，不知调养，忿怒所逆，郁闷所遏，厚味所酿，以致厥阴之气不行，窍不通而汁不能出。阳明之血沸腾，故热壅而化为脓也。亦有所乳之子，膈有滞痰，口气焮热，含乳而睡，为热气所吹，遂生结核。

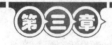

乳痈的鉴别诊断和辨证论治

1.东汉-华佗神方-华佗-卷五华佗外科神方-二十、华佗治乳痈神方

本症初起时发寒热，先痛后肿。

方：贝母（三钱），天花粉（一钱），蒲公英（一两），当归（一两），生甘草（二钱），穿山甲（一片），为末，水煎服，一剂即消。

2.东汉-华佗神方-华佗-卷六·华佗妇科神方-四十三、华佗治乳痈神方

患者乳房胀大坚硬，色现赤紫，衣不得近，痛不可忍。

处方：大黄、芍药、川楝子、马蹄（炙令黄），上四味，各等分为末，酒服方寸匕，覆取汗，当睡着，觉后肿处散不痛，经宿乃消，百无失一。明晨更服一匕，忌冲风寒食。

3.东汉-华佗神方-华佗-卷六·华佗妇科神方-四十八、华佗治妒乳神方

妇人产后宜勤挤乳，否则令乳汁蓄积，或产后不自饮儿，及失儿无儿饮乳，皆成妒乳。

处方：连翘、升麻、杏仁（去皮尖）、射干、防己、黄芩、大黄、芒硝、柴胡（各三两），芍药、甘草（炙，各四两），上以水九升，煮取三升，分服。外用：榭皮。水煎汤，洗患部，极效。

4.东汉-中藏经-华佗-附录（《中藏经》）

治吹奶：水茸角（不以多少，新瓦上煿干），上为细末，临卧酒调服二钱匕，次日即愈。已破者，略出黄水，亦效。水茸角状如鬼腰带，作小窠子生，三四月开小黄花，叶如夜合叶，六七月采。两浙呼为合萌。

5.南北朝-刘涓子鬼遗方-刘涓子-卷第一（并序）-序

昔刘涓子晋末于丹阳郊外照射，忽见一物，高二丈许，射而中之，如雷电声若风雨,其夜不敢前追。诘旦率门徒子弟数人,寻纵至山下,见一小儿提罐,问何往为?我主被刘涓子所射,取水洗疮。而问小儿曰:主人是谁?人云:黄父鬼。仍将小儿相随,还来至门,闻捣药之声,比及遥见三人,一人开书,一人捣药,一人卧尔,乃齐唱叫突,三人并走,遗一卷《痈疽方》并药一臼。时从宋武北征,有被疮者,以药涂之即愈。论者云:圣人所作,天必助之,以此天授武王也。于是用方为治,千无一失。姊适余从叔祖涓子寄姊书,具叙此事,并方一卷。方是丹阳白薄纸本写,今手迹尚存,从家世能为治方,我而不传。其孙道庆与余邻居,情疑异常,临终见语,家有神方,儿子幼稚,苟非其人,道不虚行。寻卷诊候,兼辨药性,欲以相传嘱余。既好方术,受而不辞。自得此方,于今五载,所治皆愈,可谓天下神验。刘氏昔寄龚方,故草写多无次第。今辄定其前后,蔟类相从,为此一部,流布乡曲,有识之士幸以自防。

齐永明元年太岁己卯五月五日撰。

道庆曰:王祖刘氏有此鬼方一部,道庆祖考相承,谨按处治,万无一失。舅祖涓子兄弟自写,写称云无纸而用丹阳录,永和十九年,资财不薄,岂复无纸,是以此别之耳。

黄父曰:夫言痈疽,何以别之?岐伯答曰:荣卫稽留于经脉之中,久则血涩不行。血涩不行则卫气从之不通,壅遏不得行,火不止,热胜,热胜则肉腐为脓。然不能陷肤于骨髓不为焦枯,五脏不为伤,故曰痈。黄父曰:何为疽?岐伯曰:热气浮盛,当其筋骨良肉无余,故曰疽。疽上皮肉,以坚上如牛领之皮。痈者,薄以泽背其候也。黄父曰:及如所说,未之痈疽之性名,发起处所,诊候形状,治与不治,死活之期。愿一一闻之。

岐伯曰:痈疽图曰,赤疽发额,不写十余日死。其五日可刺也。其脓赤多血死,未有脓可治。人年二十五、三十一、六十、九十五者,在额不可见血,见血者死。

禽疽发如轸者数十,数其四日,肿合牵核痛,其状若挛,十日可刺。其肉发身核寒,齿如噤,欲痉,如是者,十五日死。

杼疽发顶,若两耳下,不泻,十六日死。六日可刺。其色黑,见脓而痈者死,不可治。人年十九、二十三、三十五、三十九、五十一、五十五、六十一、八十七、九十九,百神在耳下,不可见血,见血者死。

疗疽发两肩,此起有所逐恶结,血流内外,荣卫不通,发为丁疽。三日身肿痛甚,口噤如痉状,十一日可刺。不治,二十日死。

蜂疽发髀背,起心俞,若连肩骨,二十日不治死。八日可刺。其色赤黑,脓见青者死,不可治。人年一十八、二十四、三十五、六十七、七十二、九十八者,百神在肩,不可见血,见血者死。

阴疽发髀,若阴股始发,腰强,内不能自止,数饮不能多,五日坚痛。不治,三岁而死。

刺疽发起肺俞,不泻,二十日死。其八日可刺。发而赤,其上肉如椒子者死,不可治。人年十九、二十五、三十五、三十九、五十七、六十、七十三、八十一、九十七,百神在背,不可见血,见血者死。

脉疽发颈项,如痛,身随而热,不欲动悄悄,或不能食,此有所大畏恐骇,而不精上,气嗽,其发引耳,不可以肿,二十日可刺,不刺八十日死。

龙疽发背,起胃俞。若肾俞,二十日不泻死。九日可刺,不刺,其上赤下黑,若青脓黑死,发血脓者,不死。

首疽发热八十日。一方云:八九日大热汗,头引血尽,如嗽,身热同同如沸者,皮颇肿,浅刺之。不刺,二十日死。

荣疽发胁起,若两肘头,二十五日不泻死。九日可刺。脓多赤白而可治也。人年一岁、十六、二十六、三十二、四十八、五十八、六十四、八十、九十六,百神在胁,不可见血,见血即死。

行疽发如肿,或后合相从,往来不可,要其所在,刺之即愈。

勇疽发股,起太阴,若伏鼠,二十五日不泻死。其十日可刺。勇疽发脓青黑者死,白者尚可治。人年十一、十五、二十、三十一、三十三、四十六、五十九、六十三、七十五、九十一,百神皆在尻尾,不可见血,见血者死。

摽叔疽发背,热同同,耳聋后,六十日肿如聚水,其状若如此者,可刺之。但出水后及有血出即除愈也。不可治。人年五十七、六十五、七十三、八十一、九十七者,百神在背,不可见血,见血者死。

旁疽发足跗,若足下三十日不泻死。其十二日可刺。旁疽者,白脓不太多,其疮上痒,赤黑者死,不可治。人年十三、二十九、三十五、六十一、七十三、九十三,百神在足,不可见血,见血者死。

冲疽发小肠,痛而振寒热,四日五日悄悄,六日而变,刺之,五十日死。

敦疽发两指头,若五指头,七八日不泻死。其四日可刺。其发而黑痈者,不堪,未过指节可治。(一方不呼为敦疽,恐是刺泻。《明堂》引为败疽。)

疥疽发腋下,若两臂两掌中,振寒热而嗌干者,饮多即呕,心烦,悄悄六十日而渐合者,如此可有汗,如无汗者死。(一方云:床疽。《明堂》亦引为床疫。)

筋疽皆发脊两边大筋,其色苍。八日可刺。若有脓在肌腹中,十日死。

陈干疽发两臂,三四日痛不可动,五十日身热而赤,六十日可刺。如刺无血,三四日病愈。

搔疽发手足五指头起节,其色不变,十日之内可刺。过时不刺,后为蚀。有痈在脉腋,三岁死。

叔疽发身肿,牵核而身热,不可以行,不可以屈伸,成脓刺之以除。

白疽发脾,若肘后痒自痛伤,乃身热多汗,五六处有者死。心主痈疽,在股胫六日死,发脓血六十日死。

黑疽发肿,居背大骨上,八日可刺,过时不刺为骨疽。

骨疽脓出不可止,壮热,碎骨,六十日死。胁少阳有痈肿在颈,八日死。发脓血者,十日死。

仓疽发身痒后痛。此故伤寒气入藏笃,发为疮疽。九日可刺之,不刺,九十日死矣。

腰太阳脉有肿交脉,属于阳明,在颈十日死。发肿七十日死。

尻太阳脉有脓肿痈在足心少阳,八日死。发脓血六十日死,或八十日死。

头阳明脉有肿痈在尻,六日死。发脓血六十日死。

股太阴有肿痈在足太阳,十七日死。发脓血百日死。

肩太阳脉有肿痈在颈,八日死。发脓血百日死。

足少阳脉有肿痈在胁,八日死。发脓血六百日死。

手阳明脉有肿痈在腋渊,一岁死。发脓三岁死。

黑疽发腋渊死。

黑疽发耳中如米大,此疽不治,死。

黑疽发肩死。黑疽发缺盆中,名曰伏疽,不治,死。

赤疽发于脾,半岁,可治,出岁死。

黑疽发肘上下,不死,可治。

髀解除,指本黑、头赤,死。

黑疽发掌中,不死,可治。

赤疽发阴股,软可治,坚死。

赤疽发肥肠死。

黑疽发腠膑,软可治,坚不可治。

赤疽发掌中,不可治。

黑疽发跌上,坚死。

足下久肿,痈,色赤,死。

痈高而光者，不大热，用薄痈，其肉平平，无异而紫色者，不须治，但以黄芪并淡竹叶汤伸其气耳。痈平而痛，用八物黄芪。薄大痈七日，小痈五日，其自有坚强色诊宁生。破发背及乳，若热手近不得者，令人之热熟，先服王不留行散，外散外摩发背大黄膏。若背生，破，无善在乳者。熟之候，手按之，若随手起，便是熟。针法要脓看，以意消息之。胸背不可过一寸，针良久不得脓，即以食肉膏散差，瓷头肉痈口中。人体热气，歇服木瓜散。五日后，痈欲瘥者，排脓内寒散。

凡破痈之后，病人便连绵欲死，内寒热肿。自有似痈而非者，当以手按肿上，无所连是风毒耳。勿针，可服升麻汤。外摩膏，破痈口当合流下三分，近一分针，唯令极热，便不痛。破痈后，败坏不瘥者，作猪蹄汤洗之，日再下汤二日，故可用冬六七日汤半剂。亦可用胸中断气。断气者，当入暗中，以手按左眼，视右眼见光者，胸中结痈。若不见光者，熛疽内发。针伤脉，血不出住实不泻，留成痈。肾脉来者，大渐小，阴结。若肌肉痹，痈疮为发，寸口如此来大，如未渐小矣。

有黑色者，是石留黄毒。有赤色者，是丹砂毒。有青色者，是硇砂毒。有似盐颗者，是钟乳毒。有黄水者，是杏桃仁毒。有白水者，是附子干姜毒。有脓者，热肉面等毒。硇砂发，白雄鸭顶上血一合已。来取黑铅汤一茶碗，调服之解。钟乳发。雄鸡肘上血一合，将铁粉汤一茶碗，调服之解。附子发，取附子皮三升，豉半升，相和，以水一升，煎约一茶碗，服之解。丹砂发，取黑铅、黄芪、防风、伏龙肝（各半两），水一升，煎半茶碗，去滓，服之解。

6.南北朝-刘涓子鬼遗方-刘涓子-卷三-治发背乳痈

淡竹叶汤方：淡竹叶（四升），麦门冬（去心），黄芪、芍药、干地黄、生姜（各三两），前胡、黄芩、升麻、远志（去心）、瓜蒌（各二两），大枣（十四枚），当归（一两），上十三味，先以水一斗八升，煮竹叶及小麦，一斗，去滓，纳诸药，再煮取三升，分温三分。（上语煮竹叶，小麦恐是麦门冬也，是小麦也。）

7.南北朝-刘涓子鬼遗方-刘涓子-卷三-治妇人妒乳

辛夷汤方：辛夷（一升，去毛），大枣（三十枚），桂长（一尺），防风（二分），白术、甘草（炙，一尺），生姜（二分），泽兰（切，一升），上八味，切，以水一斗，煮取三升，分温三服。

8.北周-集验方-姚僧垣-卷第十一-治妇人妒乳疮痛方

始妒乳，急灸两手鱼际各二七壮，断痈脉也。便可令小儿手助将之，则乳汁大出，皆如脓状，内服连翘汤，汁自下，外以小豆散薄涂之痈处，当瘥。《外台》卷三十四）

治产后不自饮儿,及失儿无儿饮乳,乳蓄喜结痈。不饮儿令乳上肿者方。

以鸡子白和小豆散敷乳房令消结也,若饮儿不泄者,数捻去之,亦可令大者子含水,使漱口中冷,为嗍取乳汁吐去之,不含水漱,令乳头作疮,乳孔寒也。(《外台》卷三十四)

治妒乳、乳痈,连翘汤方。

连翘、升麻、杏人、射干、防己、黄芩、大黄、芒硝、柴胡(各三两),芍药、甘草(炙,各四两),上十一味,切,以水九升,煮取三升,分服。忌海藻、菘菜。(《外台》卷三十四)

9.隋-诸病源候论-巢元方-卷之四十·妇人杂病诸候四(凡五十论)

一百二十八、妒乳候

此由新产后,儿未能饮之,及饮不泄;或断儿乳,捻期汁法不尽,皆令乳汁蓄结,与血气相搏,即壮热大渴引饮,牢强掣痛,手不得近是也。

初觉便以手助捻去其汁,并令旁人助嗍引之。不尔,成疮有脓。其热势盛,则成痈。

一百二十九、乳痈候

肿结皮薄以泽,是痈也。足阴明之经脉,有从缺盆下于乳者,劳伤血气,其脉虚,腠理虚,寒客于经络,寒搏于血,则血涩不通,其气又归之,气积不散,故结聚成痈者。痈气不宣,与血相搏,则生热。热盛乘于血,血化成脓。亦有因乳汁蓄结,与血相搏,蕴积生热,结聚而成乳痈。

年四十已还,治之多愈;年五十以上,慎,不当治之,多死。不治,自当终年。又,怀娠发乳痈肿及体结痈,此无害也。盖怀胎之痈,病起阳明。阳明胃之脉也,主肌肉,不伤脏,故无害。

诊其右手关上脉,沉则为阴,虚者则病乳痈。乳痈久不瘥,因变为瘘。

养生方云:热食汗出,露乳伤风,喜发乳肿,名吹乳,因喜作痈。

一百三十、发乳溃后候

此谓痈疽发于乳,脓溃之后,或虚惙,或疼痛,或渴也。凡发乳溃后,出脓血多,则腑脏虚燥,则渴而引饮。饮入肠胃,肠胃虚,则变下利也。

一百三十一、乳疮候

此谓肤腠理虚,有风湿之气乘虚客之,与血气相搏,而热加之,则生疮也。

一百三十二、疽发乳候

肿而皮强,上如牛领之皮,谓之疽也。足阳明之脉,有从缺盆下于乳者,其脉虚则腠理开,寒气客之,寒搏于血,则血涩不通,故结肿。而气又归之,热气淳盛,故成疽也。热久不散,则肉败为脓也。

一百三十三、乳结核候

足阳明之经脉,有从缺盆下于乳者,其经虚,风冷乘之,冷折于血,则结肿。夫肿热则变败血为脓,冷则核不消。又重疲劳,动气而生热,亦焮烊。其汤熨针石,别有正方,补养宣导,今附于后。

养生方导引法云:跂踞,以两手从曲脚内入,据地,曲脚加其上,举尻。其可用行气。愈瘰疬、乳痛。交两脚,以两手从曲脚极挽,举十二通,愈瘰疬乳痛也。

一百三十四、乳石痈候

乳石痈之状,微强不甚大,不赤,微痛热,热自歇,是足阳明之脉,有下于乳者,其经虚,为风寒气客之,则血涩结成痈肿。而寒多热少者,则无大热,但结核如石,谓之乳石痈。

一百三十五、发背候

五脏不调则致疽。疽者,肿结皮强,如牛领之皮。六腑不和则致痈。痈者,肿结薄以泽是也。腑与脏为表里,其经脉循行于身,俞皆在背。腑脏不调和,而腠理开,受于风寒,折于血,则结聚成肿。深则为疽,浅乃为痈。随寒所客之处,血则否涩不通,热又加之,故成痈疽发背也。

一百三十六、改訾候

此为内痛发于胁,名为改訾。由邪气聚在下管,与经络血气相搏所生也。至其变败,状如痈疽。

一百三十七、发乳后渴候

此谓发乳脓溃之后,血气虚竭,腑脏焦燥,故令渴也。渴引饮水止,饮入肠胃,则变为下利也。

一百三十八、发乳下利候

此谓发乳而肠胃虚,受冷则下利也。大肠为金,水谷之道;胃为土,水谷之海也。金土子母,而足阳明为胃之经,其脉有从缺盆下于乳者。因劳伤,其脉虚而受风寒,风寒搏血,气血否涩不通,故结痈肿。肿结皮薄以泽者,为痈。而风气乘虚入胃,则水谷糟粕变败不结聚,肠虚则泄为利。金土子母俱虚,故发乳而复利也。又,发乳渴引饮多,亦变利也。

一百三十九、发乳久不瘥候

此谓发乳痈而有冷气乘之,故痈疽结,经久不消不溃;而为冷所客,则脓汁出不尽,而久不瘥。

一百四十、发乳余核不消候

此谓发乳之后,余热未尽,而有冷气乘之,故余核不消。复遇热,蕴积为脓。亦有淋沥不瘥,而变为瘘也。

一百四十一、发乳瘘候

此谓因发痈疮,而脓汁未尽。其疮暴瘥,则恶汁内食。后更发,则成瘘者也。

10.隋-巢氏病源补养宣导法-巢元方-卷下续编-妇人杂病诸候四

乳痈候

《养生方》云:热食汗出,露乳伤风。喜发乳肿,名吹乳,因喜作痈。

乳结核候

《养生方导引法》云:跂踞以两手从曲脚内入,据地曲脚加其上,举尻,其可用行气,愈瘰疬乳痛。交两脚以两手从曲脚任完,举十二通,愈瘰疬乳痛也。

11.唐-备急千金要方-孙思邈-卷第十六胃腑-胃虚实第二

胃实热

右手关上脉阳实者,足阳明经也,病苦头痛(《脉经》作腹中坚痛而热),汗不出,如温疟,唇口干,善哕,乳痈,缺盆腋下肿痛,名曰胃实热也。

泻胃热汤方:栀子仁、射干、升麻、茯苓(各二两),芍药(四两),白术(五两),生地黄(汁)、赤蜜(各一升)。

12.唐-备急千金要方-孙思邈-卷第二十二·疔肿痈疽-痈疽第二(毒肿、石痈附)

脉数,身无热,即内有痈。

诸浮数脉当发热,而反啬啬恶寒,若有痛处,当结为痈。

脉微而迟必发热。脉弱而数此为振寒,当发痈肿。

脉浮而数,身体无热,其形嘿嘿,胃中微燥,不知痛处,其人当发痈肿。

脉滑而数,滑则为实,数则为热,滑即为荣,数即为卫。荣卫相逢,即结为痈。热之所过,即为痈脓,身有痛处,时时苦有疮。

问曰:寸口脉微而涩,法当亡血若汗出。设不汗者,当云何?答曰:若身有疮,被刀器所伤,亡血故也。

趺阳脉滑而数,法当下重。少阴脉滑而数,妇人阴中生疮。

凡痈疽始发,或似小疖,或复大痛,或复小痛,或发如米粒大白脓子,此皆微候,宜善察之。见有小异,即须大惊忙,急须攻之及断口味,速服诸汤,下去热毒。

若无医药处,即灸当头百壮。其大重者,灸四面及中央二三百壮,数灸不必多也,复薄冷药。种种救疗,必速瘥也。

凡用药贴法,皆当疮头处,其药开孔,令泄热气。亦当头以火针针入四分,即瘥。

凡痈疽、瘤、石痈、结筋、瘰疬,皆不可就针角。针角者,少用不及祸也。

凡痈无问大小,已觉即取胶如手掌大,暖水浸令软,纳纳然,称大小,当头上开一孔如钱孔大,贴肿上令相当,须臾干急。若未有脓者,即定不长。已作脓者,当自出。若以锋针当孔上刺至脓,大好,至瘥乃洗去胶。

凡肿根广一寸以下名疖,一寸已上名小痈,如豆粒大者名疱子。皆始作,急服五香连翘汤下之,数剂取瘥乃止。

凡痈高而光大者,不大热,其肉正平无尖而紫者,不须攻之,但以竹叶黄芪汤申其气耳。肉正平,为无脓也。痈卒痛,以八味黄芪散敷之,大痈七日,小痈五日。其自有坚强者,宁生破,发乳若热,手不可得近者,先内服王不留行散,外摩发背膏。若背生破无苦,在乳宜令极热。候手按之随手即起者,疮熟也,须针之。针法要得著脓,以意消息,胸背不过一寸。斟量不得脓,即与食肉膏散著锐头,纳痈口中。如体气热歇,即服木占斯散。五日后,痈欲著痂者,即服排脓内塞散。

凡痈破之后,便绵惙欲死,内寒外热(文阙)。肿自有似痈而非者,当以手按肿上,无所连,乃是风毒耳,勿针之,宜服升麻汤,外摩膏破痈口,当令上留三分,近下一分针之,务令极热,热便不痛。破后败坏不瘥者,作猪蹄汤洗之,日二,夏用二日,冬用六七日,用汤半剂亦可。夫痈坏后有恶肉者,宜猪蹄汤洗去秽,次敷食肉膏散。恶肉尽后,敷生肉膏散及摩四边,令好肉速生。当断绝房事,忌风冷,勿自劳烦。待筋脉平复,乃可任意耳,缘新肉易伤,伤则里溃,溃则重发,发即难救也,慎之慎之。白痂最忌。

凡诸暴肿,一一不同,无有近远,皆服五香连翘汤,刺去血,小豆末敷之,其间数数以针刺去血。若失疗已溃烂者,犹服五香汤及漏芦汤下之。随热多少,依方用之,外以升麻汤揾洗熨之(方在丹毒篇),敷升麻膏(方在丹毒篇)。若生息肉者,以白蔹茹散敷之,青黑肉去尽,即停。好肉生,敷升麻膏。如肌不生,敷一物黄芪散。若敷白蔹茹散,青黑恶肉不尽者,可以漆头蔹茹散半钱,和三钱白蔹茹散,稍稍敷之。其散各取当色,单捣筛之,直尔成散用之。(此数法,《集验》用治缓疽。)

或身中忽有痛处,如似打扑之状,名曰气痛。痛不可忍,游走不住,发作有时,痛则小热,痛定则寒。此皆由冬时受温气,至春暴寒,风来折之,不成温病,乃作气痛。宜先服五香连翘汤,摩丹参膏,又以白酒煎杨柳皮,及暖熨之。有赤气点点者,即刺出血也。其五香连翘汤及小竹沥汤可服数剂,勿以一剂未瘥便住,以谓无效,即祸至矣。中间将白薇散佳。又有气肿痛,其状如痈,肿无头,虚肿色不变,但皮急痛不得手近,亦须服此五香汤,次白针泻之,次与蒺藜散敷之。

胸中痛,短气者,当入暗室中,以手中指捺左眼,视若见光者,胸中有结痈;若不见光者,是癥瘕内发出也。

《黄帝内经》云:气宿于经络中,血气俱涩不行,雍结为痈疽也。不言热之所作,其后为痈。又阳气凑集,寒化为热,热盛则肉腐为脓也。由人体有热,被寒冷搏之,而脉凝结不行,热气雍结成痈疽。方有灸法,亦有温治法,以其中冷未成热之时;其用冷药贴薄之。治热已成,以消热令不成脓也。赤色肿有尖头者,藜芦膏敷之。一云醋和蚌蛤灰涂,干则易之。

余平生数病痈疽,得效者皆即记之。考其病源,多是药气所作,或有上世服石,遂令子孙多有此疾。食中尤不宜食面及酒、蒜,又慎温床厚被。能慎之者,可得终身无它。此皆躬自验之,故特论之也。

五香连翘汤,凡一切恶核、瘰疬、痈疽、恶肿患,皆主之方。

青木香、沉香、熏陆香、丁香、麝香、射干、升麻、独活、寄生、连翘、通草(各二两),大黄(三两),上十二味,㕮咀,以水九升,煮取四升,纳竹沥二升更煮,取三升,分三服,取快利。(《肘后方》有紫葛、甘草,无通草,治恶肉、恶脉、恶核、风结肿气痛。《要籍俞义》有黄芪、甘草、芒消各六分。《千金翼》云:未瘥,中间常服佳。与小儿篇方相重,小有异处)

治痈疽发背,黄芪竹叶汤方。

黄芪、甘草、麦门冬、黄芩、芍药(各三两),当归、人参、石膏、芎䓖、半夏(各二两),生姜(五两),生地黄(八两),大枣(三十枚),淡竹叶(一握),上十四味,㕮咀,以水一斗二升,先煮竹叶,取一斗,纳余药,煮取三升。分四服,相去如人行三十里间食,日三夜一。

八味黄芪散,敷之方。

黄芪、芎䓖、大黄、黄连、芍药、莽草、黄芩、栀子仁(各等分),上治下筛,鸡子白和如泥,涂故帛上,随肿大小敷之,干则易之。若已开口,封疮上,须开头令歇气。

王不留行散,治痈肿不能溃,困苦无聊赖方。

王不留行籽(三合,《千金翼》作一升),龙骨(二两),野葛皮(半分),当归

（二两），干姜、桂心（各一两），瓜蒌根（六分），上七味，治下筛。食讫，温酒服方寸匕，日三，以四肢习习为度。不知稍加之，令人安稳，不觉脓自溃，即著疮痂平复，神良。此浩仲堪方，隋济阇黎所名为神散，痈肿即消，极安稳。（《千金翼》云：治痈疽及诸杂肿已溃，皆服之）

内补散，治痈疽发背，妇人乳痈，诸疖，未溃者便消，不消者令速溃疾愈方。

木占斯、人参、干姜（一云干地黄）、桂心、细辛、厚朴、败酱、防风、桔梗、瓜蒌根、甘草（各一两），上十一味，治下筛。酒服方寸匕，药入咽觉流入疮中。若痈疽灸之不能发坏者，可服之。疮未坏者去败酱，已发脓者内败酱。服药日七八服，夜二三服，以多为善。若病在下，当脓血出，此为肠痈也。诸病在里，惟服此药，即觉其力，痛者即不痛。长服治诸疮及痔痔。疮已溃便早愈，医人不知用此药。发背无有治者，惟服此耳。若始觉背上有不好而渴者，即勤服之。若药力行，觉渴止，便消散。若虽已坏，但日夜服之勿住也，服之肿自消散，不觉去时。欲长服者，当去败酱。妇人乳痈，宜速服之。（一方无桂心，一名木占斯散，主痈肿坚结，若已坏者速愈，未坏者使不成痈便消。《张文仲》无桂心，《刘涓子》云此是华佗方）

治痈疽痔漏恶疮，妇人妬乳，漆疮方。

野葛、芍药、薤白、当归、通草（各二分），附子（一分），上六味，咬咀，醋浸半日，先煎猪脂八合，令烟出，纳乱发二分令消尽，下之待冷。又纳松脂八分、蜡二分，更著火上令和，即纳诸药，煎令沸，三上三下，去滓。故帛敷药贴肿上，干即易之。如春，去附子。其发须洗去垢，不尔令人疮痛。

治痈肿，松脂膏方。

黄芩、当归、黄芪、黄连、芍药、大黄蜡、芎䓖（各一两），上八味，咬咀，合松脂一斤半，猪脂一合半，微火煎之三上三下，绵布绞去滓，火炙敷纸上，随肿大小贴之，日三易之，即瘥。

13.唐-备急千金要方-孙思邈-卷第二十三·痔漏-肠痈第二（妬乳、乳痈附）

治妬乳乳痈，连翘汤方。

连翘、芒硝（各二两），芍药、射干、升麻、防己、杏仁、黄芩、大黄、柴胡、甘草（各三两），上十一味，咬咀，以水九升，煮取二升五合，分三服。

治乳痈方：麦门冬（一升），黄芩、芍药、茯苓（各二两），饴糖（八两），大枣（五枚），人参、黄芪、防风、桑寄生、甘草（各三两），上十一味，咬咀，以水一斗，煮取三升，去滓，纳糖一沸，分四服。

乳痈，先服前件汤，五日后服此丸即愈方。

天门冬（五两），泽兰（五分），大黄（十分），升麻（六分），羌活、防风、人参、黄芪、干地黄、白芷、桑寄生、通草（各二分），黄芩、枳实、茯神、天雄、芎䓖、当归、五味子（各一两），上十九味，末之，蜜丸。酒服二十丸，日二，加至四十丸。

治乳痈始作方。（《广济方》云：治乳痈大坚硬，赤紫色，手不得近，痛不可忍者。）

大黄、楝实、芍药、马蹄，上四味，等分，治下筛，饮服方寸匕，取汁出瘥。（《广济方》云：酒服方寸匕，覆取汗，当睡着觉后肿处散，不痛，经宿乃消。）

排脓散，治乳痈方。

苁蓉、铁精、桂心、细辛、黄芩、芍药、防己（一作防风）、人参、干姜、芎䓖、当归（各三分），甘草（五分），上十二味，治下筛。酒服方寸匕，日三夜一。服药十日，脓血出多，勿怪之，其恶肉除也。

又方：生地黄（三升）、芒硝（三合）、豉（一升），上三味，同捣薄之，热即易之，取瘥止。一切痈肿皆用之。（一方单用地黄薄。）

治妒乳、乳痈肿方。

取研米槌二枚，炙令热，以絮及故帛揄乳上，以槌更互熨之，瘥止。已用立验。

治乳痈坚方：以水罐中盛醋泔清，烧石令热，纳中，沸止。更烧如前少热，纳乳渍之，冷更烧石内渍，不过三烧石即愈。

又方：黄芩、白蔹、芍药（各等分），上三味为末，以浆水饮服半钱匕，日三。若左乳汁结者，即捋去右乳汁，若右乳汁结者，可捋去左乳汁。（《小品》云：治妒乳。）

治乳痈方：大黄、鼠屎（新者，各一分），黄连（二分），上三味，捣黄连、大黄末，合鼠屎共治，以黍米粥清和，敷乳四边，痛止即愈。无黍米，粟米、粳米亦得。

又方：取葱白捣敷之，并绞汁一升，顿服即愈。

治乳痈二三百日，众疗不瘥，但坚紫色青，柳根熨方。

柳根削取上皮，捣令熟，熬令温，盛著练囊中熨乳上，干则易之，一宿即愈。

治乳痈方：大黄、莽草、生姜（各二分），伏龙肝（十二分），上四味，捣末，以酢和涂，乳痈即止，有效。

又方：鹿角下筛，以猪脂肪上清汁服方寸匕，不过再服。亦可以醋浆水服。

妇人乳肿痛，除热，蒺藜丸方。

蒺藜子、大黄（各一两），败酱（一分），桂心、人参、附子、薏苡仁、黄连、黄芪、鸡骨、当归、枳实、芍药、通草（各三分），上十四味，末之，蜜丸。未食以饮服如梧子三丸,不知益至五丸,日三。无所忌。(一方:无大黄、败酱、黄连、通草,为散,酒服方寸匕。)

14.唐-千金翼方-孙思邈-卷第五·妇人一-妇人乳疾第三

治乳痈始作方:大黄、楝实、芍药、马蹄(炙),上四味等分,捣筛为散,酒服方寸匕,取汗出瘥。(《广济》云:治乳痈大坚硬,赤紫色,衣不得近,痛不可忍,经宿乃消。)

排脓散,主乳痈方。

铁粉、细辛、芎䓖、人参、防风、干姜、黄芩、桂心、芍药、苁蓉(各一两),当归、甘草(炙,各五分),上一十二味,捣筛为散。酒服方寸匕,日三夜一服,加至一匕半,服十日。脓血出多,勿怪,是恶物除。

生鱼薄乳痈方:生鲫鱼(长五寸),伏龙肝、大黄、莽草(各六两),上四味,别捣鱼如膏,下筛,三物更捣令调,以生地黄汁和如粥,敷肿上,日五六,夜二三。

治乳痈,初有异则行此汤,并将丸补之即愈方。

麦门冬(一升,去心),黄芩、黄芪、芍药、茯苓、甘草(炙)、通草(各二两),桑寄生、防风、人参(各三两),糖(八两),大枣(十枚),上一十二味,㕮咀,以水一斗,煮取三升,去滓,纳糖,分四服。

次服天门冬丸:天门冬(五两,去心),通草、黄芪、防风、干地黄、桑寄生、人参(各二两),羌活(三两),大黄(二两半),白芷(一两半),升麻(一两半),泽兰、茯神、天雄(炮,去皮)、黄芩、枳实(炙)、五味子(各一两),上一十七味,捣筛为末,炼蜜和丸,酒服二十丸,日二,加至三十丸。

15.唐-千金翼方-孙思邈-卷第十五·补益-补五脏第四

补肝汤,主肝气不足,两胁满,筋急不得太息,四肢厥,寒热偏癫,淋溺石沙,腰尻少腹痛,妇人心腹四肢痛。乳痈,膝胫热,转筋遗溺,消渴,爪甲青枯,口噤面青,太息,疝瘕,上抢心,腹中痛,两眼不明,悉主之方。

16.唐-千金翼方-孙思邈-卷第二十·杂病下-金疮第五

麦门冬散,主金疮、乳痈、诸肿烦满方。

麦门冬(去心)、石膏(研)、柏子仁、甘草(炙,各半两)、桂心(一分),上五味,捣筛为散,酸浆和,服方寸匕,日三夜一。烦满气上胀逆,长服之,佳。

17.唐-千金翼方-孙思邈-卷第二十四·疮痈下-痈疽发背第一

占斯散,主消肿痈疽,消脓方。

木占斯、人参、干姜(一云干地黄)、桂心、细辛、厚朴(炙)、败酱、防风、桔梗、瓜蒌、甘草(炙,各一两),上一十一味,捣筛为散,酒服方寸匕。药入咽觉药流入疮中,若痛疽,灸之不能发坏者可服之。疮未坏者去败酱,已发脓者内败酱,服药日七夜二,以多为善。若病在下,当脓血出,此为肠痈也。诸病在里,惟服此药,即觉其力,痛者即不痛。长服,治诸疮及痔,疮已溃便早愈。医人不知用此药,发背无有不治者,惟服此耳。若始觉背上有不好而渴者,即勤服之,若药力行,觉渴止便消散。若虽已坏,但日夜服之,勿住也,服之肿自消散,不觉去时。欲长服者,当去败酱。妇人乳痈,宜速服之。(一方无桂心)

痈疽溃漏,男发背,女发乳,及五痔方。

猬皮、蜂房(烧,各一具),蜀椒(汗)、干姜(各一两),厚朴(一两半),附子(炮,去皮)、桂心、当归、续断、藁本、地榆皮(各五分),上十一味,捣筛为散,酒服方寸匕,日三。加斑猫七枚,益良。

治骨疽百方治不瘥方:可于疮上以次灸之,三日三夜,无不愈。

又方:久疮不愈,瘥而复发,骨从孔出者名为骨疽。取一死乌雌鸡,净去肉取骨,熬令成灰,取三家牛拘木刮取屑,三家炊单各一两,皆别熬成灰,合导疮中,碎骨当出数十片,愈。

18.唐-孙真人海上方-孙思邈-吹乳

妇人吹乳最难当,急用男梳百齿霜,取下饭丸桐子大,三丸酒下不成伤。

19.唐-孙真人海上方-孙思邈-吹乳

妇人吹乳意如何?皂角烧灰蛤粉和,好酒将来调八字,立时痊疴效诚多。

20.唐-外台秘要-王焘-卷第二十一(眼疾二十四门)-肝气不足方二首

《千金翼》补肝汤,主肝气不足,两胁拘急痛寒热,目不明,并妇人心痛,乳痛,膝胫热,消渴,爪甲枯,口面青方。

甘草(炙)、防风(各三两),乌头(二两,炮),大枣(二十枚),细辛、柏子仁、茯苓(各二两)、蕤人、桂心(各一两),上九味,切,以水八升,煮取三升,分为三服。忌海藻、菘菜、猪肉、生葱、菜、酢物。

又补肝汤,主肝气不足方。

甘草(炙)、黄芩、人参、桂心(各二两),上四味,切,以水六升,煮取二升,分三服。忌海藻、菘菜、生葱。

21.唐-外台秘要-王焘-卷第二十四(痈疽发背九门)-发背方四十一首

《近效》凡发背皆发出自肠胃,流入五脏,仕流多脚气为主,或有先服乳石并热肉面,并失饥房室过度,皆作此疾。纵身不曾服乳石,先代服亦有此病。或有下里人服面过度,亦有患者。请依后方,万不失一。发背亦觉有肿,即须审看根硬软,如硬头一点白,烧四边紫黑色,时掣痛,憎寒不食,状若天行,此石痈。知是此状,即须当上灸一百壮,艾炷大如鼠屎许大。凡发背初亦一点白,四边赤色,渐胤长大,或杯盏并碗许大,四边生饭浆小小疮如粟米许大,亦时时抽掣痛,此两状皆是死病,十日内堪医,十日以外不济,就中冬月得此病,即延得三、五日。其发背初觉,即须当头灸二十一壮,如杯许大,即五花灸之。各二十一壮,即服牛蒡子、瓜蒌、葛粉,第二服犀角汤泻之,不然服犀角丸,亦得大效也。忌梨、鲤鱼、面、酒肉、浆水、粥。真鸿胪贾显录。

凡发背候,憎寒壮热,身如拘束,或口干不用食,疮初出如青紫色者毒重,赤者轻,脓如稀泔者极重,脓稠白赤者轻。张道士升玄房陵口录留。

又疗痈肿犀角丸,主肠痈、乳痈、发背,一切毒肿,服之化为水,神验方。

犀角(十二分),蜀升麻、黄芩(各四分),大黄(五分),防风(四分),巴豆(二十二枚,去心皮,熬令黄),人参(四分),当归(四分),黄芪(四分),干蓼蓝、黄连、甘草(炙)、栀子人(各四分),上十三味,捣为末,别捣巴豆,成膏纳末和,以杵研捣令相得,炼蜜和搜,更捣二三百杵,暖汤服三丸如梧子,得利三两行,吃冷粥止即瘥,不利加至四五丸。初服取快利,后渐减丸数,取鸭溏微泄为度,老小以意增减,肿消及和润乃止。利却黄水即觉轻,皮皱色变一切肿皆内消,神验不可论。忌热面、蒜、猪肉、芦笋、鱼、海藻、菘菜、生冷、粘食。以上并主发背。

22.唐-外台秘要-王焘-卷第三十一-古今诸家丸方一十七首

犀角丸:疗痈肿、肠痈、乳痈、发背,一切毒热肿,服之肿脓化为水,神方。

犀角(屑,十二分),川升麻、黄芩、防风、人参、当归、黄芪、干姜(一作干蓝)、蓼实(一方无)、黄连、甘草(炙)、栀子(各四分),大黄(五分),巴豆(二十四枚,去心皮,熬),上十四味,如法捣筛,蜜和,更捣三千杵,丸如梧子,以饮服三丸至五丸,以利为度。或不利,投以热饮。若利,以冷浆水粥止之。未瘥,每日服一丸,以意量之,肿消散为度。若下黄水,或肿轻皮皱色变,即是消候。忌如药法。效验不可论之。

23.唐-外台秘要-王焘-卷第三十四(妇人下四十八门)-妬乳疮痛方一十四首

《集验》疗妇人妬乳、乳痈。诸产生后宜勤济乳,不宜令汁蓄积不去,便不复出,恶汁于内引热温壮结坚,牵掣痛,大渴引饮,乳急痛,手不得近,成妬乳,非痈也方。

始妬乳，急灸两手鱼际各二七壮，断痈脉也，不复恶手近，乳汁亦自出，便可令小儿手助抑之，则乳汁大出，皆如脓状，内服连翘汤，自下，外以小豆散薄涂之痈处，当瘥。《千金》同。

又疗妬乳、乳痈，连翘汤方。

连翘、升麻、杏人（去皮尖）、射干、防己、黄芩、大黄、芒硝、柴胡（各三两），芍药、甘草（炙，各四两），上十一味，切，以水九升，煮取三升，分服。忌海藻、菘菜。《千金》同。

又方：取葵茎烧灰，捣散，服方寸匕，日三，即愈。《千金》同。

24.唐-外台秘要-王焘-卷第三十四(妇人下四十八门)-乳痈肿方一十八首

《广济》：疗乳痈大坚硬，赤紫色，衣不得近，痛不可忍方。

大黄、芍药、楝实、马蹄（炙令黄，等分），上四味，捣散，酒服方寸匕，覆取汗，当睡著觉后肿处散不痛，经宿乃消，百无失一，明晨更服一匕。忌冲风、热食。

深师：疗乳痈肿，消核，芍药散方。

芍药、通草、桂心、昆布、白蔹、附子（炮）、黄芪、人参、海藻、木占斯（各一两），上十味，捣散，以清酒服一钱匕，日三。当先食。并疗颐下气结瘰疬。

《千金翼》排脓散，主乳痈方：铁粉、茯蓉、桂心、细辛、芎䓖、人参、防风、干姜、黄芩、芍药（各四两），当归、甘草（炙，各五分），上十二味，捣散，酒服方寸匕，日三夜一，加至一匕半，服药十日，血出多勿怪，是恶物除，甚良。出第五卷中。

25.唐-经效产宝-昝殷-卷之下-产后乳结痈方论第四十(凡九道)

论曰：产后宜裂去乳汁，不宜蓄积不出。恶汁内引于热，则结硬坚肿，牵急疼痛，或渴思饮，其奶手近不得。若成脓者，名妬乳，乃急于痈，宜服连翘汤，利下热毒，外以赤小豆末水调涂之便愈。忽数，但去乳汁，忽小儿手匀动之，忽大人含水嗍之，得汁吐之，其汁状如脓。若产后不曾乳儿，蓄积乳汁，亦结成痈。

疗产后妬乳并痈：连翘子、升麻、芒硝（各十分），玄参、芍药、白蔹、汉防己（夜干，各八分），大黄（十二分），甘草（六分），杏仁（八十枚，去尖），上水九升，煎取三升，下大黄，次下硝，分三服。

疗妇人发乳，丈夫发背，烂生脓血后，虚成气疾：黄芪、地黄，麦门冬、升麻、人参、茯苓（各三两），当归、芍药、远志、甘草（各一两），大枣（十枚），上水二升，煮取一升，分温两服。

疗乳头裂破：上以丁香为末，敷之立愈。

疗发背乳痈，四肢虚热大渴，疗口渴内烦乳肿方：竹叶（切，三升，以水一斗二升,煮九升),生地黄(六两),黄芩、芍药、人参、知母、甘草(各二两),升麻、黄芪、麦门冬、瓜蒌(各三两),大枣(十二枚),上以竹叶汁煮取三升,渴则饮之。

疗乳肿方:升麻、白蔹、大黄(各三两),黄芩、芒硝(各二两),上水二升,煎取一升,下硝,分为两服。后以绵缊药贴肿上,日夜勿停即瘥。

26.宋-幼幼新书-刘昉-卷第四(形初保者)凡二十二门-择乳母法第三(下乳、吹奶附)

《千金》论:乳母者,其血气为乳汁也。五情善恶,悉是血气所生也。其乳儿者,皆宜慎于喜怒,夫乳母形色所宜,其候甚多,不可求备。但取不胡臭、瘿瘘、气嗽、瘑疥、痴癃、白秃、疬疡、沈唇、耳聋、齇鼻、癫痫无此等疾者,便可饮儿也。师见其故灸瘢,便知其先疾之源也。

《千金》治乳无汁方:石钟乳(四两),漏芦(三两),通草、瓜蒌根(各五两),甘草(二两炙,一方不用),上五味㕮咀,以水一斗,煮取三升,分三服。一云:用瓜蒌实一枚。

《千金》又方:右母猪蹄一具粗切,以水二斗煮熟,得五六升,汁饮之。不出更作。

《千金》又方:猪蹄(二枚,熟炙,槌碎),通草(八两,细切),上二味,以清酒一斗浸之,稍稍饮尽,不出更作。(《外台》:猪蹄不炙,以水一斗,煮取四升,入酒四升更煮,饮之佳)

《千金》又方:上瓜蒌根切一升,酒四升煮三沸,去滓,分三服。

《千金》又方:上瓜蒌取子,尚青色大者一枚,熟捣,以白酒一斗,煮取四升,去滓,温服一升,日三。黄色小者,用二枚亦好。

《千金》又方:石钟乳、通草(各一两),漏芦(半两),桂心、甘草(炙),瓜蒌根(各六铢),上六味治下筛,酒服方寸匕,日三,最验。

《千金》又方:石钟乳、漏芦(各二两),上二味治下筛,饮服方寸匕,即下。

《千金》又方:上烧鲤鱼头末,酒服三指撮。

《千金》又方:上烧死鼠作屑,酒服方寸匕,日三立下。勿令知。

《千金》又方:上用土瓜根治下筛,服半钱匕,日三。乳如流水。

《千金翼》治妇人乳无汁钟乳汤方:钟乳、白石脂、硝石(各一分),通草、生桔梗(各二分),上五味㕮咀,以水五升,煮三上三下,余一升,去滓,内硝石烊,绞,服无多少。若小儿不能乳,大人嗍之。

《千金翼》治妇人乳无汁漏芦汤方:漏芦、通草(各二两),钟乳(一两),黍米

（一升），上四味咬咀，黍米宿渍，揩挞取汁三升，煮药三沸，去滓饮之，日三服。

《千金翼》治妇人下乳汁鲫鱼汤方：鲫鱼（长七寸），猪肪（半斤），漏芦、钟乳（各二两），上四味咬咀，药切，猪肪、鱼不须洗，清酒一斗二升合煮，鱼熟药成，去滓，适寒温，分五服即乳下，良。饮其间相去须臾一饮，令药力相及。

《千金翼》又方：通草、钟乳、瓜蒌实、漏芦（各三两），上四味咬咀，以水一斗，煮取三升，去滓，饮一升，日三服。

《千金翼》又方：通草、钟乳（各四两），上二味切，以酒五升渍一宿，明旦煮沸，去滓，服一升，日三服。夏冷服，冬温服之。

《千金翼》又方：上用石膏四两，碎，以水二升煮三沸，稍稍服，一日令尽。

《千金翼》又方：上用鬼箭五两，切，以水六升，煮取四升，一服八合，日三服。亦可烧灰，水服方寸匕。

《千金翼》治妇人乳无汁——鼠肉臛方：鼠肉（五两）、羊肉（四两）、獐肉（半斤），上三味作臛，勿令疾者知之。

《千金翼》治妇人产后下乳——鲍鱼大麻子羹方：鲍鱼肉（三斤）、麻子仁（一升），上二味，与盐、豉、葱作羹，任意食之。

《千金翼》又方：通草，钟乳，上二味等分，捣，筛作面。粥服方寸匕，日三服。百日后，可兼养两儿。通草横心白者是，勿取羊桃根、色黄者无益。

《千金翼》又方：麦门冬（去心）、钟乳、瓜蒌、理石，上四味等分，捣、筛。空腹酒服方寸匕，日三服。

《千金翼》又方：漏芦（三分），钟乳、瓜蒌根（各五分），蛴螬（三合），上四味捣、筛。先食糖水，服方寸匕，日三服。

《千金翼》方：瓜蒌根（三两），钟乳（四两），漏芦、滑石、通草（各二两），白头翁（一两），上六味捣、筛为散。酒服方寸匕，日再服。

《千金翼》又方：钟乳、通草（各五分），云母（二两半），甘草（一两，炙），屋上败草（二把，烧作灰），上五味捣、筛为散。食后，以温漏芦水服方寸匕，日三服，乳下为度。

《千金翼》又方：麦门冬（去心）、钟乳、通草、理石、干地黄、土瓜根、蛴螬（并等分），上七味捣、筛为散。食后酒服方寸匕，日三服。

《张氏家传》通奶方：上以木通为散，葱酒调下。

《张氏家传》黄金散，治妇人一切奶疾。中年者为胃虚血衰所致。年少者多因产后卧失将息，喜怒，食物所致。或因小儿食乳吹哑，令痛痒无时，未破者曰痈，既破者曰漏，甚非小疾。若误用药，便成大患，急须治之方。

上用陈橘皮不以多少,汤浸,洗拣净,用黄明者于新瓦上慢慢磨去白,令薄,后用水净洗,沥干切细,用麦麸拌和,入铫子内炒。火须文武火,候香熟黄色,于地上摊出火毒,筛去麸,碾为细末,入好麝香少许,以薄纸裹于男子怀中,贴一复时,童男尤佳。每服二钱至三钱,无灰酒调下。就患处一壁卧,令睡良久,再一服。候燥痒生瘾疹便散破者,便合极患者,不过三服。

27.宋-洪氏集验方-洪遵-卷第二(痈疽)

化毒排脓内补散(丞相兄刊是方于徽州,予屡以施人,皆效。)

治一切痈疽疮疖,未成者速散,已成者速溃,败脓自出,无用手挤,恶肉自去,不犯刀杖。服药后,疼痛顿减,此其尝试之效也。歙丞胡权初得方于都下异人,时有苦背疡者七十余头,诸药遍试不效,因出是方示之。众医环立,相目而笑曰:是岂痈疽所用药耶。固谓之曰:古人处方自有意义,观其所用药性平和,纵未能已疾,必不至坏病,服之何害。乃治药与服,以热酒半升许,下药五六钱。少顷,痛减七分,数服之后,疮大溃,脓血流并,若有物自内托之。服之经月,疮口遂合,若未尝有所苦者。又有苦腹疾者,其痛异常,医者莫晓时意。此药颇能止痛,试以饵之,当日下脓二三碗许,痛亦随止,乃肠痈也。又一老人,忽胸间发肿,根脚甚大,毒气上攻,如一瓠然,斜插项右,不能转动。服药,明日毒肿既散,余一小瘤,如栗许大。又明日,帖然如故。又一人发脑,疑此方不服,既殒于庸医之手。明年,其子复苦此,与父之状不异,因惩父之失,纵酒饮乐,遂至大醉,竟日衮卧地上,酒醒病已去矣。又一妇人发乳,焮肿疼痛,不可堪忍,自谓无复生理。又二妇人,股间发肿,大如杯碗,服此皆脱然如失。蒙济者不可悉数,姑叙大略,以示未知此方者。大抵痈疽之作,皆气血凝滞,风毒壅结所致,治之不早,则外坏肌肉,内攻脏腑,去生远矣。详味此方其所用者,皆发散风毒,流行气血,排脓止痛,生肌长肉等药。五毒不试,而坐收疡医十全之功,其可尚已。今按本草,于逐味下聊疏药性温凉,与所治疗,虽处方妙指不可遽晓,庶仓卒之际,可以见其用药大意,而服之不疑。

人参(微温,无毒。主补五脏,除邪气,通血脉,破坚积,疗心腹鼓痛,胸胁逆满。今以新罗者为上,择团结重实滋润者,洗净去芦,薄切,焙干)当归(大温,无毒。主温中止痛,除客血内塞,客气虚冷,补五脏,生肌肉,治一切风,一切劳,破恶血,养新血。又《外台》、《金匮》等方,皆谓大补不足,决取立效之药。凡气血昏乱者,服之即定,谓能使气血归所。当归制名之义,宜出于此。今取川中来者,择大片如马尾状,滋润甜辣芬香者,温水洗,薄切,焙干)黄芪(微温,无毒。主痈疽久败疮,排脓止痛,逐五脏间恶血,补丈夫虚损五劳,羸瘦,烦闷热毒,活血。以绵上来者为胜,状如箭竿,长二三尺,头不叉者。洗净,寸截,槌破悬壁,以盐汤润透,用盏盛,盖汤饼上一炊久,焙燥,随众药入碾,即成细末),芎䓖(温,无毒。主中风入脑,头痛寒痹,筋挛拘急。除脑中冷痛,面上游风,治一切风,一切气,一切血,一切劳损,诸寒,心腹坚痛,中恶,卒急肿痛,腰脚软弱,半身不遂。壮筋骨,调众脉,破癥结,治痈疽发背,排脓消瘀,养血长肉。以川中来者为上,今多用抚芎。大块者净洗,切焙),防风(温,无毒。治心腹痛,四肢拘急,经脉虚羸。主骨节风,男子一切劳劣。补中益神,通利五脏关脉,五劳七伤,羸损盗汗,心烦体重。能安神定志,匀气脉。择新香者,净洗,切焙),厚朴(大温,无毒。主中风寒热,血痹死肌,温中下气。去留热,止烦满,厚肠胃,去结水,破宿血,消化水谷,止五脏一切气痛。宜用梓州来者,肉厚而色紫,掐之油出。去粗皮,切,姜汁窨一宿,烂熟,焙燥,切。勿用杜、朴),桔梗(微温,有小毒,主胸胁痛如刀刺,腹满肠鸣,利五脏,补血气,除寒热,破血消积,止心腹胀痛。补五劳,养气除邪,又养血排脓,补内漏,疗胸中寒。肺脉数,咽燥不渴,时时出浊唾腥臭,吐脓如粳米粥,是肺痈。治之用桔梗、甘草各二两,水三升,煮取一升,分再服,朝暮吐脓血即瘥。今所在有之,以有心、味苦者为真。无心、味甘者荠苨也,主解药毒,恐于众药不利,切勿误用。洗净去头尾,薄切焙燥),白芷(温,无毒。破宿血,长新血。治乳痈瘰疬,肠风痔瘘,排脓止痛生肌),桂(大热,有小毒,一曰:温,无毒。为诸药先聘,主温中,利肝肺气。去心腹寒热,补五劳七伤,通九窍,利关节,破痃癖癥瘕,消瘀血,续筋骨,生肌肉。筒厚者,宜入治脏及下部药;轻薄者,宜入治头目发散药。今宜用卷薄者。古法带皮桂,每两止取二钱半,合用一两者,当买四两。候众药罢,别碾方入),甘草(平,无毒。主脏腑寒热邪气,坚筋骨,长肌肉,解毒,温中下气,倍力。生用)

上十味,选药贵精,皆取净,晒焙极燥方秤。人参、当归、黄芪各二两,余各一两。除桂外,一处为细末,入桂,令匀。每服自三钱,加至五六钱,热酒调下,日夜各数服,以多为妙。服至疮口合,更服为佳。所以补前损,杜后患也。不饮酒人,浓煎木香汤下,然不若酒力之胜也。或饮酒不多,能勉强间用酒调,并以木香汤解酒,功效当不减于酒也。

神授痈疽灵方(唐吕西华遇胡僧,授此方。《沈存中良方》备载其事。)

白麦饭石(颜色黄白类麦饭者,曾作磨者尤佳。炭火烧赤,醋中浸之,十遍止,为末),白蔹末(与石等分),鹿角(三二寸,截之。不用自脱者。凡带脑骨者,即非自脱。炭火烧之,烟尽为度,捣为末,倍前二味)

上并捣,筛令细。取多年米醋,于铛中煎,并令鱼眼沸,即下前件末,调如稀伤。以篦子涂敷肿上，只当疮头留一指面地，勿令合，以出热气。如未脓，当内消；若已作头，当撮小。若日久疮甚，肌肉损烂，筋骨出露，即于布上涂药，贴之疮上，干即再换，但以鬲中不穴，无不差。疮切忌手触，宜戒之。刘梦得《传信方》亦载。

治乳痈发背，诸般疮毒。（丹阳僧传）

金银花（一名忍寒草），上采叶，研为滓，敷疮口。（花五出而白，微香，蒂带红色，野生延蔓，叶如薜荔而青。予见《沈存中良方》所载，忍冬嫩苗，治痈疽。云：江西医僧鉴清，善治背疽，得其方，用老翁须。后在金陵，闻医王善琪治疮，其方用水杨藤，观之，乃老翁须也。又友人王子渊，自言得神方，活数人，方用大薜荔。又杜医治疮，常以二万钱活一人，方用千金藤。又宁国尉王子骏传一方，用金银花。海州士人刘纯臣传一方，用金钗股，皆自神其方。求其草视之，盖一物也。存中云，仓卒求不获，只用干叶为散，并甘草酒煮服，然不及生者。）

灵宝膏：治一切痈疽、脑疽、发背等疾。（杨池州传云：是方得之异人，和王施此药，前后活数百人，甚有神验。）

大瓜蒌（十枚，隔二三年陈者，尽去其皮，留穰子，约有半升许，用砂盆研细如粉），新胡桃（十枚，不油者，汤去膜，研细如粉），滴乳香（十块，如大指头，大乳钵内研细如粉），上用白沙蜜十两，同前药于银石器内，极慢火熬三时辰，其稠如饴糖，多合少合准此。每服二匙，无灰酒半盏调下，不拘时候。甚者不过两三服，其效如神。

治痈疽发背，初觉毒气攻击，赤肿焮痛方。（行在金翰林传）

犀角（镑，一两）、玄参（一两）、川升麻（一两）、黄芪（一两）、赤芍药（一两）、麦门冬（一两，去心）、甘草（一两）、当归（一两）、大黄（二两，微炒），上为粗末。每服三钱，水一盏，煎八分，去滓，不计时。

28.宋-千金宝要-郭思-卷之二-疮疽痈肿第八

妇人妒乳：取葵茎灰末之，饮服方寸匕，日三即愈。一法为末，不为灰。

乳痈：以水罐盛酢沸清，烧石令热，内中沸止，更烧如前，少热，内乳渍之，冷更烧石内渍，不过三烧石即愈。

又一方：取葱白捣敷之，并绞汁一升，顿服即愈。

又方：柳根削取上皮，捣令熟，熬令温，盛练袋中熨乳上，干则易之，一宿即愈。

又方：鹿角治下筛，以猪脂上清汁服方寸匕，不过再服，亦可以醋浆水服。

29.宋-三因极一病证方论-陈言-卷之十-五绝治法

太岳活血丹:治男子妇人,外伤内损,狗咬虫伤,驴马扑坠,手足伤折,一切疼痛,腹中瘀血,刺胁筑心,及左摊右缓,走注疼痛,痈肿痔漏;妇人冷气入腹,血脉不通,产后败血灌注四肢,吹奶肿痛,并宜服之。

花桑枝(取如臂大者,以炭火煅赤烟尽,淬于米醋中,取出焙干,一斤),栗撅(一斤,栗蒲中心扁薄者,薄切晒干),细墨(半斤,一半用蓖麻三两,乳钵内细研,涂墨上,涂尽用薄纸裹黄泥固济令干,以火五七斤煅通赤,冷地上盆盖两炊久;半用醋化硇砂二两涂尽,炙干),皂角刺(一斤,烧通赤,米醋内淬杀,焙干),大黑豆(一斤,湿布揩去垢黑皮,焙干秤),乱发(二斤,皂角水净洗,用油二斤炒,频捻看脆即止),乳香(四两,须滴乳通明者,细研,入米醋一碗熬熟),上六味为末,入乳香膏内和,杵三千下,圆如弹子大;如乳香少,更入醋糊。痛者一服一圆,轻者半圆,以无灰酒一盏、乳香一豆大,先磨香尽,次磨药尽,煎三五沸,临卧时温服,以痛处就床卧;如欲出汗,以衣被覆,仍用药涂磨损处。忌一切动风物。应妇人诸疾,服者更用当归末一钱,依法煎服;有孕不得服。

30.宋-三因极一病证方论-陈言-卷之十八-下乳治法

产妇有三种乳脉不行:有气血盛而壅闭不行者,有血少气弱涩而不行者。虚当补之,盛当疏之。盛者,当用通草、漏芦、土瓜根辈;虚者,当用成炼钟乳粉、猪蹄、鲫鱼之属,概可见矣。

漏芦散:治乳妇气脉壅塞,乳汁不行;及经络凝滞,乳内胀痛,留蓄邪毒,或作痈肿。此药服之,自然内消,乳汁通行。

漏芦(二两半),蛇蜕(炙,十条),瓜蒌(一十枚,急火烧存性),上为末。每服二钱,温酒调下,不以时,仍吃热羹汤助之。

31.宋-神巧万全方-刘元宾-三、脏腑虚实

胃实

右手关脉阳实者,胃实也。实则苦头痛,汗不出,状如温疟,唇口皆干,渴而引水,喜哕,溺色黄赤,或生乳痈,及缺盆腋下肿,此胃实候。

治胃实热,呕逆不下食,宜服犀角散方。

犀角屑、葛根(各三分),枇杷叶(去毛,炙),柴胡、麦门冬(各一两,去心),上件捣罗为粗散。每服三钱,以水一中盏,生姜半分,同煎六分,去滓温服。

治胃中实热,吐逆,不受饮食,心神烦渴,宜服生姜汤方。

生姜(半两,取汁),糯米(半合,淘,细研),蜜(一合),上件和,入新汲水一中

盏,分为二服。

32.宋-是斋百一选方-王璆-卷之十六-第二十四门

治脑疽发背,肾痈奶痈,一切疮肿等疾。(詹判院传)

鹿朴(在处人取其叶捣汁,投溪潭中以醉鱼;江西人谓之鱼醉草,绍兴人谓之鹿木),上腊中取根,捣剉为咬咀,每服三四大钱,无灰酒一大碗,煎至七分盏,去滓,空心食前,带热服,忌葱、酱、酒等。煎时不得犯铜铁器。病深者,日进三四服,并不用膏药贴。无问男子、妇人、癃老、幼小,远年近岁,体虚气实,一切疮肿,凡在身者,种类殊异,悉皆治之。已溃脓自出,未溃毒自消,不耗真元,不动脏腑,入少甘草、石薜荔同煎尤佳。有娠妇人不可服。

治痈疖,任和卿方:牛皮胶以汤泡动,摊纸上,随大小贴疮上,即安。

治一切痈疽发背疮肿,治便毒最验。韩市舶宁道方,此即淮西赵参议所传,刘鹏察院万金散,东平陈彦哲有序多不复录。如大便秘涩,可服拔毒黄芪散。

大甘草(半两,为粗末)、没药(一分,研)、大瓜蒌(一个,去皮,切),上三物,用无灰酒三升,熬至一升,放温顿服之,如一服不尽,分三服连进,屡有神效。

治男子肾痈,妇人乳痈,一切赤肿焮毒,服之自散,周才传。

赤土(一皂子大)、木鳖子(七个,炮,去皮),上同研,令极匀,分三服,热酒或米饮调下,食后服,不动脏腑,不过一剂即效。

33.宋-是斋百一选方-王璆-卷之十八-第二十六门

治吹奶

妇人吹奶药,娄罗皂角烧灰,蛤粉和热酒一盏,调八字,双手揉散,笑呵呵。加乳香少许尤佳。

34.宋-卫生家宝方-朱端章-卷第六-治妇人诸疾

托里散,治乳痈极妙。

甘草(一两,生),当归(一两),天萝(一个,炒,丝瓜是也),瓜蒌(一个,炒紫色),皂角刺(四十九个,炒),上件为细末,每服二钱,酒调下。

35.宋-妇科秘兰全书-陈迁-产后

当归散(护乳):四君、四物加陈皮、桔梗、牡蛎、防风、益智。

七日内无此症,八日外可服此方。

吹乳第六十四

产后吹乳者,因儿吃乳之时,儿忽睡熟,呼气不通,乳不得泄,蓄积在内,遂成肿硬疼痛。亦有不疼痛者,谓之吹乳。或新产儿未饮乳,未泄而胀者,名妒乳。其理则一,轻则为吹为妒,重则为痈,虽有专门,不可不录。宜服十宣散消毒。

十宣散(消毒):赤小豆、瓜蒌仁、玄参、漏芦、白芷、连翘、人参、花粉、附米、陈皮、甘草、归须、赤芍、桔梗、滑石、防风、川芎、穿山甲(煨),热加柴胡、黄芩,痛加乳香、没药。七日外去归须、赤芍,加当归、茯苓、枳壳。

乳头小浅第六十五

妇人乳头小浅,热疮,搔之黄汁出,浸淫年久瘥者,为妒乳。或产后儿饮致乳头欲断者,世论苟抄乳是也。宜服飞乌散。

36.宋-坤元是保-薛轩-续集-续集备考编号诗

一百零五、思号保囊卵

乳香、没药、血余灰(各九分),用鸡卵一枚,微击其头,出黄,白减半入药,再调匀极,仍入壳内,纸封于饭上蒸熟食之。乳痈最凶者,三卵全愈。

一百零六、何号仍酥汤

瓜蒌(一个,捣碎),当归(五钱),甘草节(三钱),橘叶(廿一片),水酒各半煎服。治乳痈不亚前方。

又方:瓜蒌一个,煅灰,酒调下亦好。

乳痈有脓,不妨用刀竖决,若横决则永不收口而成痼疾矣。不论已成脓、未成脓,只服三方,而思号尤好。

一百零七、以号连翘饮

连翘(上)、羌活(上)、金银花(上)、当归(上)、枳壳(中)、乌药(中)、桔梗(中)、川芎(中)、陈皮(中)、荆芥(中)、防风(中)、山栀(中)、槟榔(下)、甘草(下)、青皮(下)、厚朴(中)、白芷(中),治一切痈肿、疮疡、乳痈,一名铁帚散。有臀者,加人参、僵蚕,妙不可言。

37.宋-女科济阴要语万金方-郑春敷-万金方

乳痈方:已成脓者方可用,刀竖决,不可横决。横决,则不收口。

干瓜蒌一个,煅过成灰,酒调服,不拘已溃未溃,皆可服。

连翘子饮汤歌曰:羌壳乌茯轺桔芎,槟草陈青当芥风。水酒同煎栀朴并,僵蚕加入为将脓。

治一切痈肿疮疡乳痈。

家传:有脓,加人参、僵蚕。

38.宋-女科济阴要语万金方-郑春敷-妇科治括

消毒饮:治吹乳之痈。

当归、白芷、青皮(炒),花粉、贝母、柴胡、僵蚕、金银花(各三钱)。

39.宋-女科万金方-薛辛-产科总论

妇人胎前产后,乳痈生三四日,用川芎、木通(一两),穿山甲、黄柏(一两),自然铜酒浸七次为末(五钱),和匀。每服三钱,热酒下。若已成脓,必用刀决之。然妇人两乳,其膜似橘囊,不宜横决,须是竖决,横则皮肉不能收口。

40.宋-女科万金方-薛辛-疮肿门

乳痈方:蛤粉、牙皂(各一钱半),为末,好酒送下。

41.南宋-传信适用方-吴彦夔-传信适用方卷三-治痈疽疮疖

化毒排脓内补十味散:治一切痈疽疮疖,未成者速散,已成者速溃,败脓自出,不犯刀杖,服药后疼痛顿减,此其常试之效也。如奶痈、肠痈及其它肿毒,皆尝治愈。此方歙县丞胡权得之于异人,徽州有石刻,及洪景卢《夷坚志》所载甚详,兹不复录。

人参(去芦),当归(酒浸),芎?、防风、厚朴(制),桔梗、白芷桂(去粗皮,不见火),甘草(炒),黄芪(蜜浸)(一方加黄瓜蒌一两,去皮称),上十味选药贵精,皆取净,晒焙极燥方称,人参、当归、黄芪各二两,余各一两,为细末,每服自三钱加至六钱,热酒调下,日夜连进数服,以多为妙,至疮口合,更服为佳,所以补前损,绝后患也。不能饮者,间以木香汤调服,但不若酒力之胜耳。

42.南宋-传信适用方-吴彦夔-传信适用方卷四-治妇人众疾

治妇人奶痈痛甚。

无比散:用蛇蜕皮烧灰一钱,炒甘草末半钱,同和暖酒下。如破,用生油调涂。

43.南宋-活人事证方后集-刘信甫-卷之十四-发背门

鹿朴散:治脑疽、发背、肾痈、奶痈,一切疮肿等疾。(詹判院传)

鹿朴(在处人取其叶,捣汁投溪潭中以醉鱼。江西人谓之鱼酪草,绍兴人谓之鹿木),上腊中取根捣,锉,为咬咀,每服三四大钱,无灰酒一大盏,煎至七分盏,去滓,空心、食前带热服。忌葱、酱、酒等。煎时不得犯铜、铁器。病深者,日进三四服,并不用膏药贴。无问男子妇人、瘼老幼小、远年近岁、体虚气实,一切疮肿,凡在身者,种类殊异,悉皆治之。已溃,脓自出;未溃,毒自消;不耗真元,不动

脏腑。入少甘草、石薜荔同煎尤佳。有娠妇人不可服

44.南宋-鸡峰普济方-张锐-卷第二十二-疮肿痈疽附

治乳痈渐成疮,疼不可忍者:乳香、绿豆各等分,研细末,上二味用冷水调,切恐冷水寒者,温熟水亦得,食后并吃二服,每服抄二钱。

又方:鸡子(一枚打破),上用热酒调下,五六服即愈。

45.南宋-类编朱氏集验医方-朱佐-卷之十·妇人门-病奶

奶痈疮:黄瓜蒌(一二个,连皮、穰子,锉碎),上用无灰酒一二升,于沙瓶内煮,存一升,去滓,时时温服,酒尽再煮滓服;如觉初时便服此药,即时痛止,更不成疮。如已成疮,服之其疮自穿,其痛自止。

46.南宋-类编朱氏集验医方-朱佐-卷之十二·痈疽门(附:疮疖、臁疮、阴疮、疮肿)-灸痈疽法

神效散:治痈疽、发背、肠痈、奶痈。

黄芪(用盐水炙),忍冬叶(各五两),当归(一两八钱),甘草(炙,八钱),上细末。每服二钱。以酒一盏半,煎至一盏,不问老少,皆可服之,留滓敷疮。

忍冬酒治痈、发背,初发时便当服此药。不问疽发何处,发眉,发颐,或头,或颈,或背,或腰,或胁,妇人乳痈,或在手足,服之皆效。如或居于乡落之间,僻陋之所,城市药肆又远,或居贫乏之中,无得药材,但虔心服此,亦能取效。仍兼以麦饭石膏及神异膏涂敷,其效甚奇。

忍冬藤(五两,木捶微微捶损,不可犯铁),大甘草节(一两,生用),上二味入沙瓶内,以水二碗,用文武火慢慢煎至一碗。入无灰好酒一大碗,再煎数沸,去滓,分为三次,温服。一日一夜连进吃尽。如病势重,一日一夜要两剂,服至小大肠通利,则药力到。沈内翰云:如无生者,只用干者,终不及生者力大而效速。忍冬叶入沙盆内烂研,入饼子酒少许,生饼酒尤佳,调和稀稠得所,涂敷四围,中心大留一口,泄其毒气。

此藤凌冬不调,故名忍冬草。其藤左绕附树延蔓,或在园圃墙篱之上。藤方而紫,叶似薜荔而青,故又名左缠藤。二月开花,五出微香,蒂带红色,花初开则色白,经一二日则色黄,故又名之金银花,又名鹭鸶藤,又名金钗股,又名老翁须。在处有之。近代名人用之奇效,其藤尤效于红内消。如洪内翰迈、沈内翰存中《良方》中所载甚详。疗痈疽、发背经效奇方皆是此物,忍冬之藤形并开于后。

神效瓜蒌散,治妇人乳痈。

黄瓜蒌(子多者一个,去皮,焙干),川当归、生甘草(各半两),没药、乳香

（一钱,各别研）,上用酒三升。同于银石器中慢火熬,取一升清汁,分为三次、食后。乳痈之方甚多,独此一方,神效无比。

立效散,治发背及诸痈疖并瘰疬,有效。或妇人乳痈,神妙。

紫色皂角刺（半斤,不用枯者,细锉,炒赤）,生甘草（二两）,乳香（别研,半两）,没药（别研,一两）,瓜蒌（五个,去皮取肉并仁捣碎,炒黄）,上细末。每服二钱,温好酒调下。无时候。

47.南宋-扁鹊心书-窦材-卷中-疽疮

凡一切痈疽发背,疔疮乳痈疖毒,无非寒邪滞经,只以救生汤服之,重者减半,轻者全安,百发百中。

48.南宋-扁鹊心书-窦材-卷下-乳痈

良田藏气虚衰,血脉凝滞,或为风寒所客着而成痈矣。若阳明蕴热,亦能成此。先觉憎寒壮热,服救生汤一剂,若迟三五日,宜多服取效。

49.南宋-扁鹊心书-窦材-神方-救生汤

治一切痈疽发背,三十六种疔,二十种肿毒。若初起憎寒壮热,一服即热退身凉,重者减半,轻者全愈。女人乳痈、乳岩初起,姜葱发汗立愈。又治手足痰块红肿疼痛,一服即消。久年阴寒冷漏病,一切疮毒,服之神效。

芍药（酒炒）,当归（酒洗）,木香（忌火）、丁香（各五钱）,川附（炮,二两）,共为细末。每服五钱,加生姜十片,水二盏煎半,和渣服。随病上下,食前后服。

50.南宋-妇人大全良方-陈自明-卷之二十三-产后乳汁或行或不行方论第十一（凡十五方）

涌泉散,疗乳无汁。成都教授单骧方。亦治乳结痈肿。

穿山甲（洗,一两,灰炒令燥）,上为细末。酒调服方寸匕。

51.南宋-妇人大全良方-陈自明-卷之二十三-产后吹奶方论第十三（凡五方）

夫产后吹奶者,因儿吃奶之次,儿忽自睡,呼气不通,乳不时泄,蓄积在内,遂成肿硬。壅闭乳道,津液不通,腐结疼痛;亦有不痒不痛,肿硬如石,名曰吹奶。若不急治,肿甚成痈。产后吹奶,最宜急治,不尔结痈,逮至死者。速与服皂角散、瓜蒌散,敷以天南星散,以手揉之则散矣。(《指迷方》)

瓜蒌散:乳香（一钱,研）,瓜蒌根末（一两）,上研令均,温酒调二钱服。

天南星散:天南星为末,用温汤调,以鹅翎涂之。

皂角散,歌曰:妇人吹奶意如何,皂角烧灰蛤粉和。热酒一杯调八字,须臾揉散笑呵呵。

治奶结硬疼痛(《经验方》):百药煎为细末。每服三钱,酒一盏,煎数沸,热服。

疗乳硬作痛:嫩桑叶生采、研。以米饮调,摊纸花贴病处。

52.南宋-妇人大全良方-陈自明-卷之二十三-产后妒乳方论第十四(凡十方)

夫妒乳者,由新产后儿未能饮之,及乳不泄,或乳胀捏其汁不尽,皆令乳汁蓄结,与血气相搏,即壮热大渴引饮,牢强掣痛,手不得近是也。初觉便以手助捏去汁,更令旁人助吮引之。不尔,或作疮有脓,其热势盛,必成痈也。

吹奶、妒乳、乳痈,其实则一,只分轻重而已。轻则为吹奶、妒乳,重则为痈。虽有专门,不可不录。

疗产妇乳初结胀不消,令败乳自退方:瓜蒌(一个,半生半炒),大粉草(一寸,半生半炙),生姜(一块,半生半煨),上同锉。用酒一碗,煮取一盏,去滓服之。其痛一会不可忍,即搜去败乳。临卧再一服。顺所患处乳侧卧于床上,令其药行故也。

疗乳肿,次第结成痈方:上以马溺涂之,立愈。

妇人、女子乳头生小浅热疮,搔之黄汁出。

《集验》论曰:凡妇人女子乳头生小浅热疮,搔之黄汁出,浸淫为长,百种疗不瘥者,动经年月,名为妒乳病。妇人饮儿者,乳皆欲断,世论苟抄乳是也。宜以赤龙皮汤及天麻汤洗之。敷二物飞乌膏及飞乌散佳。始作者,可敷以黄芩漏芦散及黄连胡粉散,并佳。

53.南宋-妇人大全良方-陈自明-卷之二十三-乳痈方论第十五(凡二十五方)

夫妇人乳痈者,由乳肿结聚,皮薄以泽,是成痈也。足阳明之经脉则血涩不通,其血又归之,气积不散,故结聚成痈。《千金》云:年四十以下,治之多愈;年五十以上宜速治之即差,若不治者多死。中年又怀胎,发乳痈肿及体结痈,此必无害也。盖怀胎之痈,病起于阳明。阳明者胃之脉也,主肌肉,不伤脏,故无害也。诊其右手关上脉沉,则为阴虚者,则病乳痈,痈久不瘥,则变为瘘。

(开庆间,淦川嘉林曾都运恭人吴氏,年已五十而病奶痈,后果不起。以此知圣贤不妄说也。)

《产宝》论曰：产后宜勤去乳汁，不宜蓄积。不出恶汁，内引于热，则结硬坚肿，牵急疼痛或渴思饮，其奶手近不得。若成脓者，名妬乳，乃急于痈，宜服连翘汤。利下热毒，外以赤小豆末水调涂之，便愈。或数捏去乳汁，或以小儿手摩动之，或大人含水嗽之，得汁吐之，其汁状如脓。若产后不曾乳儿，蓄积乳汁，亦结成痈。

连翘汤，疗产后妬乳并痈。

连翘子、升麻、芒硝（各十分），玄参、芍药、白蔹、防己、射干（各八分），大黄（十二分），甘草（六分），杏仁（八十枚，去皮尖），上以水九升，煎取三升，下大黄，次下硝，分三服。

又方：蒲黄草，上熟捣，敷肿上，日三度易之。并叶煎汁饮之亦佳。妬乳及痈并瘥。

又疗诸痈不散，已成脓，惧针，令自决破方。

取白鸡内翅第一翎各一茎，烧末服之，即决。

又疗乳痈，初觉有异：黄芩、甘草、防风、赤芍药、黄芪（各五两），通草（十分），桑寄生、麦门冬（各六分），大枣（五枚），上细切，以水一升，煮取九合，去滓，入乳糖六分，分为四服。

治乳痈：鹿角屑（一两），上为细末。以猪胆汁调下一钱，不过再服，神验。以醋浆水服之亦得。《集验方》以猪颔下清汁。

张氏橘香散，治乳痈。未结即散，已结即溃，极痛不可忍者药下即不疼，神验不可云喻。因小儿吹奶变成斯疾者，并皆治之。

陈皮（浸，去白，晒干，面炒微黄，为细末），麝香研酒调二钱。初发觉赤肿疼痛，一服见效。每服有效。

疗乳痈，诸般疖、痈、疽：橘红（半两），阿胶（粉炒）、粉草（炙，各一两），上咬咀，分为二服，每服用泉水一碗半，煎至盏半，去滓温服。

疗奶痈并无名痈疖：鼠粪不以多少，烧存性二分，入轻粉二十文，研停，麻油调涂。如有头即溃，无头即消。（又疗火疮。）

疗乳头裂破：以丁香为末，水调敷立愈。又以蛤粉、胭脂等分，新水调敷。

陈日华方一醉膏，治奶痈。

石膏不以多少，煅通赤，取于地上，碗覆出火毒，细研。每服三钱，温酒调下，添酒尽醉。睡觉再进一服。《千金》疗乳无汁，以水煮服。

金黄散：疗发背乳痈，四肢虚热，大渴。

生地黄（六两），黄芩、芍药、人参、知母、甘草（各二两），升麻、黄芪、麦门冬、瓜蒌(各三两),大枣(十二枚),上以竹叶切三升,以水一斗二升,煮取九升,去竹叶,纳药煮取三升,渴则饮之。

疗妇人发乳,丈夫发背,烂生脓血后,虚成气疾。

黄芪、麦门冬、地黄、人参、升麻、茯苓(各三两),当归、芍药、远志、甘草(各一两),大枣(十枚),上水二升,煮取一升,分温三服。若有是证,局中排脓。内补十宣散亦妙。

《产乳》疗妇人乳痈(已穿、未穿)出脓。大止痛,敛疮口。

以芙蓉花烂研如痴泥。若无花,只取根上皮。先用竹刀刮去粗皮,但用内一层嫩白皮,研如痴,却入蜜少许调停。看疮大小,如未穿即留中孔;如已穿即塞其孔,其脓根自然浥(无具体含义)出尽,不倦频频更换。此方大治一切痈疽、发背,立见神效。脓出尽,却用后药敷。

治奶发痛不可忍(先人国器经效方):水杨柳根新采者一握,捶碎,以好酒同甘草、乌梅煇至七分,去滓,时时温服。

神效瓜蒌散(李嗣立方):治妇人乳疽、奶劳。

瓜蒌(一个,去皮,焙研为末。如急用,只烂研。子多者有力),生粉草(半两),当归(酒洗,去芦,焙,半两),乳香(一钱),通明、没药(一分,二味并别研),上用无灰酒三升,同于银石器中慢火熬,取一升,清汁分作三服,食后良久服。如有奶劳,便服此药,可杜绝病根。如毒气已成,能化脓为黄水;毒未成,即于大小便中通利。疾甚,再合服,以退为妙。妇人乳痈方甚多,独此一方神效无比,万不失一。(癸亥年,仆处五羊,赵经略听判阊夫人年七十一岁,隔一二年,左乳房上有一块如鹅卵大,今忽然作楚,召余议药。仆云:据孙真人云;妇人年五十岁以上,乳房不宜见痈,见则不可疗矣。幸而未破,恐是气瘤,谩以五香连翘汤去大黄煎服,服后稍减则已。过六七年后,每遇块有肿胀时,再合服,必消减矣。)

54.南宋-校注妇人良方-陈自明-卷二十三-产后吹乳方论第十三

产后吹乳,因儿饮口气所吹,令乳汁不通,壅结肿痛,不急治,多成痈,速服瓜蒌散,乃敷南星,更以手揉散之。

愚按:前症用药,切不可损其气血。

瓜蒌散:乳香(二钱),瓜蒌(一个),酒煎服。用南星温汤调涂。

一方:用陈皮一两,甘草一钱,水煎服。

55.南宋-校注妇人良方-陈自明-卷二十三-产妇妒乳方论第十四

妒乳,因儿未能饮,余乳蓄结,以致肿痛,且不吮通之,必致成痈。若乳头生疮浸淫,名妳乳,宜赤龙皮汤、天麻汤、飞乌膏、飞乌散,敷以黄连胡粉散。

愚按:乳盛或无子饮乳,以致肿痛,炒大麦芽煎服,其乳即散。若成疮,当从乳痈类治。若皮肤浸淫成疮,当用本方。

治乳初肿痛,内消方。

用瓜蒌(一个)、粉草(一寸)、生姜(一块,半生半炒),酒二碗,煎服,少顷去败乳,再服即愈。

赤龙皮汤:槲皮三升,水一斗,煮五升,温洗之。

麻草汤:以天麻草五升,水煎洗之。此草叶若麻叶,冬生夏花,赤如鼠尾,花亦洗浸淫湿痒、阴蚀等疮。

飞乌散:用烧朱砂,作水银上黑烟(名细粉者三两),枯矾(一两)敷之。诸热浸淫,丈夫阴蚀痒湿,小儿头疮,疳蚀疮等。

黄连胡粉膏(治症同前):黄连(二两,末),胡粉(一钱),水银(一两,同研令消散),上皮裹熟,揉和合敷之。

一方:乳头裂破。秋茄子裂开者,阴干,烧存性,水调涂之。

56.南宋-校注妇人良方-陈自明-卷二十四(补遗)疮疡门-乳痈乳岩方论第十四

经云:乳头属足厥阴肝经,乳房属足阳明胃经。若乳房忽壅肿痛,结核色赤,数日之外,焮痛胀溃,稠脓涌出,脓尽而愈。此属肝胃热毒,气血壅滞,名曰乳痈,为易治。

一妇人禀实性躁,怀抱久郁,左乳内结一核,按之微痛,此皆气血郁滞,以连翘饮十余剂少退,更以八珍加青皮、香附、桔梗、贝母,二十余剂而消。

[附方药]

神效瓜蒌散:治乳痈及一切痈疽初起,肿痛即消,脓成即清,脓出即愈。

瓜蒌(一个,烂研)、生粉草、当归(酒洗,各半两)、乳香、没药(各一钱),上用酒煎服,良久再服。若肝经血虚结核,久而不消,佐以四物、柴胡、升麻、白术、茯苓、甘草。若肝脾气血虚弱,佐以四君、芎、归、柴胡、升麻。若忧郁伤脾,气血亏损,佐以归脾汤。

玉露散:治产后乳脉不行,或身体壮热,头目昏痛,大便涩滞等症。

人参、白茯苓、桔梗(炒)、川芎、白芷、当归、芍药(各一钱),甘草(五分)。

57.南宋-集验背疽方-李迅-痈疽用药大纲-痈久疮口不合论

立效散:治发背及诸痈疽并瘰沥有效。

皂角刺(半斤,拣去枯者,细锉,炒赤色为度,须耐久妙),甘草(二两,合生用),瓜蒌(五个,去皮取肉并仁,捣研,炒黄,干者不必炒),乳香(半两,别研和入),没药(一两,别研和入),上五味为末,每服二钱,酒调下。乳痈与前方间服,神妙、神妙!

58.**南宋-集验背疽方-李迅-痈疽用药大纲-痈疖不可用膏药贴合论**

瓜蒌散:治妇人乳痈奶劳,神效(今俗呼奶劳,即此疾之渐)。

瓜蒌(一个,去皮,焙、研为末,急用则烂研。子多者有力),当归(净洗,去芦,焙细,半两),甘草(半两,细锉,生用),通明、没药(一分,别研),乳香(一钱,别研),上用无灰酒三升,同于银、石器中,慢火熬取一升清汁,分作三服,食后良久服。如有奶劳,便服此药,可绝病根。如毒已成,能化脓为黄水;毒未成,即于大小便中通泄。疾甚,再合服,以退为妙。妇人乳疽方虽多,独此一方神效无比,万不失一。

(按:以上二方,一治脑疽,一治乳疽,皆与背疽无涉,以其为李氏之书,故并附于此。)

59.**南宋-卫济宝书-东轩居士-卷下-乳痈**

凡乳痈易明,皆由气逆,寒热相乘,荣卫缝结,故乳汁不行而生痈。四十以下,治之多愈;四十以上,十愈四五。未成者,吸其乳,非乳者下;其已成者,如痈法治之。在乳房而不善治,腐漏者,三年而死,中乳房者,不救。(此句言针。)

奶痈方:牛角(切成片),蚌粉(三钱匕),糯米(安角上同于炭火上煅成灰,取七钱匕),上作五服嚼,乳香酒下。乳香入在内尤佳。

导经散子:皂角灰、蛤粉,上为细末。半钱或一字,温酒调下,急以手揉乳。敷以天南星末,用水调上。未效加木鳖子,以醋调涂,次服瓜蒌散。

瓜蒌散:瓜蒌(一两)、乳香(一钱),上为细末。每用一钱,温酒调下。如有乳者,急以纸五寸阔一片,用火烧于三升许瓶中,火欲过未过,便以瓶口掩乳,以手扶定。其乳吸在瓶中,觉飕飕,乳在瓶则便取去,急洗以药。若本无乳,依痈法治。(危亦林《得效方》云:热者加石膏末少许。)

60.**南宋-备急灸法-闻人耆年-竹阁经验备急药方-瓜蒌酒**

治一切痈疽。

大甘草(半两,为粗末,生者),没药(二钱半,研),大瓜蒌(黄熟者,一个,去皮,连子切碎,俗所谓杜瓜是也),上三件,用无灰酒三升,熬至半碗。放温服之,再进不妨。欲大便略通,加皂角刺七枚同煎。

（此治腋下忽有硬核，壅肿不可下臂，久则生脓，及妇人奶痈，男子便毒，最验。瓜蒌最通乳脉，妇人有奶乳不通者，服之，乳至如泉。）

治奶痈：车螯壳，上烧成粉，为末，米饮下，生用尤妙。

61.南宋-仁斋直指方论-杨士瀛-卷之二十二-乳痈

乳痈方论

男子以肾为重，妇人以乳为重，上下不同而性命之根一也。坐草以后，风邪袭虚，荣卫为之凝滞，与夫婴幼未能吮乳，或乳为儿辈所吹，饮而不泄，或断乳之时捻出不尽，皆令乳汁停蓄其间，与血气搏，始而肿痛，继而结硬，至于手不能近，则乳痈之患成矣。乳痈一名妒乳，妇人四十以下，血气周流，患此可疗；年事既高，血气耗涩，患此难瘥。恶寒发热，烦躁大渴，是其证也，甚则呕吐无已，咽膈窒碍，何耶？盖胃属足阳明之经，实通乎乳，血热入胃呕吐何疑？或者不能温散，妄以寒凉疏转之剂行之，即使痈毒自外入里，呕吐尤甚，其咽膈妨碍者，毒气上冲所致也。生姜甘桔汤为咽间要药，乳粉托里散最能返出毒气，二香散加瓜蒌根止呕止渴，两得其便焉，更仗万金一醉膏佐之，能事毕矣。虽然，渴而过饮，水入肠胃，必至下利；医理失节，久而不瘥，必成漏疮，又不可不防其变。

乳痈证治

究原五物汤，痈疽、发背、乳痈通用。

瓜蒌（研，一枚），皂角刺（半烧，带生），没药（各半两），乳香、甘草（各二钱半），上粗末。醉酒三升煎取二升，时时饮之，痛不可忍立止。

万金一醉膏，内加川芎一分、当归半分。

乳痈方：皂荚刺（半烧带生，半两），真蚌粉（三钱），上研细。每一钱，酒调下。

生姜甘桔汤：治痈疽诸发，毒气上冲咽喉，胸膈窒塞不利。

北梗（去芦头，一两），甘草（生），生姜（各半两），上锉细。每服三钱，井水煎服。

乳初肿方：甘草（生二钱，炙二钱），粗末，分两次，新水煎服，即令人吮乳。

敷乳方：大南星、半夏（生）、皂荚刺（烧，带生，各二分），白芷、草乌、直僵蚕（焙，各一分），上细末，多用葱白研取汁入蜜调敷。若破疮口，用膏药贴。

乳痈方，乳痈初发。

贝母（为末），上每服二钱，温酒调下，即以两手覆按于棹上，垂乳良久自通。

又方：石膏烧红，碗覆地出毒，细末三钱，温酒调下。

[附诸方]

橘皮汤：治乳痈，初发即散，已溃即效，痛不可忍者。

陈皮(汤浸,去白,晒干,麸炒微黄色),上为细末,麝香研少许。每服二钱,酒调服,初发觉赤肿疼痛,一服效。因小儿吹奶变成此疾者并治。

复元通气散:治发乳、痛疽及一切肿毒。

木香、茴香、青皮、穿山甲(炙酥)、陈皮、白芷、甘草(各等分),贝母(去心,姜制),加漏芦,上咬咀。每服五钱,水一盏半,煎八分,去滓,入酒,食远服。末,酒服二钱亦可。

一方:治妇人乳赤肿成痛者。

歌曰:欲治乳痈良捷法,紫苏一味胜他方,浓煎汤饮频频服,苏叶围来合乳房。

一方:治乳痈神效。

用桑黄不拘多少,用好酒磨,热服即安。

一方:治妇人吹奶。

用枣七枚去核,入鼠粪七粒,火煅存性,研末,入麝香少许,温酒调服。

又方:治妇人吹奶。

诗曰:妇人吹奶治如何?皂角烧灰蛤粉和,热酒一盏调八字,双手揉散笑呵呵。

一方:加乳香少许。

一方:治妇人乳头裂。

用秋后冷露茄儿裂开者,晒干,烧存性,为末,水调敷患处,甚验。

62.南宋-仁斋直指方论-杨士瀛-卷之二十三-肠痈

神效托里散:治痈疽发背、肠痈、奶痈、无名毒肿,焮作疼痛,憎寒壮热,类若伤寒,不问老幼虚人并治之。

忍冬草(去梗)、黄芪(去芦,各五两)、当归(八两二钱)、甘草(炙,八钱),上为细末。每服二钱,酒一盏半,煎至一盏,病上食后,病下食前,少顷再进,滓外敷。未成内消,已成即溃也。

63.南宋-仁斋直指方论-杨士瀛-卷之二十六-附:产后诸方

歌曰:妇人吹乳意如何?皂角烧灰蛤粉和,热酒一杯调八字,须臾揉散笑呵呵。

64.金-儒门事亲-张从正-卷五-乳痈七十四

夫乳痈发痛者,亦生于心也,俗呼曰吹乳是也。吹者,风也。风热结薄于乳房之间,血脉凝注,久而不散,溃腐为脓也。可用一法禁之。

呪曰:谨请东方护司族,吹妳是灰妳子。

上用之时,当先问病人曰:甚病?病人答曰:吹妳。取此气一口,但吹在两手坎字文上用大拇指紧捏定,面北立,一气念七遍,吹在北方,如此者三遍。若作法时,以左右二妇人,面病人立,于病乳上痛揉一二百数,如此亦三次则愈。

65.金-儒门事亲-张从正-卷五-身瘦肌热八十五

夫小儿身瘦肌热,面黄腹大,或吐泻,腹有青筋,两胁结硬如碗之状,名乳痈癖,俗呼曰妳脾是也。乳痈得之绵帛太厚,乳食伤多。大热则病生肌,太饱则必伤于肠胃。生于肌表者,赤眼丹瘤,疥癣痈疖,眉炼赤白,口疮、牙疳宣烂,及寒热往来。此乳母抱不下怀,积热熏蒸之故,两手脉浮而数也;伤于肠胃者,吐泻惊疳,哽气腹胀,肌瘦面黄,肚大筋直,喜食泥土,揉鼻窍,头发作穗,乳瓣不化,此皆太饱之致然也,久而不愈,则成乳痈,两手脉沉而紧也;此其辨也。以上诸症,皆乳母怀抱,奉养过度之罪。

66.金-儒门事亲-张从正-卷十一-妇人风门

凡妇人乳痈发痛者,亦生于心也,俗呼吹妳是也。吹者,风也。风热结于乳房之间,血脉凝注,久而不散,溃腐为脓。宜用益元散,生姜汤调下,冷服,或新汲水,时时呷之勿辍,昼夜可三、五十次,自解矣。或煎解毒汤,顿服之。

67.金-儒门事亲-张从正-卷十五-妇人病证第七

治妇人吹奶:以桦皮烧灰存性,热酒调下三钱,食后服之。

又方:马明退(五钱,烧灰)、轻粉(三钱)、麝香(少许),上为细末,每服二钱,热酒调下服之。

又方:皂角烧灰蛤粉和,热酒将来调数字,下得喉咙笑呵呵。

又方:以淘米木杓上砂子七个,酒下,以吹寻枝透乳孔甚妙。

68.元-世医得效方-危亦林-卷十九疮肿科-乳痈

瓜蒌散:治如不愈者,并依前方治之。

瓜蒌、明乳香,上为末。每服二钱,温酒调下。热者,加石膏末少许。

又方:草乌(七个)、小赤豆(七粒)、拒霜叶(阴干,一两),上为末。井花水调涂角四畔留顶。用前敷药亦妙。

又方:仙人掌草一握,小酒糟一块,生姜一大块,擂烂,入桂末少许炒,酒服。留滓罨肿处即止,更不成疮。

乳劳痈:火枕草、皂角刺、穿山甲、黄蜂窠,上各烧存性为末,入轻粉,生清油调匀,敷疮上。

又方:赤小豆一升,酒研烂,去滓,温酒服。留滓敷患处。

又方:蔓荆子擂烂炒,酒服,滓贴患处。

又方:乳劳痈烂见心者,猫儿腹下毛,坩埚内煅,存性为末,干掺或清油调,入轻粉少许。

吹乳结实疼痛:陈皮一两,甘草一钱,水二碗,煎一碗,分二次服。次用荆芥、羌活、独活煎汤熏之,温则洗之安。

又方:消毒饮加连翘三钱,黄瓜蒌仁三十粒捶损。每服四钱,水一盏半煎,食后温服。

又方:皂角刺烧灰,蛤粉、明乳香少许为末,热酒下,揉散亦可。

69.元-新编南北经验医方大成-孙允贤-卷之八-痈疽疮疖

九珍散:治一切痈疽疮疖,肿毒因气壅血热而生者。(《简易方》)

赤芍药、白芷、当归、川芎、大黄、甘草、生干地黄、瓜蒌、北黄芩(各等分),上㕮咀,每服四钱,水二盏,酒一盏,煎至两盏,去滓热服。兼治妇人乳痈等疮。

70.元-永类钤方-李仲南-卷七-乳痈

有人治乳痈,持药一根,生擂贴疮,热如火,再贴已失。后传方,乃用水杨柳根也。葛真人治痈肿妒乳,正用柳根。《肘后方》用柳根皮,温熨肿处,一夕即消。

乳痈,结硬欲作痈。真桦皮末,酒调方寸匕,睡,觉已失之。

一用萱草根又名射干,研烂,生酒滤过饮,以滓贴疮。又有患此,腐烂见骨膜,垂死者,用萱草根其叶柔,其根如麦门冬子,并用萹蓄根如僵蚕,叶硬如剑者,二味为末,敷之神效。

复元通气散加瓜蒌、青皮、乌药、白芷,初发服甚效。病已半,勿多服,穿山甲有性,专发散故也。悬痈通用。

71.元-永类钤方-李仲南-卷十四-诸痈疽疮疖疥癞

万金汤:治痈疽发背、乳痈等,定痛去毒。即杨氏一醉膏。

甘草(半两)、没药(一分)、瓜蒌(一个,去皮),上㕮咀,无灰酒煮,饮。出血或出黄水是效。

九珍散:治痈疽疮疖肿毒,因气壅血热而生者,及妇人乳痈。(《简易》)

当归、川芎、赤芍、生地黄、白芷、瓜蒌、甘草、大黄、北黄芩(各等分),咀,四钱,水二盏,酒一盏,煎二盏,热服。

忍冬丸:治渴疾既愈后,须预防发痈疽、乳痈等疾。

忍冬藤即左缠藤,不以多少,根、茎、花、叶皆可用,置瓶内无灰生酒浸,以糠火煨一宿,取出晒干,入甘草节少许,为末,以所浸酒打糊丸梧子大。每百丸酒下,无时。一方用忍冬草煎服。此藤凌冬不凋,二月开花,五出黄白相间,微香,蒂带红,又名金银花、老翁须数名。《外科精要》又以煮酒窨服,取时不犯铁器,服至大小肠通利,此药到得力,用干者不及生者效速,仍治五种飞尸,酒研敷疮亦好,但留一口泄毒气,真经效奇药也。

72.元-永类钤方-李仲南-卷十九坐月门-产后乳汁或行或不行

瓜蒌散:治产后吹奶,肿硬疼痛欲结痈。轻则为吹奶、妒乳,重则为乳痈。

乳香(一钱,研),瓜蒌(末,一两),温酒调二钱。

又以南星作末,姜汁调,敷之效。

皂角散:妇人吹奶意如何？皂角烧灰蛤粉和,热酒一杯调八字,须臾揉散笑呵呵。

连翘汤:治妒乳并痈。

连翘子、升麻、芒硝(各十分),玄参、芍药、白蔹、防已、射干(各八分),大黄(十二分),甘草(六分),杏仁(八十个,去皮尖),水九升,煮三升,硝、黄次下,分三服。

又方:以生地黄汁涂,服前药。以有热证,当详虚实。

一方:治乳痈及发背,四肢虚热,大渴。

生地黄(六两),黄芩、芍药、人参、知母、甘草(各二两),升麻、黄芪、麦门冬、瓜蒌(各三两),大枣(十二个),以竹叶切三升,水一斗二升,煮九升,去竹叶,入药煮三升,渴则饮之。

一方:治妇人发乳,丈夫发背,生脓血后,虚成气疾。

黄芪、麦门冬、地黄、人参、升麻、茯苓(各三两),当归、芍药、远志、甘草(各一两),大枣(十个),水一升煮一升,分温三服。又《局方》十宣散亦妙。

产乳方:治妇人乳痈,已穿或未穿,出脓,大止痛,敛疮口。

以芙蓉花研如痂,若无花,只取根皮,以竹刀刮粗皮,用内中嫩白皮,研如痂,却入蜜少许调匀,如疮未穿,即留中孔;如已穿,即塞其孔,其脓眼自然透出,仍频换药。此方大治一切痈疽发背,立见效。脓出尽,用后药敷。

73.元-御药院方-许国祯-卷二-治伤寒门

六一散

治身热呕吐,泻泄肠澼,下痢赤白。治癃闭淋痛,利小便,偏主肠胃中积聚寒热,益精气,通九窍六腑,津液去留,结消畜水,止渴利中,除烦热心躁。治腹胀痛,补益五脏,大养脾肾之气。理内伤阴痿,安魂定魄。补五劳七伤,一切虚损。主癫痓,惊悸健忘,止烦满短气,脏伤咳嗽。疗饮食不下,肌肉疼痛,治口疮牙齿疳蚀,明耳目,壮筋骨,通血脉,和气血,消水谷,保真元。解百药酒食邪毒。耐劳役饥渴,寒热辟中,外诸邪所伤。久服强志轻身,驻颜延寿。及解中暑,伤寒疫疠,饥饱劳损,忧愁思虑,恚怒惊恐,传染,并汗后遗热劳复诸疾。并解两感伤寒,能令偏身结滞宣通气和而愈。及妇人下乳、催生,并产后损液,血衰阴虚热甚,一切热证并宜服之,兼不患妨发吹乳,或已觉吹乳乳疖,顿服即愈,乃神验之仙药也。唯有妇人不得服,恐滑胎也。

74.元-丹溪治法心要-朱震亨-卷六-乳痈(第一百二)

入方:青皮、瓜蒌、橘叶、连翘、桃仁(留尖)、皂角刺、甘草节(破),多参、芪。乳栗破,少有生者,必大补,人参、黄芪、川芎、当归、青皮、白术、连翘、白芍药、甘草(一方有瓜蒌)。乳岩未破,加柴胡、台芎。

治乳有小核:南星、贝母、甘草节、瓜蒌以上一两,连翘、青皮以上五钱。

乳痈奶劳焮肿:煅石膏、烧桦皮、瓜蒌子、甘草节、青皮。

治吹奶:金银花、天荞麦、紫葛藤(各等分),上以醋煎洗,或以金银花一味亦可。

乳痈:用生地黄汁敷,热即易之,无不效。

又方:老瓜蒌一个,捣,酒一斗,煮四升,日三服。

又方,诗曰:女人吹奶是如何,皂角烧灰蛤粉和,热酒将灰调一字,须臾拍手笑呵呵。

又方:益母草捣,盦之,或干末,水调涂。

又方:浓磨鹿角汁涂之。

又方:瓜蒌子炒为末,临睡酒服二钱。

乳头裂破,丁香末敷,如燥,以津调。

妇人产后,患乳痈,白芷、当归须、连翘、赤芍药、荆芥穗、青皮(各五分),贝母、天花粉、桔梗(各一钱),瓜蒌(半个),甘草节(一钱半)。上水煎,半饥半饱服,细细呷之。有热,加柴胡、黄芩,忌酒、肉、椒、料。敷药用南星、寒水石、皂角、贝母、白芷、草乌、大黄,为末,醋调涂。

乳房,阳明所经。乳头,厥阴所属。乳子之母或厚味,或忿怒,以致气不流行,而窍不得通,汁不得出,阳明之血,热而化脓。亦有儿之口气焮热,吹而结核。于初起时,便须忍痛揉令软,气通自可消散。失此不治,必成痈疖。若疏厥阴之滞,以青皮;清阳明之热,以石膏;行去污血,以生甘草节;消肿毒,以瓜蒌子,或加青橘叶、没药、皂角刺、金银花、当归头。或散,或汤,或加减。佐以少酒,仍加艾火三、二壮于肿处。甚效。勿妄用针刀,引惹拙病。

75.元-卫生宝鉴-罗天益-卷十八名方类集-妇人门

通和汤:治妇人乳痈疼痛不可忍者。

穿山甲(炮黄)、川木通(各一两,锉)、自然铜(半两,醋淬七次),上为末,每服二钱,热酒调下,食远服之。

针法:治乳痈肿痛,诸药不能止痛者。三里穴针入五分,其痛立止,如神。穴在膝下胻外廉两筋间,举足取之。

胜金丹:治妇人吹奶,极有效。

76.元-医垒元戎-王好古-卷十-疮疡疥癣例

善应膏,治疮疡,痈疽肿毒,发脑发背,发颐发鬓,或瘰疬结核,或脓血已出,如此等证。并寒湿气刺,冷痹顽麻,牙痛外肿,打扑闪挫,金疮杖疮,小儿头面聚热杂疮,蜈蚣、蛇、蝎伤螫,狗咬马啮,或蜘蛛咬,遍身成疮,腹胀大而不可治者。先饮生羊乳一杯,后贴此药,大效。及诸虫伤毒、汤火、漆疮下注、臁疮,深口内上白术细末,讫后贴此药。一切大小疮疖,药到毒消,痛止排脓,生肌滋润,疮口愈后常贴之。落后,急再贴之,三五次后,可以灭绝瘢痕。妇人乳痈,丸如桐子大,新水下二十丸。难产败血腹痛,每服一二十丸,温酒下。凡贴疮,先以热汤洗去脓垢,次以软帛拭干,后用此药贴之。

小油(八十两),黄丹(二斤),新柳枝(一斤),没药、乳香(各半两),白蔹、白及、白芷、桂、木鳖子、当归、杏仁(各一两,剉如豆大),上除乳香、没药、黄丹外,余药浸七日,炭火上用铁锅熬,令药变色黄,滤渣不用,澄清,入黄丹,用柳枝五寸长如钱粗,搅令黄色变褐,掇锅在地。又令柳枝搅,令烟出尽,然后入乳香、没药在内,柳枝搅匀,候冷,倾磁合内,候药硬,切作块,干以油纸包裹。此药春三月、秋八月合,余月不可。

77.元-脉因证治-朱震亨-卷四-三十八、乳痈

[证]乳房为阳明所经,乳头为厥阴所属。

[因]厚味湿热之痰,停蓄膈间,与滞乳相敷而成。

滞乳,因儿口气吹嘘而成;有怒气激其滞乳而成。凡病皆阳明经也,浅者,为痈;深者,为岩,不治。

[治]宜疏厥阴之滞,清阳明之热,行污血,散肿结。

方煅石膏(清阳明):橘皮、瓜蒌子(消肿),甘草节(行血),蜂房、台芎、香附

（二味郁气加之），青皮（疏厥阴），葛根，酒、姜汁饮。

又方：大黄、天花粉、当归（一两）、甘草节（已下一钱五分）、瓜蒌子、穿山甲、陈壁（土炒），酒丸服。

78.元-产宝百问-朱震亨-产宝百问卷下-膏丹杂法类

龟甲散：专消乳痈，乳癖，神效。

穿山甲、败龟板（煅存性），山栀仁、牡蛎（各一钱二分），上为末，作一服，煮酒调下。不愈，连进二三次，神验。

79.元-阴证略例-王好古-海藏老人阴证例总论

神术汤（三阴证加减吹奶）：治内伤饮冷，外感寒邪无汗者。

苍术（制，二两）、防风（二两）、甘草（炒，一两），上㕮咀，生姜水煎，加葱白三寸，治吹奶如神。调六一三钱。

日华子云：滑石治乳痈，利津液。《生气通天》云：平旦人气生，日中而阳气隆，日西而阳气已虚，气门乃闭。是故暮而收拒，无扰筋骨，无见雾露，反此三时，形乃困薄。

80.元-外科精义-齐德之-卷下-皂蛤散

治妇人因露风邪气外客于乳内，始为吹奶，积久不消，以为奶痈。此药导其汁，散其风邪，汗出，其病自然痊愈矣。

皂角（不蛀者，烧存性）、真蛤粉（已上各等分），上为细末，每服二钱，温酒调下，不拘时候。

81.元-外科精义-齐德之-卷下-漏芦汤

漏芦汤：治妇人吹奶初觉。

漏芦、楝实、大黄、黄芩、芍药、甘草（各五钱），上为粗末，每用三钱，水一盏半，灯草三十茎，同煎至一盏，去渣，温服，无时。

82.元-外科精义-齐德之-卷下-刘守真疮论

治吹奶（出仲宽方）

治吹奶及一切恶疮，初觉一二日，立效。

生姜（一两，去皮）、大黄、甘草（各五钱），瓜蒌（一个，去皮），上共捣作一块，以水半碗，同煎至七分，滤去渣，入没药、乳香末，共二钱半，通作一服。

83.元-外科精义-齐德之-卷下-论炮制诸药及单方主疗疮肿法

蒲公草：主乳痈。煮汁饮之自消。《梅师方》：敷之亦消。

姜石,捣末,鸡子清调,敷疔肿、丹瘤、乳痈。

84.元-山居四要-汪汝懋-卷之三-新增诸证杂方一类

治吹乳:皂角烧灰蛤粉和,热酒将来调数字,下得喉咙笑呵呵。

治奶发痈肿:乳上发痈肿,兼疼寒热临,芝麻生捣烂,贴敷即安心。

治妇人吹奶:槿皮烧灰存性,热酒调下三钱,服之立效。

治妇人奶痈:初发时,用青皮焙干,为末,热酒调服。

又方:用皂角针四十九枚,烧灰存性,瓜蒌根调酒服,立溃,极妙。

85.明-本草单方-缪希雍-卷十三·女科-乳痈

妇人乳痈,未成者,即散;已成者,即溃;痛不可忍者,即不疼。神验不可云喻也。

用真陈橘皮汤浸去白,酒面炒微黄,为末。每服二钱,麝香调酒下。初发者,一服见效,名橘香散。(张氏方)

《直指方》只用贝母二钱,令人数吮之,即愈。

又,大熟瓜蒌一枚,熟捣,以白酒一斗,煮取四升,去滓,温服一升,日三服。(《子母秘录》)

又,黄明水胶以浓醋化,涂之,立消。(杨起《简便方》)

又,鹿角磨浓汁,涂之;并令人嘬去黄水,随手即散。

乳痈红肿:蒲公英(一两)、忍冬藤(二两),捣烂,水二锺,煎一锺,食前服,睡觉,病即去矣。(《积德堂方》)

乳痈初发,肿痛结硬欲破,一服即瘥。

以北来真桦皮烧存性,研,无灰酒服方寸匕,卧觉,即瘥也。(《灵苑方》)

乳痈胀痛,乳妇气脉壅塞,乳汁不行,及经络凝滞,奶房胀痛,留蓄作痈毒者。用葵菜子炒香、缩砂仁等分为末,热酒服二钱。此药滋气脉,通营卫,行津液。极验。(《妇人良方》)

吹奶疼痛:蜘蛛一个面裹,烧存性,为末,酒服即止。神效。

又,鹿角屑炒黄,为末,酒服二钱。仍以梳梳之。(《经验方》)

86.明-本草纲目(下)-李时珍-木部第三十五卷·木之二(乔木类五十二种)-桦木(宋《开宝》)

乳痈初发:肿痛结硬欲破,一服即瘥。以北来真桦皮烧存性研,无灰酒服方寸匕,即卧,觉即瘥也。(沈存中《灵苑方》)

乳痈腐烂:靴内年久桦皮,烧灰。酒服一钱,日一服。(唐瑶《经验》)

87.明-本草纲目(下)-李时珍-兽部第五十一卷·兽之三(鼠类一十二种)-鼠(《别录》下品)

妇人吹奶:鼠屎七粒,红枣七枚去核包屎,烧存性,入麝香少许,温酒调服。(《集要》)

乳痈初起:雄鼠屎七枚研末,温酒服,取汗即散。(《寿域方》)

乳痈已成:用新湿鼠屎、黄连、大黄各等分为末。以黍米粥清和,涂四边,即散。(姚僧垣方)

88.明-传信尤易方-曹金-传信尤易方卷之七-乳门

治乳痈吹奶:用绿豆粉一两,甘草五钱,上为末,每服三五钱,浆水调下。

治乳痈:宜可服用大黄、甘草等分,上咬咀,每服五钱,水一盏半,煎七分,食远温服。

治妇人乳痈:取萱草根,捣烂敷患处,乳头不可敷,尽留一孔敷萱汁,即时用热滚酒洗下,以被盖覆出汗就效。

治乳痈初发:用贝母捣为末,每服二钱,温酒调下,即以两手覆按于桌上,垂乳良久自通。

治乳房肿痛:瓜蒌黄色老大者一枚,小者二枚,熟捣,以白酒一斗煮四升,温服一升,日三服。

治发乳:用葱白连须三枝,甘草一寸,捣为泥,丸如弹子大,川粉为衣,更入中心,每服一丸,好酒化下,热服,覆取微汗即愈。又方:蒲公英、金银花、麻黄(各三钱),咬咀,葱白生姜引水一钟,煎八分去渣,晚服取汗即愈。(泾阳医师王玎方)

89.明-济阴纲目-武之望-卷之一-调经门

《大全》云:产后吹奶者,因儿吃奶之次忽自睡着,为儿口气所吹,令乳汁不通,蓄积在内,遂成肿硬,壅闭乳道,伤结疼痛,亦有不疼下痛,肿硬如石者,总名曰吹奶。若不急治,肿甚成痈,遂有至死者,连服皂角散、瓜蒌散,敷以天南星散,更以手揉之则散。

吹乳,因乳子膈上有痰,口气焮热,含乳而睡,热气吹入乳房,凝滞不散,作痛。初起须忍痛揉令稍软,吸令汁透,自可消散。不散宜益元散,冷姜汤或井水调,一日一夜服三五十次自解。重者解毒汤顿服之,挟气者芷贝散、单青皮汤,外用漏芦为末,水调敷之。又有乳汁不行,奶乳胀痛者,涌泉散。

90.明-济阴纲目-武之望-卷之十四-乳病门

《集验方》论曰:凡妇人女子乳头生小浅热疮,搔之黄汁出,浸淫渐长,百疗不瘥,动经年月,名为妬乳。(眉批:浸淫疮亦名姑妒。)宜以赤龙皮汤、天麻汤洗之,敷二物汤、飞乌膏及飞乌散,始作者,可敷以黄芩漏芦散、黄连胡粉散并佳。(眉批:缺漏芦散。)

91.明-松厓医径-程玠-后集-疮疡(三十九)

乳痈方法

秘传速效方,治女人内外吹奶。

鸭儿花根(叶稍长而圆,有刺者是,取根一握,去皮骨),葱白(连根叶,三茎),上细切,入川椒九粒共捣,以好生酒或醇酒一盏,煎至八分,去渣温服。宜少卧出微汗,立瘥。渣滓加盐少许敷患处,亦妙。

92.明-万病回春-龚廷贤-卷之六-乳病

乳汁不通,结核成饼不散,寒热作痛者,宜速揉散,乳汁亦通,饼核自消。如不消,结成乳痈,急用连须葱捣成饼,搭乳上,用炭火一罐盖葱上,须臾,汗出立消。

治妇人吹乳硬肿、身发热、憎寒、疼痛难忍、不进饮食者,服之良验。鹿角一两,炭火煅存性,为末,分作二服。先将末药五钱入锅,次下无灰酒一碗,滚数沸,倒在碗内,乘热尽饮,临卧服。汗出即安。

治吹乳仙方:用葱一大把,捣成饼,一指厚摊乳上;用炭火一罐覆葱上。须臾汗出,肿痛立消。

93.明-槐荫精选单方-王廷璡-卷四-妇人门

治吹奶肿痛方:胡桃(一个大者)取皮细嚼,以热酒二钟送下,二服效。一方连皮烧存性为末,酒调下,治乳痈。

治吹乳:葡萄酒。葡萄(一枚,于灯焰上燎过,研细)热酒调服。

治吹奶不痒不痛,肿硬如石:蛤粉丸。

蛤粉(半两)车脂和丸如小豆大,每服以温酒下二十丸,不过三服瘥,经验。

治吹奶方:蛤粉以车脂或灯台上垢腻和丸,如梧桐子大,每服十丸,食后温酒下,不过三服即愈。

治吹奶肿痛方:胡桃(二斤,大者)取肉细嚼,以热酒送下,二服立效。

治乳肿痛:瓜蒌(黄色者一枚,熟捣)以白酒一斗,煮取四升,去粗,温一升日三服,若无大者,小三枚黄熟可用。

治妇人乳垢痛方：车脂（熬令热）涂，亦和热酒服之。

又方：车脂为丸绿豆大，每服三丸，热酒送下，经验。

治妇人乳结硬痛方：鳝鱼皮（烧灰）热酒调下，二钱便软。

94.明-简易普济良方-彭用光-卷之四-乳门

治乳石发动烦闷及诸风热：用朴硝炼成者半两，细研如粉，每服以蜜水调下一钱匕，日三四服。

乳痈：捣生地黄汁敷之，热即易之，无不效。

治乳无汁：鬼箭五两，水六升，煮取四升，一服八合，日三。亦可作灰，水服方寸匕，大效。

95.明-重刻万氏家传济世良方-万表-卷之四-痈疽

忍冬草（五两，去梗）、黄芪（五两）、当归（五两二钱）、甘草（八钱），上为细末，每服二钱，酒二盏煎一盏，病上食后，病下食前服，少顷再进，留渣外敷。未成内消，已成即溃也。

乳痈结核于初起时，便须忍痛，搓令稍软，吮令汁透，自可消散，失此不治必成痈疖。以艾灸两三壮于肿处，其效尤捷。不可辄用针刀。

治乳痈未溃散：甘草节、瓜蒌仁、金银花、当归、没药、青皮，皂角刺、青橘叶。

96.明-丹溪心法附余-方广-卷之十六·火郁门-痈疽七十七附肠痈乳痈

一方治乳痈，无名肿毒初起。

用五叶藤（即五爪龙）不拘多少，生姜一块，好酒一碗，擂烂去渣热服，汗出为度，仍以楂敷患处。

97.明-明医指掌-皇甫中-卷之八·杂科-痈疽（六）

乳痈，由忿怒所逆，郁闷所遏，厚味所酿。盖乳房，阳明所经；乳头，厥阴所属。厥阴之气不通，而汁不出；阳明之热沸腾，故热甚而化脓。亦因乳子膈有痰滞，口气焮热，含乳而睡，热气所吹，遂生结核。初起须忍痛，揉令稍软，吮令汁透，自可消散，失此必成痈。故用青皮疏厥阴之滞；石膏清阳明之热；当归、川芎、甘草节行污浊之血；瓜蒌、没药、橘叶、皂角刺、金银花消肿导毒；少佐以酒，行药力也，更以艾灸两、三壮尤捷。

98.明-仁术便览-张洁-卷之四-诸疮

一方：治乳痈未溃法。

甘草节、青皮、瓜蒌仁、金银花、当归、没药、皂角刺、连翘、川芎、黄连（各等分),水煎,食远热服。加酒半钟,尤好。

一方:治乳痈各样疮已溃者。

人参、黄芪、川芎、当归、白芍、青皮、瓜蒌、甘草节、白芷,上各等,水一钟半,煎服。

一方:凡乳痈发痛者,生于心也,俗呼吹乳是也。吹者,风也。风热结于乳房之间,血脉凝注,久而不散,溃腐为脓。宜用益元散,生姜汤调下,冷服,或新汲水调服,昼夜可三十次,自解。

神效瓜蒌散:治乳劳、乳痈已成,化脓为水,未成即消。治乳之方甚多,此方神效。

瓜蒌(大者两个,捣),甘草、当归(各五钱),乳香(另研),没药(另研,各一钱),上作二剂,水三碗,煎至二碗,分三次服。一日尽,以粗罨患处。

99.明-程原仲医案-程仑-附验方

乳痈方:用威灵仙(一两)、白芷(四钱五分)、羌活(四钱),柴胡(二钱),酒一碗煎服。随服胡芦巴末药三钱,亦酒调下,服后偃卧一二时。然煎药只服三剂,三剂之后,即未愈,亦不必。惟日服酒调胡芦巴末三钱。若已破未即收口者,以真轻粉填满其口,再日服胡芦巴末药,数日即收口。

100.明-山居便宜方-熊宗立-卷之十五-治产后(附产后论)

产后吹乳妒奶肿痛、产后乳硬作痛。

鸡屎为末,洒服方寸匕,日三。

产后吹乳妒奶,但未结成痈,或成痈未有脓者。(方四道)

黄荆子擂烂,酒服,以滓贴患处。

赤小豆酒研烂,温服,滓封患处亦良。

妇人胎前产后一切乳病方。(凡六道)

治妇人乳病,方发及吹奶。

仙人掌草一握,小酒糟一块,生姜一块,同擂乱炒,酒服。留滓罨肿处即消。

101.明-卫生易简方-胡濙-卷之八-痈疽

治乳痈成脓,痛不可忍,用蜂房烧灰为末,每服二钱,水一盏,煎六分,去滓,食后温服,大效。

治发背肿毒,乳痈恶疮,用大黄、白芷(各四钱),酒、水各一盅,煎至一盅服;如恶心,先饮生姜自然汁少许。孕妇无服,老弱量减,或加甘草、栀子(各一钱)。已成者泻下脓血。

102.明-医林类证集要-王玺-卷之七-痈疽发背门

乳痈证,有儿者名为外吹奶,有孕者为内吹奶。可以急治敷散,不然出脓,即用生肌定痛药见效。

治初发乳及内外吹乳敷药,用酵子一勺,以面五钱炒,擂酵子,发面如蜂窠,发过上青色无妨,焙干为末,井花水调敷。如干,日夜以水湿之。或不退,加白芷、贝母(为末),疼痛,加乳香、没药末,立效。

乳痈乳疽二证,在内结核不散,急服复元通气散,以前敷药及化毒拔毒敷药,夺命汤,汗之为度。

乳劳之证,不宜用针,恐针伤其房缝者死。但要识证,开口洪者,去奶房因伤而坏也,皆须急服药,敷之,不生肌者,必死难治。可服秘传流气饮、托里十宣散,中间敷解毒生肌定痛散,用前吹乳方内敷药四围敷之。

神效托里散:治痈疽发背,肠痈奶痈,无名肿毒,焮作疼痛,憎寒发热,不问老幼虚人并治。

忍冬叶(去梗)、黄芪(各六钱),当归(钱半),甘草(炙,一钱),为末,分二贴,酒二盏煎至一盏,随病上下食前后服,后留粗(渣)外敷。

鸡清散:治痈疽发背、丹毒恶肿、时行热毒、吹奶,急敷内消。

赤小豆、黄药子、大黄、盆硝、皂角(去皮弦,酥炙),木鳖子(去壳,另研,各等分)。

秘方善应膏:治诸恶疮、肿毒发背、脑疽瘰子、打扑接骨、闪肭、刀伤杖疮、蛇虫毒、犬马咬伤、汤火、漆疮疥癣,贴之即愈。

103.明-景岳全书-张景岳-卷之三十九人集·妇人规(下)乳病类-吹乳妒乳(六十四)

产后吹乳,因儿饮乳,为口气所吹,致令乳汁不通,壅结肿痛,不急治之,多成痈肿,速服瓜蒌散,外以南星末敷之,更以手揉散之。势甚者,惟连翘金贝煎最妙。

产后妒乳,因无儿饮乳,或儿未能饮,余乳蓄结作胀,或妇人血气方盛,乳房作胀,以致肿痛,憎寒发热,不吮通之,必致成痈,若肿不消,用麦芽二三两炒熟,水煎服,立消。

一方:治吹乳、乳痈肿痛。用萱草根擂酒服之,以滓罨患处。

《袖珍方》:用猪牙皂角去皮,蜜炙为末,酒服一钱。

又诗云:妇人吹奶法如何?皂角烧灰蛤粉和,热酒一杯调八字,管教时刻笑呵呵。

104.明-医方便览-殷之屏-卷之四·外科-乳痈七十六

乳属阳明与厥阴,儿吹郁怒两相因(乳头,厥阴所属;乳房,阳明所经。厥阴之气不行,则窍不通而汁不出。阳明之血沸腾,则热甚而化脓。虽有儿者为外吹,有孕者为内吹,然未有不由厚味所酿、忿怒所逆、郁闷所遏而成)。揉通吮透收功易,积溃如癌气郁成(初起即当忍痛揉软,吮令汁透,易于消散,失此成痈,最难调理。用青皮疏厥阴之滞,石膏清阳明之热,芎归、甘草节、桃仁行污浊之血,瓜蒌、连翘、橘叶、皂刺、川山甲、金银花消肿导毒,少佐以酒,行药力也。或用活命饮,或用蒲公英、忍冬酒皆效。灸二三壮尤妙。切不可用针以伤乳房。既溃,以参芪、芎归、芍药、青皮、连翘、瓜蒌、甘草节调理。更有不得于丈夫与舅姑,或自幼性急郁闷,朝夕积累,遂成隐核,数年始发作痛。当以疏气行血为主,十六味流气饮。单煮青皮汤、橘叶散。

105.明-医方约说-周文采-卷之下-第七三疮疡

乳痈:用蒲公英同忍冬藤,入少酒煎服,即欲睡是其功也,即觉而病安矣。

乳痈未溃:以青皮、瓜蒌、桃仁、连翘、川芎、橘叶、皂角刺、甘草节,随证加减煎服;已溃,以人参、黄芪、川芎、当归、白芍药、青皮、连翘、瓜蒌、甘草节煎服。

106.明-外科理例-汪机-卷一-论金银花酒五十三

金银花,生取藤叶一把,磁器内烂研,入白酒少许,调和稀稠得宜,涂敷四围,中心留口以泄毒气。

又法:取藤(五两),木杵槌碎,生甘草节(一两),二味以水二碗,用砂瓶文武火煎至一碗,入无灰酒一碗,再熬十数沸,去渣,分温三服,渣敷患处,一日夜吃尽,病势重,日夜两剂,服至大小便通利,药力到矣。或用干者,终不及生者力大效速。或只用藤五六两,捣烂入热酒一钟,绞取汁,酒温服,渣罨患处,四五服而平。此藤延蔓附树,或园圃墙垣之上,藤方而紫,叶似薜荔而青,三月间花微香,蒂带黄色,花初开色白,经一二日色黄,故又名金银花,又名鹭鸶藤,又名金钗股,又名老翁须。因藤左缠,又名左缠;凌冬不凋,又名忍冬。在处有之。治痈疽发背乳痈,初发便当服此,不问疽何处,皆有奇效,兼麦饭石膏、神异膏贴之,尤效。

107.明-外科理例-汪机-外科理例附方-远志酒二十

远志(不拘多少,泔浸洗去土,捶去心),上为末,每三钱,用酒一盏调,迟少顷,澄清饮之,以滓敷患处。治女人乳痈尤效。

108.明-外科理例-汪机-外科理例附方-神效瓜蒌散五十三

治乳痈乳劳已成,化脓为水,未成即消。治乳之方甚多,独此神效。瘰疬疮毒尤效。

甘草、当归(各五钱),没药(另研),乳香(各一钱,另研),瓜蒌(大者二个,杵)、作二剂,用酒三碗,煎至二碗,分三次饮,更以渣罨患处。一切痈疽、肿毒、便毒并效。如数剂不消不痛,兼服补气血之药。

109.明-种杏仙方-龚廷贤-卷三-乳病

乳汁不通有两样,血气有衰有盛壮。壮者宜行衰宜补,吹乳乳痈要通畅。

一方:治吹乳。如左乳,用本妇人头上所带之簪一根,插于右床足下即消。

一方:治乳痈,未成者即散,已成者立消。用蒲公英一把,酒煎服之。

一方:治吹乳。用鹿角烧灰为末。每三钱,好黄酒调服。

110.明-世医通变要法-叶廷器-卷下-乳痈一百四十六

夫妇人者,以乳为重,性命之根也。坐草以后,风冷袭虚,荣卫凝滞,乳为小儿所吹,或饮而不泄,或断乳之时捻出不尽,乳汁停蓄之间,为气血抟而肿痛,内结硬块,至于手不能近,则乳痈之患成矣。凡妇人四十以下,血气周流,此则易疗;年寿既高,血气耗涩,患此则难疗矣。

主方经验,治乳痈疽发背,脉浮短者易愈。

瓜蒌根、皂角(半生半烧,各一两),乳香、没药(各五钱),甘草(生,三钱),上咀,醇酒三升,煎取二升,时时饮之,痛立止。

又方:治乳痈毒气,咽喉胸膈窒塞不通,用桔梗一两,生姜、甘草各五钱,每服五钱,新汲水煎服。

加味瓜蒌散:治乳痈肿痛,左关脉洪可治。

瓜蒌(去皮,一枚),川芎(三钱),当归(五钱),连翘(焙干,七钱),乳香、没药(各五钱),上为末,同煎,入好川椒四十粒,临药熟,入乳香、没药,任意服。

又方:核桃散,治乳痈神效。

加减内补参芪散:治已成、未成,皆可服。

一法:治乳痈初发,用贝母一味为末,每服二钱,热酒调下,即以二手覆按卓上,垂二乳,良久自通。

111.明-简明医彀-孙志宏-卷之八-肠痈

神效瓜蒌散:肠痈、瘰疬、便毒、一切肿毒,效。乳痈尤为最神验。

瓜蒌(大者二个,连壳捣细),当归、甘草(各五钱),乳香、没药(俱另研,各一钱),上作二帖,用好酒三碗,煎二碗,分二次,调乳、没服,渣罨患处。

112.明-悬袖便方-张延登-卷之三-第二十、妇人门

治吹乳:贝母(三钱)、防风(一钱)、生姜(五大片)、葱白(七根),水钟半,煎七分,渣再煎,共热服,取汗,将渣捣烂敷患上四围,以纸盖之愈。

治乳痈:用萱草根、金银花不拘多少,加盐少许捣如泥,再加酒窝儿酒糟一小团,捣匀敷患处,二次立愈。

113.明-医方选要-周文采-卷之九-痈疽疮疖门

神效托里散:治痈疽、发背、肠痈、奶痈、无名肿毒,焮作疼痛,憎寒发热。不同老幼虚人并治。

忍冬叶(去梗)、黄芪(各三钱),当归(七分半)、甘草(炙,五分),上为粗末,作一服,用酒二盏,煎至一盏,随病上下,食前服,服后留粗外敷。

鸡清散:治痈疽、发背、丹毒、恶肿、时行热毒、吹奶。急敷内消。

赤小豆、黄药子、大黄、盆硝、皂角(去皮弦,酥炙)、木鳖子(去壳,研,各等分),上为细末,用鸡子清调服。

114.明-万病回春-龚廷贤-卷之六-乳病

乳汁不通,结核成饼不散,寒热作痛者,宜速揉散,乳汁亦通,饼核自消。如不消,结成乳痈,急用连须葱捣成饼,搭乳上,用炭火一罐盖葱上,须臾,汗出立消。

乳痈发痛者,血脉凝注不散也。天花粉、金银花、皂角刺、穿山甲(土炒)、当归尾、白芷梢、瓜蒌仁、贝母、甘草节,上锉,酒煎服。此方治吹乳、乳痈痛肿不可忍者。

妇人吹乳,用黍子一合,黄酒下即散。

治妇人吹乳硬肿、身发热、憎寒、疼痛难忍、不进饮食者,服之良验。鹿角一两,炭火煅存性,为末,分作二服。先将末药五钱入锅,次下无灰酒一碗,滚数沸,倒在碗内,乘热尽饮,临卧服。汗出即安。

115.明-济阴纲目-武之望-卷之一-调经门

吹乳痈肿

《大全》云:产后吹奶者,因儿吃奶之次忽自睡着,为儿口气所吹,令乳汁不通,蓄积在内,遂成肿硬。壅闭乳道,伤结疼痛,亦有不疼下痛,肿硬如石者,总名曰吹奶。若不急治,肿甚成痈,逮有至死者,连服皂角散、瓜蒌散,敷以天南星散,更以手揉之则散。

吹乳,因乳子膈上有痰,口气焮热,含乳而睡,热气吹入乳房,凝滞不散,作

痛。初起须忍痛揉令稍软,吸令汁透,自可消散。不散,宜益元散,冷姜汤或井水调,一日一夜服三五十次自解。重者,解毒汤顿服之,挟气者芷贝散、单青皮汤,外用漏芦为末,水调敷之。又有乳汁不行,奶乳胀痛者,涌泉散。

核久内胀作痛,外肿坚硬,手足不近,谓之乳痈。未溃者,仍服瓜蒌散、内托升麻汤,或复元通气散加漏芦;虚者,托里消毒散;将溃,两乳间出黑头,疮顶陷下作黑眼者,内托升麻汤;已溃寒热者,内托十宣散;少食口干者,补中益气汤;晡热内热者,八物汤加五味子;胃虚呕者,六君子汤加香附、砂仁;胃寒呕吐或泻者,六君子汤加干姜、藿香;遇劳肿痛者,八物汤倍参、芪、归、术;遇怒肿痛者,八物汤加山栀。

一方:治血脉凝注不散,结成吹乳,乳痈,痛肿不可忍者。

天花粉、金银花、皂角刺、穿山甲、当归尾、白芷梢、瓜蒌仁、贝母(去心)、甘草节,上锉,酒煎眼。(眉批:以凝注不散,故用天花、角刺、山甲、归尾。)

一方:治乳痈奶劳㿗肿。

石膏(煅)、桦叶(烧)、瓜蒌子、青皮、甘草节,上锉,水煎服。

116.明-济阴纲目-武之望-卷之十四-乳病门

治乳痈方(眉批:行结气结血,其加参芪,又是一法。)

青皮、瓜蒌子、橘叶、连翘、桃仁(留尖)、皂角刺、甘草节,上水煎服,如破多加参、芪。

究源五物汤,治痈疽发背,乳痈通用。

瓜蒌(炒,一枚),皂角刺(半烧带生),没药、乳香、甘草(各半两),上锉,用淳酒三升煎取二升,时时饮之,痛不可忍,立止。

夜阴散,治吹乳乳痈。

独胜散:治妇人吹奶初觉,身热头疼,寒热及胸乳肿硬,是其候也,服之能令下乳汁,通血脉,立能自消。

一方:治妇人吹乳硬肿,身发热憎寒,疼痛难忍,不进饮食者,服之良验。

鹿角(一两)、炭火(煅存性),研细,分作二服,先将末药五钱入锅,次下无灰酒一碗,滚数沸倒在碗内,乘热尽饮,卧覆汗出即安。(眉批:此药行厥阴经。)

妒乳

夫妒乳者,由新产后儿未能饮,至乳不泄,或乳胀,捏其汁不尽,皆令乳汁蓄结,与血气相搏,即壮热,大渴引饮,牢强掣痛,手不得近是也。初觉便知,以手捏去汁,更令旁人助咂引之。不尔,或作疮有脓,其热势盛,必成痈也,轻则为吹乳妬乳,重则为痈。虽有专门,不可不知。

《集验》论曰:凡妇人女子乳头生小浅热疮,搔之黄汁出,浸淫渐长,百疗不瘥,动经年月,名为妬乳。(眉批:浸淫疮亦名姑妒。)宜以赤龙皮汤、天麻汤洗之,敷二物汤、飞乌膏及飞乌散,始作者可敷以黄芩漏芦散、黄连胡粉散,并佳。(眉批:缺漏芦散。)

一方:治妬乳。

黄芩、白蔹、芍药,上为末,以浆水饮服半钱匕,日三。若左乳汁结者,即将左乳汁,若右乳汁结者,可捋去右乳汁。(眉批:捋法有见解。)

117.明-外科活人定本-龚居中-卷之一-乳发

此症生于两乳之上,乃厥阴阳明所司也。有内吹、外吹之辨,惟妇人生此。由二经风热壅盛,气血凝盛,遂成此毒。内吹者由儿在胎中,口气吸着乳房而生也。初起时多着艾灸,毒必从火而散矣。外吹者,喂乳之时,儿含着奶睡,口气呵着奶头而生也。初起时亦用艾灸,则可矣。内吹初起时,以火罐吸之可效,外吹初起揉令乳透亦消。若内吹已成巢穴,必待产子方愈。外吹而不治,必致穿胸走胁而毙矣。宜一醉忍冬汤、败毒流气饮、定痛乳香汤治之,外用万灵膏、生肌散,自取其效。若番花、石榴发乳者,此二症不可治。三十二三者可疗,四十以上者宜早治。急用药吃敷,如不生肌者,难治必死。

118.明-李氏家藏奇验秘方-匏庵延道人-妇人科-乳病门

吹乳

金银花、蒲公英(各二两),水酒煎服,渣热敷乳上。

又,瓜蒌(一个),归尾、甘草(各五钱),水酒煎好,入乳、没末(各一钱)。

又,金银花(三钱),贝母、陈皮(去白炒黄色,各二钱),当归、防风、木通、王不留行(各一钱),水煎服,渣捣烂敷乳上。

又,上好香肥皂和红糖调匀,敷上立消,试效。

治吹乳乳痈神方:用葱根捣烂,铺乳患处上,用瓦罐盛火盖葱上一时,蒸热,汗出即愈。

治吹乳肿痛不可忍:用半夏(一个)、葱白(二寸),捣一饼。如左吹,塞入上鼻孔;上吹,塞入左鼻孔,经宿愈。

119.明-菉竹堂集验方-罗浮山人-卷五-乳痈门

治乳痈肿:蒲公英(二两)、金银花(五钱),二味捣烂如泥,以酒一碗和匀,以绵滤出药酒,食后服。其渣把在乳痈肿上,便觉思睡,即愈。

又方:用新桑叶研烂,厚敷患处,复以桑叶盖之,用手帕缠定,一宿即愈。

又方:兔儿一枝箭,或五叶,或六叶,蒲公英二味等分,煎酒服。渣再捣烂敷患处,即愈。

又方:夏枯草(二钱)、当归(一钱五分)、桔梗(一钱)、贝母(一钱)、荆芥穗(一钱)、甘草(五分),上为片,生酒一盅,水一盅,煎一盅,食后服。用药渣敷乳上即消,神效。

治乳痈一切肿毒方:金线吊、虾蟆跟半边莲同捣烂,取汁冲生酒饮。渣敷患处即愈。如不消再敷。

120.明-新刊外科正宗-陈实功-卷之三下部痈毒门-乳痈论第二十六(附:乳岩)

怀孕之妇乳疾曰内吹。因胎气旺而上冲,致阳明乳房作肿,宜石膏散清之,亦可消散。迟则迁延日久,将产出脓,乳汁亦从乳窍流出,其口难完,有此者,纯用补托生肌,其口亦易完矣。

初起红赤肿痛,身微寒热,无头眩,无口干,微痛者顺。已成焮肿发热,疼痛有时,一囊结肿,不侵别囊者,轻。已溃脓黄而稠,肿消疼痛渐止,四边作痒,生肌者,顺。溃后脓水自止,肿痛自消,新肉易生,脓口易合者,顺。

初起发热恶寒,头眩体倦,六脉浮数,邪在表,宜散之。发热无寒,恶心呕吐,口干作渴,胸膈不利者,宜清之。忧郁伤肝,思虑伤脾,结肿坚硬微痛者,宜疏肝行气。已成焮肿发热,疼痛有时,已欲作脓者,宜托里消毒。脓已成而胀痛者,宜急开之。又脾胃虚弱,更兼补托。溃而不敛,脓水清稀,肿痛不消,疼痛不止,大补气血,结核不知疼痛,久而渐大,破后惟流污水,养血清肝。

121.明-仙传外科集验方-赵宜真-仙传外科秘方卷之十-救解诸毒伤寒杂病一切等证

合掌散治诸般疥癞疮。

治奶痈:蛇蜕(一钱,烧灰)、甘草(半钱,炙为末),温酒调下。如已破,用前药以生油涂。

一方:皂角(烧灰)、蚌粉,二味和匀酒调服,仍用手揉散之。

一方:收五月五日粽箬烧灰,调酒服即散,累有效。

又方:马鞭草,酒擂炒,和椎碎姜一块,带热服一二碗就,以淬烙患处。

治乳痈新起,结肿疼痛,憎寒发热,但未成者俱效。鹿角尖三寸,用炭火煅稍红,存性碾末,每服三钱,食后热酒一茶盅调服。甚者再用一服必消。

122.清-文堂集验方-卢荫长-卷三-女科

乳痈:红肿发热,疼痛者是痈,坚硬腐烂者是疽,凡初起当用发散流气之药,若已成脓,又当内托排脓,养血顺气,切勿用刀针取咎。瓜蒌(一个,捣烂),当归(五钱),生甘草(三钱),乳香(炙,去油)、没药(去油,各一钱),酒煎服,或水酒各半煎亦可,良久再服。如数服不效者,宜以补气血之药兼服之。初起用芙蓉根切片,以无灰酒煎服。

蟹爪尖、鹿角尖,俱炒黄为末,酒下二三钱,皆能即消。

紫苏叶煎汤频频服之,以渣敷乳上即消。

四旁硬者,以牙梳梳四旁亦消。

外用京墨、猪胆汁、玄参研末,和匀搽上即消。

益母草和生酒糟,捣烂敷之。

玉簪花根捣敷四围即消。

乳痈红肿:蒲公英一两、忍冬藤二两,水煎,食前服,睡觉病即去矣。

芭蕉叶捣烂敷之,取汁白酒冲服亦效。

乳痈成脓,痛不可忍:蜂房烧灰为末,每服一钱,水煎去渣,食后服,重者连进二服。

乳吹:因吃乳时,含乳睡着,乳为儿气所吹,乳汁不通,肿硬重者即成痈,生山药捣烂敷之即消,消即速去之。

123.清-文堂集验方-卢荫长-卷四-外科

一切痈疽发背:由七情内郁而生,蕴热在内,热气逼人,服之极验。并治乳痈、乳疖尤效。远志(米泔浸洗,去心),焙燥为末,每服三钱,酒一杯,煎数沸,澄清饮,渣敷患处,以好为度。

124.清-医学心悟-程国彭-卷五-产后乳疾

妇人产后,有乳少者,有吹乳者,有妒乳者。乳为气血所化,若元气虚弱,则乳汁不生,必须补养气血为主。若乳房嫩胀,是有乳而未通也,宜疏导之。复有乳儿之际,为儿口气所吹,致令乳汁不通,壅滞肿痛,不急治即成乳痈,速服瓜蒌散,敷以香附饼,立见消散。亦有儿饮不尽,余乳停蓄,以致肿痛,名曰妒乳,速宜吮通,并敷、服前药,免成痈患。若妇人乳盛,不自乳子,宜用炒麦芽五钱煎服,其乳即消。若妇人郁怒而乳肿者,于瓜蒌散内更加柴胡、赤芍、甘草、橘叶之属。

125.清-片石居疡科治法辑要-沈志裕-卷上-又乳痈乳疽等

乳岩之外,有内吹、外吹、乳痈、乳疽、乳发、乳漏之症。内吹者,怀孕未产,乳房肿痛成痈是也;外吹者,产后肝胃气浊,兼子吮乳时熟睡,鼻孔凉气吹入母乳,凝结而成痈是也。乳痈、乳疽男女皆有生者,由肝郁胃热而成,红肿而热为痈,坚硬而白为疽。乳发者与乳痈相同,而娇赤肿痛较乳痈更大,皮肉尽烂,由胃受湿热而成。乳漏者,因乳疮溃久不敛,风寒侵袭,时流清水者是也。顾乳房属胃经,乳头属肝经,大约乳症皆由肝气郁结,胃受湿热所致。初起服柴胡清肝汤、托里消毒饮,已成服托里透脓汤,已溃服托里排脓汤、内托黄芪饮加瓜蒌、橘叶之类。久溃服逍遥散。元虚服补中益气汤,外敷冲和膏。其疮内须用绵纸作条,蘸乌龙丹插入孔内,外贴太乙膏。又不可过用寒凉,以致血凝气滞,变为乳岩。余用雪里红草,俗名猫耳草,加入煎药内颇效。

126.清-彤园医书-郑玉坛-卷之三·外科病症-乳部

乳痈乳疽

红肿热痛者为痈,十四日脓成;坚硬木痛者为疽,廿余日成脓,男子生者少,女子生者多。总由肝气郁结,胃热壅滞。初起寒热往来,宜服瓜蒌牛蒡汤;寒热悉退,肿硬不消者,随服复元通气散。若又不消,时时跳动,势将溃脓者,服托里透脓汤;已溃胀痛,服托里排脓汤,溃后服益气养荣汤,气血虚甚服十全大补汤。外治,痈肿敷如意金黄散;乳疽敷冲和膏,溃后洗猪蹄汤,上去腐生肌药、膏药。

内吹

乳房属胃,乳头属肝,内吹者,怀胎六七月,胸满气上,乳房肿疼。色红者,因多热,宜服柴胡清肝汤;肿痛不红者,因气郁,且兼胎旺当服逍遥散。俱外敷冲和膏。若初起失治,或复伤气怒,大肿大痛,势欲成脓者,于逍遥散内加生芪、白芷、连翘以养血排脓。溃后宜补养,待生产后,方按外科以收功。

外吹

由乳母肝胃气浊,更兼孩儿吮乳睡熟,鼻孔凉气袭入乳房,与热乳凝结而作肿痛,寒热往来,烦躁口渴,初服荆防牛蒡汤;外用隔蒜灸法。俟寒热退后仍作肿者,服橘叶瓜蒌散;外敷冲和膏。如仍不消欲成脓者,即用透脓散;溃后内外治法同前乳痈。

凡妇人内未怀胎,外未行乳,乳上生毒者,此系皮肉为患,未伤乳房,由肝胃湿热凝结也,宜内服清热解毒之剂,外敷二味拔毒散自愈。

妒乳

乳头上多生细疮,初起烦热渴饮,宜用防风、元参、白芍(各二钱),白蔹、射干、大黄、芒硝、去皮尖杏仁(各一钱),升麻、甘草节(各五分),热服数剂,便利去硝、黄,加丹皮、柴胡。锯鹿角末、甘草末、鸡子黄调成膏,频涂自愈。

127.清-外科备要-易凤翥-卷一·证治-乳部

乳痈乳疽

总由肝气郁结,胃热壅滞而成。男子生者稀少,女子生者颇多。俱生于乳房,红肿热痛者为痈,十四日脓成;若坚硬木痛者为疽,廿馀日或月馀成脓。初起,寒热往来,宜服瓜蒌牛蒡汤(寒),寒热悉退,肿硬不消者,随服复元通气散(寒)。若不应,复时跳动者,势将溃脓,宜服托里透脓汤(霜)。已溃,胀痛,服托里排脓汤(霜),溃后服益气养荣汤(生)。溃后洗猪蹄汤(岗),上去腐生肌药贴收功。

128.清-外科选要-徐德铨-卷五-乳痈

冯楚瞻曰:妇人之乳,男子之肾,皆性命之根也。人之气血,周行无间,寅时始于手太阴肺经,出于云门穴,穴在乳上;丑时归于足厥阴肝经,入于期门穴,穴在乳下。出于上,入于下,肺领气,肝藏血,乳正居于其间也,其足阳明之脉,自缺盆下于乳。又冲脉者,起于气街,并足阳明夹脐上行,至胸中而散。故乳房属足阳明胃经,乳头属足厥阴肝经。妇人不知调养,有伤冲任,且忿怒所逆,郁闷所遏,厚味所酿,以致厥阴之气不行,阳明之血热甚,或为风邪所客,则气壅不散,结聚乳间,或硬或肿,疼痛有核,乳汁不出,名曰妒乳。渐至皮肤焮肿,寒热往来,谓之乳痈。

129.清-外科真诠-邹岳-卷上-胸乳部

乳发,乳痈,乳疽

乳肿最大者名曰乳发,肿而差小者名曰乳痈,初发之时即有疮头,名曰乳疽。乳房属胃,乳头属肝,此处患病,总由肝气郁结,胃热壅滞而成,男子生者稀少,女子生者颇多。初起宜内服和乳汤,有寒热头痛者,加防风一钱,前胡一钱,气虚者加生黄芪一钱,外用冲和膏刷,即可消去。若耽延日久,肿硬不消,内脓已成者,即用和顺汤加黄芪二钱,皂刺一钱,催其速溃,以免遍溃乳房,致伤囊隔,难以收敛。溃后用乌云散盖膏。有产后十日内,增寒壮热,乳房肿痛,乃产后血虚,外感风寒所致,不宜药饵,只用烧红铁秤荷淬水酒二三碗,乘热服之即愈,此百发百中之妙方也。有老年乳房结核,硬肿疼痛,由肝虚血燥、肾虚精怯而发者,用六味地黄汤加当归、白芍、青皮、香附、公英服之即消。有患乳痈好后,内结一核,如桃如李,累月不消,宜用和乳汤加附片七分,煎服四六剂即消。

130.清-新刻图形枕藏外科-佚名-一、枕藏外科诸症

乳发(图 3-1)即乳癖,有儿外吹,有孕内吹。有孕以内托流气饮用之,无孕用千金化毒汤,敷以铁箍散,若出脓,用生肌定痛散敷之。此症受于肝肺忧怒之郁,悲思之气及饮食之毒,凡寒暑湿之所成也。

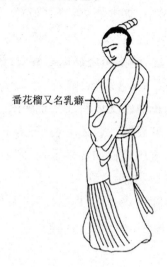

番花榴又名乳癖

图 3-1　乳发

番花榴发乳,曰崖崩者,乳房伤坏矣。三十二三可治,四十以上不急治则危。急用流气饮、托里散、上宣汤,中用解毒生肌散,再服复元通气散。

131.清-新刻图形枕藏外科-佚名-一、枕藏外科诸症

左乳痈,因肝怒血滞,孔窍不利,用内托流气饮,不效,用定痛流气饮。

右乳痈,因风热湿痰搏于脾胃肝肺之间,用清心流气饮,不效,用内托流气饮。

132.清-寿身小补家藏-黄兑楣-卷之五-乳痈乳岩两证(指方)

乳痈者,即肿胀日久不消而成也,先仍以二四十连翘金贝煎多服数剂,再以四九加减人参败毒散服之,或用百九三薛氏加味逍遥散,均宜。倘过用苦寒之药,日久溃后不敛,浓清脉浮则难治矣,此治乳痈之大法也。

若产后因郁怒伤旺,乳内结核,坚硬疼痛,肉色如故,故名曰乳岩。致令五心发热,肢体倦瘦,面无血色,若渐久渐大,内溃深洞,终为难治,宜用四五扶脾养元法,或用又八人参养营汤,可延岁月,若用消耗,危始速矣。每有孕妇亦有此证,名曰内吹。凡用药亦如之,然不可用生膝、瞿麦等药,以犯其胎。

133.清-证治合参-叶盛-卷之十七-外科

乳痈乳岩

[证]乳房为阳明所经,乳头乃厥阴所属。乳子之母,不知调养,忿怒所逆,郁闷所遏,厚味所酿,以致厥阴之气不行,窍不通而汁不能出。阳明之血沸腾,故热壅而化为脓也。亦有所乳之子,膈有滞痰,口气燉热,含乳而睡,为热气所吹,遂生结核。当初起时,便须忍痛揉搯令软,吮使汁透,即可消散。失此不治,必成痈疖。治法,疏厥阴之滞以青皮,清阳明之热以石膏,行污浊之血以甘草节,消肿导毒以瓜蒌实,或加没药、青橘叶、皂角针、银花、当归头。或汤或散,加减随意消息,又须以陈酒少佐药力。若加以艾火两三壮于肿处,其效尤捷。彼村工喜于自炫,妄用刀针,引惹拙病,良可哀悯。若夫不得于夫,不得于舅姑,忧怒郁遏,时日积累,脾气消阻,肝气横逆,遂成隐核如鳖棋子,不痛不痒。

[方]乳痈神方,治乳痈初起,用之即散。

用小儿屎布烘热,乘热揉于患处,冷即易之,以不痛为度,即愈。

134.清-类证治裁-林佩琴-卷之八-乳症

乳症论治

乳症多主肝胃心脾,以乳头属肝经,乳房属胃经,而心脾郁结,多见乳核、乳岩诸症。乳痈燉肿色红,属阳,类由热毒,妇女有之,脓溃易愈。

小儿吮乳,鼻风吹入,令乳房壅结肿痛,名外吹,不急治,多成乳痈。内服瓜蒌散,外以南星末敷之,甚则,连翘金贝煎。孕妇胎热,寒热乳肿,名内吹,用橘叶散治之。新产儿未能吮乳,余乳停蓄滋胀,发热内渴,肿硬结痛,名妒乳,宜挤去宿乳,或吮通之,以贝母、瓜蒌、甘草节、木通煎服。

妇女胆胃二经热毒,壅遏气血,乳肿燉痛,名乳痈。初起寒热肿痛,肉色燉赤,宜凉血疏邪。治以四物汤加柴胡、山栀、丹皮、贝母、瓜蒌、甘草。乳房结核,肿痛色赤,宜疏肝清胃,内服牛蒡子汤,外用活鲫鱼,连头骨捣烂,以香腊槽一团研匀,敷上即消。气血凝滞,结核不散,连翘饮子。肝失条畅,乳痈结核,寒热肿溃,治以清肝解郁汤。心脾郁伤,乳痈发热,结核腐溃,治以归脾汤,芪、术、草生用。乳疬肿痛,用大贝母、白芷、乳香、没药、当归身,每服四钱,白酒下。乳疬溃烂,用两头尖雄鼠粪,土楝子经霜者佳,露蜂房,各三钱,俱煅存性研末,分三服酒下,间两日一服。痛止脓敛,如脓成不溃,或脓水清稀,用托里消毒散。溃久不敛,用桑根木芝,或菌,烧灰,和梅片末掺之,即愈。

135.清-女科要旨-陈修园-卷四-外科

乳痈、乳岩（附：乳缩、乳卸）

经云：乳头属足厥阴肝经，乳房属足阳明胃经。若乳房忽然肿痛，数日之外，焮肿而溃，稠脓涌出，脓尽而愈，此属肝胃热毒、血气壅滞所致，名曰乳痈，犹为易治。若乳岩者，初起内结小核如棋子，不赤不痛，积久渐大崩溃，形如熟榴，内溃深洞，脓水淋漓，有巉岩之势，故名曰乳岩。此属脾肺郁结，血气亏损，最为难治。乳痈初起，若服人参败毒散、瓜蒌散加忍冬藤、白芷、青橘皮、生芪、当归、红花之类，敷以香附饼，即见消散；如已成脓，则以神仙太乙膏贴之，吸尽脓水自愈矣。周季芝云：乳痈、乳岩结硬未溃，以活鲫鱼同天生山药捣烂，入麝香少许，涂块上，觉痒勿搔动，隔衣轻轻揉之，七日一涂，旋涂旋消；若用行气破血之剂，是速其危也。更有乳缩证，乳头缩收肉内，此肝经受寒，气敛不舒，宜当归补血汤加干姜、肉桂、白芷、防风、木通之类主之。又有乳卸证，乳头拖下，长一二尺，此肝经风热发泄也，用小柴胡汤加羌活、防风主之；外用羌活、防风、白蔹火烧熏之；仍以蓖麻子四十九粒、麝香一分，研极烂涂顶心。俟至乳收上，急洗去。此系属怪证，妇人盛怒者多得之，不可不识。

136.清-片石居疡科治法辑要-沈志裕-卷上-又乳痈乳疽等证

乳岩之外，有内吹、外吹、乳痈、乳疽、乳发、乳漏之症。内吹者，怀孕未产，乳房肿痛成痈是也；外吹者，产后肝胃气浊，兼子吮乳时熟睡，鼻孔凉气吹入母乳，凝结而成痈是也。乳痈、乳疽男女皆有生者，由肝郁胃热而成，红肿而热为痈，坚硬而白为疽。乳发者与乳痈相同，而焮赤肿痛较乳痈更大，皮肉尽烂，由胃受湿热而成。乳漏者，因乳疮溃久不敛，风寒侵袭，时流清水者是也。顾乳房属胃经，乳头属肝经，大约乳症皆由肝气郁结，胃受湿热所致。初起服柴胡清肝汤、托里消毒饮，已成服托里透脓汤，已溃服托里排脓汤、内托黄芪饮加瓜蒌、橘叶之类。久溃服逍遥散。元虚服补中益气汤，外敷冲和膏。其疮内须用绵纸作条，蘸乌龙丹插入孔内，外贴太乙膏。又不可过用寒凉，以致血凝气滞，变为乳岩。余用雪里红草，俗名猫耳草，加入煎药内颇效。

137.清-疡科心得集-高秉钧-卷中-辨失营马刀生死不同论

若其始生硬肿，即有头出，后复旁生数头，头中有脓不多，此名乳疽。是为阳明痰热之毒，兼夹肝胆之火结成。治当清理痰气，疏通肝邪，解毒和营，如荆、防、苏叶、白芷、贝母、瓜蒌、青皮、夏枯草等物，在所需用矣。

138.清-女科经纶-萧埙-卷六-产后证下

乳痈属忿怒郁闷血热沸腾。

朱丹溪曰:《经》云,阳明之血沸腾,热甚化脓。治法,青皮疏厥阴之滞气,石膏清阳明之血热,生草节行污浊之血,消肿导毒,瓜蒌仁、没药、青橘叶、角刺、金银、当归、酒佐之,加艾灸二三十壮于痛处,甚效,切不可用刀针,必致危困。

乳痈属饮食厚味胃火上蒸乳房。

李氏曰:妇人之乳,男子之肾,皆性命之根也。乳头窍塞不通,致令结核不散,痛不可忍。初起宜隔蒜灸之,切忌刀针。能饮者,一醉膏加当归,两服即效。

139.清-医宗金鉴-吴谦-卷六十六-胸乳部

内外吹乳

吹乳乳毒乳肿疼,内吹胎热痛焮红,外吹子鼻凉气袭,寒热烦渴结肿疼。

[注]乳房属胃,乳头属肝,而有内吹、外吹之分。内吹者,怀胎六七月,胸满气上,乳房结肿疼痛,若色红者,因多热也;不红者,既因气郁,且兼胎旺也。多热者,宜服柴胡清肝汤;气郁者,宜服逍遥散,外俱敷冲和膏必消。或初肿失于调治,或本人复伤气怒,以致大肿大痛,其势必欲成脓,宜用逍遥散加黄芪、白芷、连翘以养血排脓治之。脓溃之后,宜调养血气,待生产后,按溃疡治法,方得收口。妊娠用药禁忌,另有歌诀,详载首卷。外吹者,由乳母肝、胃气浊,更兼子吮乳睡熟,鼻孔凉气,袭入乳房,与热乳凝结肿痛,令人寒热往来,烦躁口渴。初宜服荆防牛蒡汤,外用隔蒜灸法;俟寒热退仍肿者,服橘叶瓜蒌散,外敷冲和膏消之。其肿消之不应者,将欲作脓,即用透脓散。其余内服、外敷之法,俱按痈疽肿疡、溃疡门。又有至如内未怀胎,外未行乳而生毒者,系皮肉为患,未伤乳房,此肝、胃湿热凝结而成乳毒也,法当按疮疖治之,无有不效者。

乳疽乳痈

乳疽乳痈乳房生,肝气郁结胃火成。痈形红肿焮热痛,疽形木硬觉微疼,痈发脓成十四日,疽发月余脓始成。未溃托里排脓治,已溃大补养荣灵。

[注]此证总由肝气郁结,胃热壅滞而成。男子生者稀少,女子生者颇多,俱生于乳房。红肿热痛者为痈,十四日脓成;若坚硬木痛者为疽,月余成脓。初起寒热往来,宜服瓜蒌牛蒡汤;寒热悉退,肿硬不消,宜用复元通气散消之。若不应,复时时跳动者,势将溃脓,宜用托里透脓汤;脓胀痛者针之,宜服托里排脓汤;虚者补之,如人参养荣、十全大补等汤,俱可选用。外敷贴之药,俱按痈疽肿疡、溃疡门。

乳痈各方

乳痈(图 3-2)初起未成脓者,用生蒲公英数两,石臼内捣烂,热酒冲服,渣敷患处,略睡片时,二三次即愈。

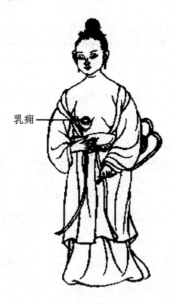

图 3-2 乳痈

又方:乳痈初起,敷之即时消散。用生香附一两,研末,正麝香二分,上二味和匀,以生蒲公英二两,如无生者,干的亦可,好酒浓煎,去渣,以酒调药,如稠糊乘热敷患处即消,随后请名医调理气血为要。

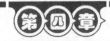

乳痈的外治法

1.东晋-肘后备急方-葛洪-卷之五-治痈疽妳乳诸毒肿方第三十六

葛氏,疗奶发,诸痈疽发背及乳方,比灸其上百壮。

乳肿:桂心、甘草(各二分),乌头(一分,炮),捣为末,和苦酒涂,纸覆之,脓化为水,则神效。

葛氏,妇女乳痈妳肿,削柳根皮,熟捣,火温,帛囊贮熨之,冷更易,大良。

又方:取研米槌煮令沸,絮中覆乳以熨上,当用二枚,互熨之,数十回止。姚云神效。

乳痈方:大黄、罔草、伏龙肝(灶以下黄土也)、生姜(各二分),先以三物捣筛,又合生姜捣,以醋和涂,乳痈则止,极验。刘涓子不用生姜,用干姜(四分,分等)。余比见用鲫鱼立验,此方《小品》,佳。

姚氏,乳痈:大黄、鼠粪(湿者)、黄连(各一分),二物为末,鼠矢更捣,以黍米粥清和,敷乳四边,痛即止,愈。无黍米,用粳米并得。

又方:牛马矢敷,并佳,此并消去。

《小品》妳方:黄芩、白蔹、芍药分等,末,筛,浆服一钱匕,日五服。若右乳结者,将左乳汁服,左乳结者,将右乳汁服,散消根。姚同,此方必愈。

姚方:捣生地黄敷之,热则易。小豆亦佳。

又云:二三百众疗不瘥,但坚紫色者。用前柳根皮法云:熬令温,熨肿,一宿愈。

凡乳汁不得泄内结,名妳乳,乃急于痈。

徐玉疗乳中瘰疬起痛方:大黄、黄连(各三两),水五升,煮取一升二合,分三服,得下即愈。

《小品》痈结肿坚如石,或如大核,色不变,或作石痈不消。

鹿角(八两,烧作灰)、白蔹(二两)、粗理黄色磨石(一斤,烧令赤),三物捣作末,以苦酒和泥,厚涂痈上,燥更涂,取消止。内服连翘汤下之。

姚方云:烧石令极赤,内五升苦酒中,复烧,又内苦酒中,令减半止,捣石和药,先用所余,苦酒不足,添上用。

姚方:若发肿至坚而有根者,名曰石痈,当上灸百壮,石子当碎出。不出者,可益壮。痈疽、瘤、石痈、结筋、瘰疬,皆不可就针角。针角者,少有不及祸者也。

又,痈未溃方:闾草,末,和鸡子白,涂纸令厚,贴上,燥复易,得痛自瘥。

痈肿振焮不可枕方:大黄,捣筛,以苦酒和,贴肿上,燥易,不过三,即瘥减,不复作脓,自消除,甚神验也。

痈肿未成脓,取牛耳垢封之,即愈。

若恶肉不尽者,食肉药食去,以膏涂之,则愈。

食肉方:取白炭灰、荻灰等分,煎令如膏,此不宜预作。十日则歇,并可与去黑子。此大毒,若用效验,本方用法。

凡痈肿,用瓜蒌根、赤小豆,皆当,纳苦酒中,五宿出,熬之毕,捣为散,以苦酒和,涂纸上贴肿,验。

《隐居效方》:消痈肿。白蔹(二分)、藜芦(一分),为末,酒和如泥,贴上,日三,大良。

疽疮骨出,黄连、牡蛎(各二分),为末,先盐酒洗,后敷。

葛氏,忽得瘭疽着手足肩,累累如米豆,刮汁出,急疗之。

熬芜菁,熟捣,裹以辗转其上,日夜勿止。

若发疽于十指端,及色赤黑,甚难疗,宜按大方,非单方所及。

若骨疽积年,一捏一汁出,不瘥。

熬末胶饴,勃疮上,乃破生鲤鱼以搵之,如炊顷,刮视有小虫出,更洗,敷药,虫尽则便止,瘥。

姚方云:瘭疽者,肉中忽生一氆子,如豆粟,剧者如梅李大,或赤,或黑,或白,或青,其氇有核,核有深根,痛惨应心,少久四面悉肿,疱黯黩紫黑色,能烂坏筋骨,毒入脏腑,煞人。南方人名为搵着毒。

着厚肉处皆割之,亦烧铁令赤,烙赤三上,令焦如炭,亦灸黯疱上,百壮为佳。早春酸暮叶,薄其四面,防其长也,饮葵根汁、犀角汁、升麻汁,折其热。内外疗依丹毒法也。

刘涓子,疗痈疽发坏,出脓血,生肉,黄芪膏。

黄芪、芍药、大黄、当归、芎劳、独活、白芷、薤白(各一两),生地黄(三两),九物切,猪膏二升半,煎三上三下,膏成,绞去滓,敷充疮中,摩左右,日三。

又丹痈疽始发,浸淫进长,并少小丹搨方。

升麻、黄连、大黄、芎䓖(各二两),黄芩、芒硝(各三两),当归、甘草(炙)、羚羊角(各一两),上九物㕮咀,水一斗三升,煮取五升,去滓,还纳铛中,芒硝上杖搅,令成膏。适冷热,贴帛搨肿上,数度便随手消散。王练甘林所秘方,慎不可近阴。

又,瘰疮,浸淫多汁,日就浸大,胡粉散。

胡粉(熬),甘草(炙),蔄茹、黄连(各二分),四物捣散,筛,以粉疮,日三,极验。

诸疽疮膏方:蜡、乱发、矾石、松脂(各一两),猪膏(四两),五物先下发,发消下矾石。矾石消下松脂,松脂消下蜡,蜡消下猪膏,涂疮上。

赤龙皮汤,洗诸败烂疮方:槲树皮(切)三升,以水一斗,煮取五升,春夏冷用,秋冬温用,洗乳疮及诸败疮,洗了则敷膏。

《梅师方》:治产后不自乳见,蓄积乳汁结作痈。取蒲公草,捣敷肿上,日三四度易之。俗呼为蒲公英,语讹为仆公罂是也。水煮汁服,亦得。

又方:治乳头裂破,捣丁香末,敷之。

《千金方》:治妒乳。梁上尘,醋和涂之。亦治阴肿。

《灵苑方》:治乳痈痛初发,肿痛结硬,欲破脓,令一服,瘥。

以北来真桦皮,无灰酒服方寸匕,就之卧,及觉,已瘥。

《圣惠方》:主妇人乳痈不消。用白面半斤,炒令黄色,用醋煮为糊,涂于乳上,即消。

《产宝》:治乳及痈肿。鸡屎末,服方寸匕,须臾三服,愈。

《梅师方》:亦治乳头破裂,方同。

《简要济众》:治妇人乳痈。汁不出,内结成脓肿,名妒乳方。

露蜂房,烧灰研。每服二钱,水一中盏,煎至六分,去滓,温服。

又方:治吹奶,独胜散。白丁香(半两),捣罗为散,每服一钱匕,温酒调下,无时服。

《子母秘录》:疗吹奶,恶寒壮热。猪肪脂,以冷水浸,搨之。热即易,立效。

《杨炎南行方》:治吹奶,疼痛不可忍。用穿山甲(炙黄)、木通(各一两),自然铜(半两),生用,三味捣罗为散,每服二钱,温酒调下,不计时候。

《食医心镜》云:治吹奶,不痒不痛,肿硬如石。以青橘皮二两,汤浸去瓤,焙为末,非时温酒下二钱匕。

2.南北朝-小品方-陈延之-小品方卷第十-治痈疖瘰诸方

《经》言:寒气客于经络之中,则血气泬涩不行,壅结则为痈疽也,不言热之所作。其成痈久,寒化为热,热盛则肉腐烂为脓也。依经诊候之,由人体中有热,被寒冷搏之,血脉泬涩不行,热气壅结则为痈疽也。是以治痈疽方有灸法者,治其始。其始,中寒未成热之时也。其用冷薄贴者,治其热已成,以消热使不成脓也。今人多不悟,其始不用温治及灸法也。今出要方,以治其成形者耳。赤色肿有尖头者,根广一寸以还,名为疖;其广一寸以上者,便为小痈也;其如豆粒大为疱。

治作痈令消方:取鹿角就磨刀石上水摩之,以汁涂,燥复涂,则消也。内宜服连翘汤下。

又方:生舂小豆下筛,鸡子白和如泥涂之。

治始作痈,正赤热痛方:单烧鹿角作末,苦酒和薄之,干复涂之,自消。

又方:单捣大黄,苦酒和薄之,温则易。

治痈及疖始结肿赤热方:水摩半夏涂之,燥更涂,得䐬便消也。山草中自可掘取半夏乃佳,神验。

有石痈者,始微坚,皮核相亲著,不赤,头不甚尖,微痛热,热渐自歇,便极坚如石,故谓石痈,难消,又不自熟,熟皆可百日中也。

初作便服防己连翘汤,白针气写之,敷练石薄,积日可消。若失时不得治,不可消。已有脓者,亦用此薄,则速溃,脓浅易为火针。诸痈溃后用膏散,依治缓疽法,初作即以小豆薄涂之,亦消也。

治痈结肿坚如石,或如大核,色不变,或作石痈不消者方。

鹿角(八两、烧作灰)、白蔹(二两)、鹿理黄色磨石片(一斤),烧石极令赤,内五升苦酒中,复烧,烧竟复更纳苦酒中,令减半止,捣石作末,并鹿角屑、白蔹屑,以余苦酒和如泥,厚涂痈上,裁干更涂,取消也。(《医心方》卷十五)

治石痈方:单磨鹿角、半夏涂,不如上方佳也。

治始发诸痈疽发背及乳痈方:半夏末,鸡子白和,涂良。生者神验,以水和涂之。(《外台》卷二十四)

有瘰者,始结肿与石痈相似,所可为异者,其一种中按之垒垒有数核便是也。

初作喜不痛、不热,即以练石薄敷之,内服防己连翘汤下之,便可得消。若失时不治结脓者,亦以练石薄薄令速熟,熟用火针、膏散,如治痈法。初作即以小豆薄涂之,亦消。

3.南北朝-小品方-陈延之-小品方卷第十-治乳痈妒乳生疮诸方

治乳痈方:大黄(二分)、罔草(二分)、伏龙肝(二分)、生姜(二分),凡四物,合

筛,以姜并舂治,以醋和,涂乳最验。(《医心方》卷二十一)

单地黄煎,主补虚除热,散乳石痈疽疮疖等热方。

生地黄随多少,取汁于铜钵中重汤上煮,勿盖釜,令气得泄,煎去半,更以新布滤绞,去粗滓秽又煎,令如饧成矣。此用地黄须肥大味浓者,作煎甘美,东南地黄坚细味薄,作煎咸不美。(《外台》卷三十一)

治妒乳方:以鸡子白和小豆散,涂乳房,令冷,以消结也。

又宜以赤龙皮汤、天麻草汤洗之,敷黄连胡粉膏。

赤龙皮汤:槲树皮切三升,以水一斗,煮取五升,夏月冷用之,秋冬温之,分以洗乳。

天麻草汤:天麻草切五升,以水一斗五升,煮取一斗,随寒温分洗乳。(《医心方》卷二十一)

治妒乳方:黄芩、白蔹、芍药(各等分),上三味,下筛,浆水服一钱匕,日三。若右乳结将去左乳汁,左乳结即将去右乳汁,服即消。

又方:柳白皮,酒煮令热,以熨上即消。

又方:苦酒磨升麻,若青木香若檀香,以摩上并良。一味即得,佳。

治妒乳方:生地黄汁以薄之。

4.南北朝-刘涓子鬼遗方-刘涓子-卷五-治妇人妒乳生疮

雌黄膏方:雌黄、白蔹、雄黄、漆头芦茹(各一两)、乱发(一团,如鸡子大),上五味,各研捣筛,以不中水猪脂二升,先煎乱发令尽,下诸药,再微火煎,候膏成,放凝,涂疮上,日三四。

5.北周-集验方-姚僧垣-集验方卷第十一-治妇人妒乳疮痛方

取葵茎烧灰捣散,服方寸匕,日三即愈。(《外台》卷三十四)

治妒乳生疮方:蜂房、猪甲中土、车辙中土,等分,三味末,苦酒和涂之,良。(《外台》卷三十四)

治妇人女子乳头生小热疮,搔之黄汁出,浸淫为长,百治不瘥者,动经年月,名为妒乳病。妇人饮儿者,乳皆欲断,世论苟抄乳是也。宜以赤龙皮汤及天麻汤洗之,敷二物飞乌膏及飞乌散佳,始作者可敷以黄芩漏芦散及黄连胡粉散并佳,方如下。

赤龙皮汤方:槲皮切三升,以水一斗,煮取五升,夏冷用之,秋冬温之,分以洗乳,亦洗诸深败烂久疮,洗毕敷膏散。(《外台》卷三十四)

天麻草汤方:天麻草切五升,以水一斗半,煎取一斗,随寒温分洗乳,以杀痒

也。此草叶如麻叶,冬生夏著花,赤如鼠尾花,亦以洗浸淫黄烂热疮、痒疽湿阴蚀疮,小儿头疮,洗毕敷膏散。(《外台》卷三十四)

飞乌膏散方:用烧朱砂作水银上黑烟(一名细粉者三两)、矾石(三两,烧粉),二味以绢筛了,以甲煎和之令如脂,以敷乳疮,日三。作散者不须和,有汁自著可用散,亦敷诸热疮、黄烂浸淫疮、蜜疮、丈夫阴蚀痒湿、诸小儿头疮疳蚀、口边肥疮、蜗疮等,并以此敷之。(《外台》卷三十四)

黄连胡粉膏散方:黄连(二两),胡粉(十分),水银(一两,同研令消散),三味,捣黄连为末,三物相和,合皮裹熟挼之自和合也。纵不成一家,且得水银细散入粉中也。以敷乳疮,诸湿痒黄烂肥疮,若著甲煎为膏。(《外台》卷三十四)

又方:左乳结者去右乳汁,右乳结者可去左乳汁。(《医心方》卷二十一)

又方:捣生地黄薄之,热则易。(《医心方》卷二十一)

6.北周-集验方-姚僧垣-集验方卷第十一-治妇人乳痈方

治乳痈方:大黄(二两)、莽草(二分)、伏龙肝(十二分)、干姜(二分),四味捣末,以酢和涂乳上,即效止。一方生姜极验,可用也。(《外台》卷三十四)

又方:取鹿角下筛散,以猪颔下清汁服方寸匕,不过再服,亦以醋浆服之良。(《外台》卷三十四)

治乳痈,四物胶薄贴方。

胶(炙)、大黄、莽草、细辛,各等分,捣末,以鸡子白和涂纸上,贴肿,频易,昼夜贴之,割纸穿如钱大,出肿头。(《外台》卷三十四)

治乳痈,三物桂心贴方。

桂心(三分)、乌头(二分)、甘草(二分),捣散,以苦酒和,涂肿上,以小纸覆濡其上,将乳居其中,以干布置乳下,须臾布当濡,有脓水也佳。(《外台》卷三十四)

乳痈二、三百日,众治不瘥,但坚紫色方。

柳根削上皮,捣熬令温,盛囊熨乳上,一宿则愈。(《医心方》卷二十一)

治乳痈方:大黄、鼠粪(湿者)、黄连(各一分),为末,鼠矢更捣,以黍米粥清和,敷乳四边,痛即止愈。无黍米用粳米并得。(《肘后方》卷五)

又方:牛、马矢敷,并佳,此并消去。(《肘后方》卷五)

治妇女乳痈妬肿方:取研米槌煮令沸,絮中覆乳,以熨上,当用二枚,牙熨之,数十回止。(《肘后方》卷五)

7.唐-千金翼方-孙思邈-卷第二十三疮痈上-薄贴第八(方三十一首)

野葛贴

[主治]痈疽、痔瘘、恶疮、妇人妬乳疮。

[处方]野葛、芍药、薤白、通草(各半两),当归(三分),附子(一分)。

[用法]上六味,切之,醋浸半日,先煎猪脂八合令烟出,内乱发半两,令消尽,下,令热定,乃内松脂二两,蜡半两,更著火上令和,乃纳诸药令沸,三上三下,去滓,冷之,浣故帛去垢。涂贴肿上,干即易之,春去附子,其乱发净洗去垢,不尔,令疮痛。

又方:煎地黄汁如胶作饼贴之,日四易,三日瘥。(《千金》云:食恶肉。)

紫葛贴

[主治]痈肿。

[处方]紫葛(二两半),大黄(五分),白蔹、玄参、黄连、黄芩、由跋、升麻、榆白皮(各三分),青木香(半两),赤小豆(半合)。

[用法]上一十一味,捣筛为散,以生地黄汁和之如泥敷之,干即易之,大醋和亦得。

治痈疽疮久不瘥方

[处方]松脂、薰陆香。

[用法]上二味,等分,捣,入少许盐为饼,贴疮上。恶汁出尽,即瘥。

诸卒肿方:取芥子细末,猪胆和如泥,涂病上,日三。

芜菁子封痈肿方:取芜菁子一升,捣作细末,大醋和如泥,封之。干则易之。芥子亦大佳。

又方:槐子半升,慎火草一把,捣细,水和涂之。

又方:捣蔚臭汁,服一鸡子,以滓封痈上,暖即易之,头面肿更良。

葱白疗痈疽瘘有数孔积年不瘥方:葱白一斤,细切,捣如泥,净洗疮拭干,封涂之,厚一分,日三,夜一,取瘥止。

八味黄耆薄方

[处方]黄芪、芎䓖、大黄、黄连、莽草、黄芩、栀子、芍药等分。

[用法]上八味,为散,以鸡子白和如泥涂布上,随肿大小薄之,燥则易之,疮上开孔,令得泄气。

揭汤

[主治]丹痈疽始发焮热浸长进方,兼主小儿丹长,忌近阴。

[处方]升麻、黄连、大黄、芎䓖、羚羊角、当归、甘草(各二两),黄芩(三两)。

[用法]上八味,以水一斗,煮取五升,去滓,又还铛中,内芒硝三两,上火令一沸,则帛拓肿上,数过,肿热便随手消尽,王练甘休秘之。

拓汤方

[处方]大黄、黄芩、白蔹(各三两),芒硝(一两半)。

[用法]上四味,以水六升,煮取二升,以故帛四重内汁中,以拓肿上,暖复易,昼夜为之。

又方:凡痈以梁上尘灰、葵茎等分,醋和敷之,干则易之。

石痈坚如石不作脓者方:生商陆根贴软布帛贴之,数易之,亦可捣敷,燥即易,痈当消濡。

8.唐-千金翼方-孙思邈-卷第二十四·疮痈下-痈疽发背第一(方九首)

凡发背及痈疽肿,已溃未溃方。

取香豉三升,少与水和,熟捣成疆泥,可肿作饼子,厚三分,已有孔,勿覆孔,可肿上布豉饼,以艾列其上,灸之使温,温热而已,勿令破肉也。其热痛,急易之。痈疽当便减,决得安,或一日二日灸之,若先有疮孔,孔中汁出即瘥。

痈肿发背并诸毒肿方

[处方]榆白皮、瓜蒌(各五两),妇人月布洗取汁,胡燕窠土、鼱鼠土(各十两)。

[用法]上五味,捣和作泥封之,一日渐消,五日全瘥,若坏,封四畔,瘥。

诸痈肿无聊赖,发背及痈疖已疼痛方,蒸糜谷更递熨之即愈。

一云蔷薇壳,更灸熨之。

痈疽发腹背阴隐处,通身有数十痈方。

取牛粪干者烧末,以鸡子白和涂,干则易,瘥止。

又方:以牡蛎粉大醋和涂即愈。

9.唐-备急千金要方-孙思邈-卷第二十三·痔漏-肠痈第二

论曰:产后宜勤济乳,不宜令汁畜积,畜积不去,便结不复出,恶汁于内,引热温壮,结坚牵掣痛,大渴引饮,乳急痛,手不得近,成妒乳,非痈也。急灸两手鱼际各二七壮,断痈状也,不复恶手近乳,汁亦自出,便可手助捱之,则乳汁大出,皆如脓状。内服连翘汤,外以小豆薄涂之,便瘥。

妇人女子乳头生小浅热疮,痒搔之黄汁出,浸淫为长百种,治不瘥者,动经年月,名为妒乳。妇人饮儿者乳皆欲断,世谓苟抄乳是也。宜以赤龙皮汤及天麻汤洗之,敷二物飞乌膏及飞乌散佳。若始作者,可敷黄芩漏芦散及黄连胡粉散并佳。

赤龙皮汤方:榔皮切三升,以水一斗,煮取五升。夏冷用之,冬温用之,分以洗乳,亦洗诸深败烂久疮,洗竟敷膏散。

天麻汤方:天麻草切五升,以水一斗半,煮取一斗,随寒热分洗乳,以杀痒也。此草叶如麻,冬生、夏著花,赤如鼠尾花也。亦以洗浸淫黄烂热疮,痒疽湿阴蚀,小儿头疮,洗竟敷膏散。

飞鸟膏方:倾粉(是烧朱砂作水银上黑烟也,一作湘粉)、矾石(各二两),二味为末,以甲煎和如脂,以敷乳疮,日三敷。作散者不须和,汁自著者可用散。亦敷诸热疮,及黄烂疮浸淫汁痒、丈夫阴蚀痒湿疮、小儿头疮、月蚀口边肥疮、瘑疮等并敷之。

黄连胡粉散方:黄连(二两)、胡粉(十分)、水银(一两),三味,黄连为末,以二物相和,软皮果熟搜之,自和合也。纵不得成一家,且得水银细散入粉中也,以敷乳疮、诸湿疮、黄烂肥疮等。若干,著甲煎为膏。

治妒乳,乳生疮方。

蜂房、猪甲中土、车辙中土,等分,三味末,苦酒和敷之。

妇人乳生疮,头汁出,疼痛欲死不可忍。

鹿角散方:鹿角(三分)、甘草(一分),二味,治下筛,和鸡子黄于铜器中,置于温处,炙上敷之,日再即愈,神验不传。

治妒乳方:取葵茎灰捣筛,饮服方寸匕,日三,即愈。

又方:烧自死蛇灰,和猪膏涂,大良。

妒乳,以蒲横度口,以度从乳上行,灸度头二七壮。

论曰:产后不自饮儿,并失儿无儿饮乳,乳畜喜结痈。不饮儿令乳上肿者,以鸡子白和小豆散敷乳房,令消结也。若饮儿不泄者,数捻去之。亦可令大孩子含水使口中冷,为嗍取滞乳汁吐去之,不含水嗽去热,喜令乳头作疮乳孔塞也。

凡女人多患乳痈,年四十已下治之多瘥,年五十以上慎不治,治之多死,不治自得终天年。

治妒乳、乳痈肿方:取研米槌二枚,炙令热,以絮及故帛搅乳上,以槌更互熨之,瘥止。已用立验。

治乳痈坚方:以水罐中盛醋泔清,烧石令热,纳中沸止。更烧如前少热,纳乳渍之,冷更烧石纳渍,不过三烧石即愈。

治乳痈方:大黄、鼠屎(新者,各一分)、黄连(二分),三味,捣黄连、大黄末,合鼠屎共治,以黍米粥清和,敷乳四边,痛止即愈。无黍米,粟米、粳米亦得。

治乳痈二三百日,众疗不瘥,但坚紫色青。

柳根熨方:柳根削取上皮,捣令熟,熬令温,盛著练囊中熨乳上,干则易之,一宿即愈。

治乳痈方：大黄、莽草、生姜（各二分），伏龙肝（十二分），四味捣末，以醋和涂，乳痛即止，有效。

10.唐-外台秘要方-王焘-卷第三十（恶疾大风癫疮等二十三门）-恶肿一切毒疮肿方

《近效》疗一切热毒肿验方，并主乳痈。

青木香、紫葛、紫檀、朴消（各二两），赤小豆（一合），蜀升麻、白蔹、生矾石（各一两），上八味，捣筛，以水和如稀面糊，又以榆皮汁和之亦佳，以布剪可肿大小，仍每片剪三两个小孔子，涂药贴肿上，干即易之。王度支处。

又贴毒热肿消方：蔓菁根（三两）、芸苔苗叶根（三两），二味，捣，以鸡子清和，贴之，干即易之，当日消。

又方：商陆根、芸苔苗叶根（等分），二味，捣之，依上方贴之，效。

又疗一切热疮肿，硝石膏方。

硝石（一斤）、生麻油（三升），二味，先煎油令黑臭，下硝石，缓火煎，令如稠饧，膏成，以好瓷器中收贮，以涂贴疮肿。或热发，服少许妙。用好酥煎更良。忌生血物。

11.唐-外台秘要方-王焘-卷第三十四（妇人下四十八门）-妬乳疮痛方

《集验》：疗妇人妬乳、乳痈。诸产生后宜勤济乳，不宜令汁蓄积不去，便不复出，恶汁于内引热温壮结坚，牵掣痛，大渴引饮，乳急痛，手不得近，成妬乳，非痈也方。

始妬乳，急灸两手鱼际各二七壮，断痈状也，不复恶手近，乳汁亦自出，便可令小儿手助抑之，则乳汁大出，皆如脓状，内服连翘汤，自下，外以小豆散薄涂之痈处，当瘥。《千金》同。

又产后不自饮儿，及失儿无儿饮乳，乳蓄喜结痈，不饮儿令乳上肿者方。

以鸡子白和小豆散，涂之乳房，令消结也。若饮儿不泄者，数捻去之，亦可令大者子含水，使漱口中冷，为嘬取乳汁，吐去之。不含水漱热去，喜令乳头作疮，乳孔塞也。《千金》同。

又疗妬乳生疮方：蜂房、猪甲中土、车辙中土，各等分，末，苦酒和涂之，良。《千金》同。

又疗妇人女子乳头生小浅热疮，搔之黄汁出，浸淫为长，百种疗不瘥者，动经年月，名为妬乳病，妇人饮儿者，乳皆欲断，世论苟抄乳是也。宜以赤龙皮汤及天麻草汤洗之,敷二物飞乌膏及飞乌散佳。始作者可敷以黄芩漏芦散及黄连胡粉散,并佳。

赤龙皮汤方:槲皮切三升,以水一斗,煮取五升,夏冷用之,秋冬温之。分以洗乳。亦洗诸深败烂久疮。洗毕敷膏散。《千金》同。

又天麻草汤方:天麻草切五升,以水一斗半,煎取一斗,随寒温分洗乳,以杀痒也。此草叶如麻叶,冬生夏著花,赤如鼠尾花。亦以洗浸淫黄烂、热疮痒疽、湿阴蚀疮、小儿头疮。洗毕敷膏散。《千金》同。

又飞乌膏散方:用烧朱砂作水银上黑烟(名细粉者,三两,熬令焦燥),矾石(三两,烧粉),上二味,以绢筛了,以甲煎和之,令如脂,以敷乳疮。日三。作散者不须和,有汁自著可用散。亦敷诸热疮黄烂、浸淫汁疮、蜜疮、丈夫阴蚀痒湿、诸小儿头疮、疳蚀、口边肥疮、蜗疮等,并以此敷之。《千金》同。

又黄连胡粉膏散方:黄连(二两),胡粉(十分),水银(一两,同研令消散),上三味,捣黄连为末,三物相和合,皮裹熟挼之,自和合也。纵不成一家,且得水银细散入粉中也。以敷乳疮、诸湿痒、黄烂肥疮。若著甲煎为膏。《千金》同。

《备急》《小品》妬乳方:黄芩、白蔹、芍药(各等分),上三味,下筛,浆水服一钱五匕,日三。若右乳结将去左乳汁,左乳结即将去右乳汁服即消。《千金》同。

又方:柳白皮,酒煮令热,以熨上即消。

又方:苦酒磨升麻若青木香若檀香,以摩上,并良。一味即得,佳。

又方:已入腹者,麝香、薰陆香、青木香、鸡舌香(各一两),以水四升,煮取二升,分再服。忌蒜、面、酒、牛马猪肉。

《必效》:疗妇人妬乳、痈疮迟愈,五物雄黄蔺茹膏方。

雄黄、白蔹、雌黄、蔺茹(各一分,并切),乱发(如鸡子一枚),以猪脂半斤合煎三沸,去滓,乃纳乱发,发尽药成,以涂疮,不过十日瘥。

12.唐-外台秘要方-王焘-卷第三十四(妇人下四十八门)-乳痈肿方

又乳痈,众医不能疗,柏皮膏方。

猪膏年多者佳,柏皮三斤,去黑皮,以猪膏煎之,当稍稍煎柏皮熟黑,便漉出,更煎余柏皮如初,尽,以涂疮。取梦柏,勿取余者,膏令淹没柏皮而已,甚验。

《集验》:疗乳痈方。

大黄(二两)、莽草(二分)、伏龙肝(十二分)、干姜(二分),四味,捣末,以酢和涂乳上,痛即止。一方生姜。极验,可用也。《千金》同。

又疗乳痈,四物胶薄贴方。

胶(炙)、大黄、莽草、细辛,各等分,捣末,以鸡子白和,涂纸上,贴肿,频易,昼夜贴之,割纸穿如钱大出肿头。

又疗乳痈,三物桂心贴方。

桂心(三分)、乌头(二分)、甘草(二分),捣散,以苦酒和,涂肿上,以小纸覆濡其上,将乳居其中,以干布置乳下,须臾布当濡,有脓水也,佳。范汪同。

《备急》:葛氏疗妇人乳痈妬肿者,或以经二三日,众疗不瘥方。

坚硬紫色削柳根皮,捣熟,熬令温,帛囊盛,熨乳上,冷更易,甚良,一宿即愈。《千金》同。

又方:研米捶二枚,煮令热,以絮及巾覆乳上,用二捶更互熨肿数十过,瘥止。已用大验。(《千金》云炙熬。)

又乳痈方:大黄、灶下黄土(各一分,末),生姜(二分),三味,捣末,醋和涂乳,痛即止,极验。刘涓子不用生姜,用生鱼,三味等分。余比用鲫鱼妙。

又疗乳痈方:大黄、鼠屎、黄连(各一分),三味,捣末,合鼠屎更捣,以黍米粥清和,敷乳四边,痛止即愈。无黍米,粟米、粳米并可用。《千金》同。

《救急》:疗乳痈肿痛,如升碗大,痛不可忍方。

取白姜石,捣末一二升,用鸡子白和如稀泥,敷肿,干更易之。此方频试验,如鸡子虑罄,取榆白皮和捣,敷即瘥。

又疗乳痈坚硬,痛不可忍方。

莨菪子半大匙,当年新者,服时不得嚼破,以清水一大盏和,顿服,痛即止。

又疗乳痈肿方:以验醋研地黄涂上,干即易,不过三五遍。服,以酒研之。

《必效》:疗妇人乳痈方。

觉痛色未变时,以饲猪米研汁,饮之,即瘥。仍取猪槽木厚如匙面,火炙,数数熨上。

又疗妇人乳痈,丹参膏方。

丹参、白芷、芍药(各二两),三味,咬咀,以苦酒淹经宿,又取猪脂半斤,微火上煎之,白芷黄膏成,去滓,以膏涂上,甚良。

又疗疮上须贴膏方:黄耆(八分),白芷、大黄(各五分),当归、续断(各四分),薤白(二合,切),松脂(十二分),薰陆、香蜡(各十分),猪脂(一升),生地黄汁(七合),上十一味,切,纳地黄汁中渍半日,纳猪脂中,微火上煎三上三下,白芷色黄膏成,布绞去滓,翦帛如疮大小,涂帛贴疮上,日四五度易之,终身无苦,极效。

13.唐-经效产宝-昝殷-卷之下-产后乳结痈方论第四十(凡九道)

疗妬乳及痈:葵茎及子,捣筛为散,服方寸匕,即愈。

又方:皂荚十条,以酒一升揉取汁,硝石半两煎成膏,敷之。

疗诸痈不散已成脓,惧针,令自决破下。

上取白鸡内翅及第一翎各一茎,烧末服之即决。

又方:取雄雀粪白者,研涂上,干即易之。

疗乳痈初得令消。

赤小豆、罔草,等分为末,苦酒和,敷之愈。

又方:黄柏(一分,末),鸡子白,调和匀涂之,干即易,立愈。

又方:苎根,捣敷之,愈。

又方:鹿角,于石上磨,取浊汁涂上,干即易之。

又方:鹿角,烧作灰,以酒调涂之,立愈。

又方:粢米粉(炒令黑),以鸡子白和如泥,以涂帛上贴之,穿帛作穴,以泄痈毒气,易之效。

14.唐-经效产宝-昝殷-卷之下-产后乳汁自出方论第四十一(凡三道)

论曰:产后乳汁自出,盖是身虚所致,宜服补药以止之。若乳多温满急痛者,温熨之。

疗乳痈始作:大黄、樗实(各三两),芍药(六分),马蹄(炙,六分),水酒煎滚,青布绞湿熨乳上,冷即易之。

又方:乳痈二三百日,众药不瘥,但坚痛色青紫。柳根削取上皮,捣令热,熬令温,著囊中,熨乳上,干则易之,一宿即愈。

15.唐-食疗本草-孟诜-食疗本草卷下-蔓菁

女子妬乳肿,取其根生捣后,和盐、醋浆水煮,取汁洗之,五六度瘥。又,捣和鸡子白封之,亦妙。

16.宋-仁斋直指-杨士瀛-卷之二十二-乳痈

浓煎汤饮频频服,苏叶围来合乳房。

一方:治妇人吹奶,用枣七枚,去核,入鼠粪七粒,火煅存性,研末,入麝香少许,温酒调服。

诗曰:妇人吹奶治如何?皂角烧灰蛤粉和,热酒一盏调八字,双手揉散笑呵呵。

17.宋-类编朱氏集验医方-朱佐-卷之十·妇人门-病奶

奶痈疮

黄瓜蒌(一二个,连皮、穰子,锉碎),用无灰酒一二升,于沙瓶内煮,存一升,去滓,时时温服,酒尽再煮滓服;如觉初时便服此药,即时痛止,更不成疮。如已成疮,服之其疮自穿,其痛自止。

奶结硬

凡未成疮,才觉肿硬作痛,以葱早熨之。其法:用中样小海味瓶口宽者,以炭火入瓶内,上以热灰填满,平瓶口,以葱叶及葱白捶损,令遍覆瓶口,以手帕子裹定倒执,将瓶口向肿处,任意轻轻熨之,有验。(肖贡元方)

18.宋-是斋百一选方-王璆-卷之十八-第二十六门·妇人诸疾、产前、产后、血崩、吹奶

治乳赤肿,欲作痛者,张才卿方。

天南星为细末,生姜自然汁调涂自散,才作便用之。

治吹奶:妇人吹奶药,娄罗皂角烧灰,蛤粉和热酒一盏,调八字,双手揉散,笑呵呵。加乳香少许尤佳。

19.宋-坤元是保-薛轩-续集-续集备考编号诗

一零五、思号保囊卵

乳香、没药、血余灰(各九分),用鸡卵一枚,微击其头,出黄,白减半入药,再调匀极,仍入壳内,纸封于饭上蒸熟食之。乳痈最凶者,三卵全愈。

一零六、何号仍酥汤

瓜蒌一个,煅灰,酒调下亦好。

乳痈有脓,不妨用刀竖决,若横决则永不收口而成痼疾矣。不论已成脓、未成脓,只服三方,而思号尤好。

20.宋-女科济阴要语万金方-郑春敷-万金方

乳痈方:已成脓者方可用,刀竖决,不可横决。横决,则不收口。

干瓜蒌一个,煅过成灰,酒调服,不拘已溃未溃,皆可服。

连翘子饮汤歌曰:羌壳乌茯轺桔芎,槟草陈青当芥风。水酒同煎栀朴并,僵蚕加入为将脓。

治一切痈肿疮疡乳痈。

家传:有脓,加人参、僵蚕。

21.宋-女科万金方-薛辛-产科总论

妇人胎前产后,乳痈生三四日,用川芎、木通(一两),穿山甲、黄柏(一两),自然铜酒浸七次为末(五钱),和匀。每服女三钱,热酒下。若已成脓,必用刀决之。然妇人两乳,其科方膜似橘囊,不宜横决,须是竖决,横则皮肉不能收口。

22.南宋-鸡峰普济方-张锐-卷第十六-妇人

治吹奶法:产后吹奶,最宜急治,奶下结脓透至死者,连与皂角散、瓜蒌散,敷以天南星散,急以手揉之则散。

治吹奶结核:上以玄楼一枚,用穰去子皮,绵裹酒煎数沸,服之便散。

四圣印法:禁吹奶。

面东迎日,着脚丁字,不成八字不正,闭气存想,心画此印,吹在物食之上,徐徐气出尽为度,与患奶人食之,未成脓者,便消,勿使患人知。

或患乳痈者灸药法:灸乳根二穴,在乳下一寸六分,三壮或五壮,服小犀角丸。已成疮者,贴云母膏。

23.南宋-鸡峰普济方-张锐-卷第二十二-疮肿痈疽附

治乳痈渐成疮,疼不可忍者。

乳香、绿豆各等分,研细末,上二味用冷水调,切恐冷水寒者,温熟水亦得,食后并吃二服,每服抄二钱。

又方:子(一枚打破),上用热酒调下,五六服即愈。

24.南宋-妇人大全良方-陈自明-卷之二十三-乳痈方论第十五(凡九方)

夫妇人乳痈者,由乳肿结聚,皮薄以泽,是成痈也。足阳明之经脉则血涩不通,其血又归之,气积不散,故结聚成痈。《千金》云:年四十以下治之多愈,年五十以上宜速治之即瘥。若不治者,多死中年。又怀胎发乳痈肿及体结痈,此必无害也。盖怀胎之痈,病起于阳明。阳明者,胃之脉也。主肌肉,不伤脏,故无害也。诊其右手关上脉沉,则为阴虚者,则病痈、乳痈,久不瘥则变为瘘。

开庆间,淦川嘉林曾都运恭人吴氏,年已五十而病奶痈,后果不起。以此知圣贤不妄说也。

《产宝》论曰:产后宜勤去乳汁,不宜蓄积。不出恶汁,内引于热,则结硬坚肿,牵急疼痛或渴思饮,其奶手近不得。若成脓者,名妬乳,乃急于痈,宜服连翘汤。利下热毒,外以赤小豆末,水调涂之便愈。或数捏去乳汁,或以小儿手摩动之,或大人含水嗍之,得汁吐之,其汁状如脓。若产后不曾乳儿,蓄积乳汁,亦结成痈。

又方:取白丁香研涂,干即易。

又疗乳痈,初得令消。

赤小豆、岗草,等分为细末,苦酒和,敷之愈。

又疗乳痈初觉有异:黄芩、甘草、防风、赤芍药、黄芪(各五两),通草(十分),

桑寄生、麦门冬(各六分),大枣(五枚),上细切,以水一升,煮取九合,去滓,入乳糖六分,分为四服。

疗乳痈或疮久不瘥,脓汁出,疼痛欲死不可忍。

鹿角(二两)、甘草(半两),为细末,用鸡子白和于铜器中暖温,敷患处,日五七易,即愈。

一方:鹿角烧作灰,酒调抹立愈。

治乳痈

张氏橘香散:治乳痈未结即散,已结即溃,极痛不可忍者。药下即不疼,神验不可云喻。因小儿吹奶,变成斯疾者,并皆治之。

陈皮浸去白眼,干面炒微黄,为细末,麝香研酒调二钱。初发觉赤肿疼痛,一服见效。每服有效。

疗乳痈,诸般疖、痈、疽。

橘红(半两)、阿胶(粉炒)、粉草(炙,各一两),咬咀,分为二服,每服用泉水一碗半,煎至盏半,去滓温服。

疗乳头裂破:以丁香为末,水调敷立愈。又以蛤粉、胭脂等分,新水调敷。

金黄散:治奶痈。

川大黄、粉草(各一两),为细末,以好酒熬成膏,倾在盏中,放冷,摊纸上贴痛处,仰面卧至五更。未贴时,先用温酒调一大匙,就患处卧,明日取下恶物。相度强弱用药,羸弱不宜服。(《妇人经验方》)

疗发背乳痈,四肢虚热,大渴。

黄芪、麦门冬、地黄、人参、升麻、茯苓(各三两),当归、芍药、远志、甘草(各一两),大枣(十个),上水二升,煮取一升,分温三服。若有是证,《局方》排脓内补十宣散亦妙。

《产乳》:疗妇人乳痈(已穿、未穿)出脓,大止痛,敛疮口。

又方:乳香、没药、黄丹(各一钱),龙骨(二钱),真坯子(三钱),血竭(半钱),麝香(一字),降真节(一钱),上为细末,干掺。

《产宝》:疗乳痈方。

又方:苎根捣,敷之愈。

丹参膏:疗妇人乳痈。

丹参、白芷、芍药(各二两),咬咀,以苦酒淹经宿,以猪脂半斤,微火煎之。白芷黄为度,膏成,去滓敷之。

治奶发痛不可忍:水杨柳根新采者一握,捶碎,以好酒同甘草、乌梅煎至七分,去滓,时时温服。

25.南宋-校注妇人良方-陈自明-卷二十三-产后吹乳方论第十三

产后吹乳,因儿饮口气所吹,令乳汁不通,壅结肿痛。不急治,多成痈,速服瓜蒌散,及敷南星,更以手揉散之。

愚按:前症用药,切不可损其气血。

瓜蒌散:乳香(二钱)、瓜蒌(一个),酒煎服。用南星温汤调涂。

一方:用陈皮一两,甘草一钱,水煎服。

26.南宋-卫济宝书-东轩居士-卷下-乳痈

凡乳痈易明,皆由气逆,寒热相乘,荣卫缝结,故乳汁不行而生痈。四十以下,治之多愈;四十以上,十愈四五。未成者,吸其乳,非乳者下;其已成者,如痈法治之。在乳房而不善治,腐漏者,三年而死,中乳房者,不救。

乳痈方:萱草根,上捣烂,酒浸服,滓敷。

又方:苣霜叶,不计多少,取阴干为末。如急用则焙干之。以井花之水调涂,不若取丝瓜汁调最妙。此药贴涂发背、一切痈疖,与玉女飞花散为表里。

导经散子:皂角粉、蛤粉,上为细末。半钱或一钱,温酒调下,急以手揉乳。敷以天南星末,用水调上。未效加木鳖子,以醋调涂,次服瓜蒌散。

27.元-世医得效方-危亦林-卷十五·产科兼妇人杂病科-杂方

奶痈疮

尚未成疮,才觉肿硬作痛,以葱白熨之。其法:用中样小海味瓶口宽者,以炭火入瓶内,上以热灰填满,平瓶口,用葱叶及葱白捶损,令遍覆瓶口,以手帕子裹定倒执,将瓶口向肿处,任意轻轻熨之,有验。

28.元-世医得效方-危亦林-卷十九·疮肿科-乳痈

乳劳痈:火枚草、皂角刺、川山甲、黄蜂窠,各烧存性为末,入轻粉,生清油调匀,敷疮上。

又方:赤小豆一升,酒研烂,去滓,温酒服。留滓敷患处。

又方:蔓荆子擂烂炒,酒服,滓贴患处。

又方:乳劳痈烂见心者,猫儿腹下毛,甘锅内煅,存性为末,干掺或清油调,入轻粉少许。

29.元-永类钤方-李仲南-卷七-乳痈

有人治乳痈,持药一根,生擂贴疮,热如火,再贴已失。后传方,乃用水杨柳根也。葛真人治痈肿妒乳,正用柳根。《肘后方》用柳根皮,温熨肿处,一夕即消。

一用萱草根又名射干,研烂,生酒滤过饮,以渣贴疮。又有患此,腐烂见骨膜,垂死者,用萱草根其叶柔,其根如麦门冬子,并用萹蓄根如僵蚕,叶硬如剑者,二味为末,敷之神效。

30.元-永类钤方-李仲南-卷十九·坐月门-产后乳汁或行或不行

瓜蒌散:治产后吹奶,肿硬疼痛欲结痈。轻则为吹奶、妒乳,重则为乳痈。

乳香(一钱,研),瓜蒌(末,一两),温酒调二钱。

又,以南星作末,姜汁调,敷之效。

皂角散:妇人吹奶意如何?皂角烧灰蛤粉和,热酒一杯调八字,须臾揉散笑呵呵。

31.元-丹溪治法心要-朱震亨-卷六-乳痈(第一百二)

诗曰:女人吹奶是如何?皂角烧灰蛤粉和,热酒将灰调一字,须臾拍手笑呵呵。

又方:益母草捣,盦之,或干末,水调涂。

又方:浓磨鹿角汁涂之。

妇人产后,患乳痈,白芷、当归须、连翘、赤芍药、荆芥穗、青皮(各五分),贝母、天花粉、桔梗(各一钱),瓜蒌(半个),甘草节(一钱半),上水煎,半饥半饱服,细细呷之。有热,加柴胡、黄芩,忌酒、肉、椒、料。敷药用南星、寒水石、皂角、贝母、白芷、草乌、大黄,为末,醋调涂。

32.元-外科精义-齐德之-卷下-灵应膏

治五发、恶疮、瘰疬、结核、乳痈。

鹿角(十两,烧存性)、白麦饭石(烧醋淬七次)、白蔹(各五两),上为细末,每用酽醋中熬如膏,厚涂于上,中心留一窍,以出其毒。以故旧软布摊之贴。未成脓者,贴即自消,已成脓者便溃,恶肉疾出,新肉早生。效不必具陈,用之如神。

33.明-传信尤易方-曹金-卷之七-乳门

治妇人乳痈:取萱草根,捣烂敷患处,乳头不可敷,尽留一孔敷萱汁,即时用热滚酒洗下,以被盖覆出汗就效。

治乳痈不消:用白面半斤炒令黄色,以醋煮为糊,涂于乳上即消。

治乳痈肿痛:用陈米粉炒黄黑色为末,醋调膏涂敷,留孔尤佳。

治乳痈初发:用贝母捣为末,每服二钱,温酒调下,即以两手覆按于桌上,垂乳良久,自通。

治妇人乳肿:以马尿涂洗,立消。(《奇效单方》)

治乳肿痛:用香附子捣末,醋煮厚敷,即消。(《本草集要》)

34.明-槐荫精选单方-王廷璐-卷四-妇人门

治如乳便欲结脓,令消方。

鹿角(于石上磨取白汁)涂,如干又涂,不得手近,并以人嘬却黄水,日即散。

治吹奶方:蛤粉以车脂或灯台上垢腻和丸,如梧桐子大,每服十丸,食后温酒下,不过三服即愈。

治吹乳方:芝麻(炒熟,研烂),灯盏油调,贴之立愈,经验。

治妇人乳痈成痈者:益母草为末,水调敷肿处,一夜便消,捣烂用之亦得。

治妇人乳结硬痛方:鳝鱼皮(烧灰),热酒调下,二钱便软。

又乳痈初发者:栀子仁去壳,用子灰面停对葱蜜捣成膏,敷之即愈。

35.明-简易普济良方-彭用光-卷之四-乳门

治乳石发动烦闷及诸风热:用朴硝炼成者半两,细研如粉,每服以蜜水调下一钱匕,日三四服。

妒乳:梁上尘醋和涂之。亦治阴肿。

乳痈:捣生地黄汁敷之,热即易之,无不效。

妇人勒乳痛成痈:益母草为末,水调涂乳上一宿,自瘥。生,捣烂用之亦得。

产乳肿:以马溺涂之,立愈。

下乳汁:取京三棱三个,以水二碗,煎取一碗,洗奶,取汁为度,极妙。

治妒乳、乳痈:取白丁香捣末,水调方寸匕服。

治乳无汁:鬼箭五两,水六升,煮取四升,一服八合,日三。亦可作灰,水服方寸匕,大效。

治乳痈:取人牙齿烧灰细研,酥调,贴痈上。

治发乳房初起微赤,不急治之即杀人。取鹿角以水磨浓涂,灸三里二穴、竹马二穴。

主妇人乳痈不消:用白面半斤炒令黄色,醋煮为糊,涂于乳上即消。

白狗骨烧屑,疗诸疮瘘及妒乳痈肿。狗胆,主恶疮。

乳痈,月蚀疮绕耳根。以乌雌鸡胆汁傅之,日三易。

36.明-山居便宜方-熊宗立-卷之十五-治产后(附产后论)

产后吹乳妒奶肿痛　产后乳硬作痛。

嫩桑叶捣烂,以米饮调涂肿上,以纸花贴之。

又方:鸡屎为末,酒服方寸匕,日三。

产后吹乳妒奶,但未结成痈,或成痈未有脓者。(方四道)

黄荆子擂烂,酒服,以滓贴患处。

赤小豆酒研烂,温服,滓封患处亦良。

又取雀屎立者,研涂之。

妇人胎前产后一切乳病方。(凡六道)

治妇人乳病,方发及吹奶:仙人掌草(一握)、小酒糟(一块)、生姜(一块),同擂乱炒,酒服。留滓罨肿处即消。

治妇人乳赤肿欲作痈:天南星为末,生姜自然汁调敷。

又方:萱草根自然汁调涂之。

又方:柳根皮擂烂,炒热,罨肿处。

熏乳法,治乳痈疼痛。

露蜂房(半斤),以醋五升,煮令热,倾于罐中,乘热熏乳上二三次,即瘥。

治乳劳痈烂见心者:猫儿腹毛,甘锅内煅存性为末,干掺之。或清油调抹。

37.明-卫生易简方-胡濙-卷之八-痈疽·一百二十八方

治乳痈:用生地黄汁敷之,热即易,无不效。

治乳痈肿痛甚:用白姜石为末,以鸡子白和如饧敷肿上,干则易之。亦治疔肿。

又方:用榆白皮和鸡子白捣敷,立瘥。

治乳痈:用地黄汁敷之,一日数次效。

治乳痈黑紫色硬如石:用樟柳皮炙热频熨,一宿可效。

治乳痈成脓,痛不可忍:用蜂房烧灰为末。每服二钱,水一盏,煎六分,去滓,食后温服,大效。

又方:用赤小豆、莽草等分为末,苦酒调涂。

又方:用芝麻炒焦研如泥,灯盏调涂日换。

治乳痈:用人牙齿烧灰细研,酥调贴痈上。

治发背肿毒,乳痈恶疮:用大黄、白芷(各四钱),酒、水(各一盏),煎至一盏服;如恶心,先饮生姜自然汁少许。孕妇无服,老弱量减,或加甘草、栀子(各一钱)。已成者泻下脓血。

38.明-卫生易简方-胡濙-卷之十一(妇人)-吹乳·二十四方

治吹乳:用芭蕉叶捣烂,敷贴。

治吹乳憎寒壮热:用猪肪脂冷水浸揭,热即易。

治乳肿不消:用赤小豆、莽草等分为末,苦酒和敷之。

治乳痈汁不出,内结脓肿:用蜂房烧灰,每服二钱,水一盏,煎六分,去滓温服。

治乳痈如石硬:先治软,用蛇蜕皮一尺烧灰,为末,温酒调下即软;次用车脂和蛤粉,丸如豌豆大,每服一丸,温酒送下立愈。

治乳痈:用蛇蜕烧灰一钱,甘草炙半钱,为末。温酒调下。

又方:用五月五日粽箬烧灰,酒调服即散。

又方:用马鞭草一握,生姜一块,酒一碗,擂绞汁服,滓敷患处。

治乳疮肿痛:用芝麻一合炒焦,研细,以灯盏油调涂。

39.明-本草纲目-李时珍-草部第十七卷·草之六(毒草类四十七种)-半夏

乳痈

半夏煨研,酒服,及吹鼻。贝母、丹参同白芷、芍药、猪脂、醋,熬膏涂。大黄同甘草熬膏贴,亦末敷。射干同萱根涂。龙舌草同忍冬涂。燕脂乳头裂,同蛤粉涂。水苔同苎根涂。莼、水萍、黄芩、山慈菇、益母草、大蓟、莽草和醋。木鳖子磨醋。蒲黄(谷菜)、百合并涂吹乳妒。麦面水煮糊,投酒热饮,仍炒黄,醋煮糊涂之,即散。赤小豆酒服并涂。米醋烧石投之,温渍。蔓菁同盐涂。老茄烧,敷乳裂。蒲公英、橘叶酒服,未成即消,已成即溃。银杏乳痈溃烂,研服并涂。白梅、水杨柳根并捣贴。桂心同甘草、乌头末,酒涂,脓化为水。枫香贴小儿奶疬。柳根皮捣炙熨之,一夜即消。蔓荆子炒末,酒服,并涂。榆白皮醋捣。灯盏油调炒脂麻涂。研朱石锤煮热熨。石膏煅研,酒服三钱,取汗。蚯蚓泥(虫介)、露蜂房,烧灰服,并涂。自死蛇烧涂。母猪蹄同通草煮食。已破,煎洗。水胶腊酒煮涂。鹿角磨涂。鼠屎吹奶,同红枣烧,入麝,酒服。乳痈初起,酒服七枚,取汗。已成,同黄连、大黄末,黍米粥,涂上四边,即消。猫皮毛乳痈溃烂,煅,入轻粉,油涂。猪脂冷水浸贴。白狗骨灰、牛屎、马尿、人屎灰、人牙灰并涂。

竹沥、地榆并主产乳痓疾。

妇人吹乳:用韭地中蚯蚓屎,研细筛过,米醋调,厚敷,干则换,三次即愈。凉水调亦可。(蔺氏《经验方》)

妇人妒乳:醋和梁上尘涂之。(《千金方》)

吹奶作痛:贝母末,吹鼻中,大效。(危氏《得效方》)

乳痈初肿:贝母末,酒服二钱,仍令人吮之,即通。(《仁斋直指方》)

吹奶乳痈:五月五日粽箬烧灰,酒服二钱,即散,累效。(《济急仙方》)

丁肿乳痈:地黄捣敷之,热即易。性凉消肿,无不效。(《梅师方》)

40.明-本草纲目-李时珍-草部第十七卷·草之六(毒草类四十七种)-大黄

乳痈肿毒

金黄散:用川大黄、粉草(各一两)为末,好酒熬成膏收之,以绢摊贴疮上,仰卧。仍先以温酒服一大匙,明日取下恶物。(《妇人经验方》)

41.明-本草纲目-李时珍-草部第十七卷·草之六(毒草类四十七种)-半夏

吹奶肿痛:半夏一个,煨研酒服,立愈。

一方:以末,随左右㗜鼻效。(刘长春《经验方》)

42.明-本草纲目-李时珍-草部第十七卷·草之六(毒草类四十七种)-射干

乳痈初肿:扁竹根如僵蚕者,同萱草根为末,蜜调敷之,神效。

乳痈初起:内消花,即玉簪花,取根擂酒服,以渣敷之。(《海上方》)

43.明-怪证奇方-李楼-卷下

治乳痈,肿及头面。

韭菜园内寻蚯蚓粪,生擂绝细,筛净,以井水调涂头面,即全消矣。

火丹。银朱入鸡子清,银簪调,敷。

治妇人乳毒及一切初起肿毒,服之则消。

44.明-急救良方-张时彻-卷之二-妇人·第三十八

治妇人乳痈:用赤小豆三合,酒研烂去渣,温服留渣,敷患处。

又方:治乳痈烂见心者,用猫儿腹下毛,干锅内煅存性为末,干糁,或清油调入轻粉少许敷之。

又方:用皂荚刺烧灰,和海蛤粉为末,热酒调下。揉散亦可。

又方,用银杏半斤,四两用酒研服,四两水研敷痈上。

又方:用黄瓜蒌一二个,连皮穰子切碎,以无灰酒一碗,于瓶内煮半碗,去渣。时时温服,酒尽再煮服。初时便服此药,即时痛止,更不成疮。如已成疮,服之,其疮自穿而痛止。

又方:治乳上才觉硬肿作痛,以葱早熨之。其法:用样阔口瓶,以炭火入瓶内,上以热灰填满瓶口,用葱叶及葱白捶损,令遍覆瓶口。以手帕裹瓶,倒执将瓶口向肿处任意轻轻熨之,有验。

又方:治乳痈将溃,以小长罐烧纸钱在内,急以罐口安乳上,尽吸其毒气。

治妇人乳硬作痛:用嫩桑叶,左采研细,米饮调摊纸花,贴病处。此证,四十已下可治,五十已上不可治。治之则死,不治则得终天年。

45.明-急救良方-张时彻-卷之二-痈疽疔毒·第三十五

用蚕茧出过蛾儿空壳一个,烧灰,酒调服即穿。

又方:治肿毒未破,用蛤蟆一个,先炒石灰,后用蛤蟆剁碎,和炒灰研如泥,用帛摊上贴患处,自破。

治一切痈疽,及妇人乳痈初发时。

46.明-摄生众妙方-张时彻-卷之十-妇人门

治妇人吹乳久不愈者:用桦皮,油核桃烧存性,入枯矾、轻粉少许,香油调敷。

47.明-济世碎金方-王文谟-卷之二-吹乳门

初因乳母失调,或忿怨,或郁闷,或吃厚味以成,或胞隔有滞痰,或因夜睡儿含气吹,以致此也。初先结核,忍痛揉擦至软,令乳汁透,可散,否则成毒矣。服之即愈。

青皮、当归、川芎、金银花、瓜蒌根、连翘、皂角刺、穿山甲(炒成珠)、甘草(各等分),作一贴,姜水、酒煎,空心服。

又方:专用向东摘南樟叶三皮,擂酒吃,即愈。滓敷在患处,效。

又方:用四季青擂酒吃至醉,滓敷患处,睡觉即散矣。神效。

48.明-救急疗贫易简奇方-欧阳值-妇人科

乳硬乳痈:用益母草和生酒捣烂敷,更和酒饮一盏。乳硬以木梳梳之。

妇人吹乳,皂角散歌曰:妇人吹乳意如何,皂角烧灰蛤粉和,热酒一盏调一字,顷刻揉散笑呵呵。

49.明-救急易方-赵季敷-妇人门-一百五十六、乳痈

治妇人乳痈:用赤小豆三合,酒研烂,去滓,温服,留粗敷患处。

又方:治乳痈烂见心者,用猫儿腹下毛,干锅内煅,存性为末,干糁或清油调,入轻粉少许,敷之。

又方:用皂荚刺烧灰,和海蛤粉为末,热酒调下,揉散亦可。

又方:治乳痈,用银杏半斤,将四两同酒研服,将四两水研,敷痈上。

又方:治乳上才觉硬肿作痛,以葱早熨之。其法用中样阔口瓶,以炭火入瓶内,上以热灰填满瓶口,用葱叶及葱白槌损,令遍附瓶口,以手帕裹瓶倒执,将瓶口向肿处任意轻轻熨之,有验。

又方:治乳痈将溃,以小长罐烧纸钱在内,急以罐口安奶上,尽吸其毒气。

50.明-乾坤生意-朱权-下卷

一方:治乳痈、无名肿毒初起。

用五叶藤不拘多少,生姜一块,好酒一碗,擂烂,去粗,热服,汗出为度,仍以粗敷患处。

又方:妇人吹乳意若何? 皂角烧灰蛤粉和,热酒将来调八字,须臾揉散笑呵呵

赤豆为末,井水调傅赤肿处,干落又傅。

治诸痈疽、发背、乳痈等。

51.明-李氏家藏奇验秘方-匏庵延道人-外科-乳岩门

吹乳:好香肥皂,红糖调敷即消,效。

52.明-李氏家藏奇验秘方-匏庵延道人-妇人科-乳病门

吹乳

金银花、蒲公英(各二两),水酒煎服,渣热敷乳上。

又方:瓜蒌(一个),归尾、甘草(各五钱),水酒煎好,入乳、没末(各一钱)。

又方:金银花(三钱),贝母、陈皮(去白炒黄色,各二钱),当归、防风、木通、王不留行(各一钱),水煎服,渣捣烂敷乳上。

又方:上好香肥皂和红糖调匀,敷上立消,试效。

53.明-菉竹堂集验方-罗浮山人-卷五-第二十三、乳痈门

兔儿一枝箭,或五叶,或六叶,蒲公英二味等分,煎酒服。渣再捣烂敷患处,即愈。

又方:夏枯草(二钱)、当归(一钱五分)、桔梗(一钱)、贝母(一钱)、荆芥穗(一钱)、甘草(五分),上为片,生酒一盏,水一盏,煎一盏,食后服。用药渣敷乳上即消,神效。

54.明-袖珍方-李恒-卷之四·信-妇人

治吹乳(秘方):用猪牙皂角去皮弦,蜜炙为末,酒调服之。

又方(秘方):用远志酒煎服,滓敷患处。

又方(秘方):用野椒叶和药一同捣膏,敷患处。

又方(秘方):用鼠黏子加麝,酒吞下。

55.明-众妙仙方-冯时可-卷之二-诸疮门

治妇人乳痈或岩初起:用蒲公英连根叶捣汁,入酒饮之,将粗敷患处,消。

56.明-众妙仙方-冯时可-卷之三-妇人杂病门

治妇人患吹乳:初起肿痛未成脓者,用生半夏一个为末,将葱白半寸捣和为丸,绵裹塞鼻,一夜即愈。必须左乳塞右鼻,右乳塞左鼻,验。

治妇人乳痈:用赤小豆三合,酒研烂去滓,温服,留渣敷患处。

57.明-万氏济世良方-万表-卷四-痈疽

乳痈结核初起时须忍痛,搓令稍软,吮令汁透,自可消散,否则必成痈。以艾灸两三壮于肿处,其效尤捷。不可辄用针刀。

乳痈咒法(张子和《儒门事亲》)

咒曰:谨请东方护司族,吹奶是灰奶子。

上用之时,当先问病人曰:"甚病?"病人曰:"吹奶"。取此气一口,但吹在两手坎字纹上,用大拇指紧捏定,面北立,一气念七遍,吹在北方,如此者三遍。作法时以二妇人面病人左右立,于病乳上痛揉一二百数,如此亦三次则愈。

58.明-古今医鉴-龚信纂-卷十二-乳病

熨法膏(秘方):治吹乳、乳痈,顿时立消。

葱连根捣烂,铺乳患处,上用瓦罐盛灰火盖葱上,一时蒸热,出汗即愈。

一方(刘前溪传):治吹乳肿痛不可忍。

用生山药捣烂,敷上即消,消即去之,迟则肉腐。

59.明-古今医鉴-龚信纂-卷十五-诸疮

葱熨法

治虚怯人肢体患肿块,或作痛,或不痛,或风袭于经络,肢体疼痛,或四肢筋挛骨痛,又治流注,跌扑伤损肿痛杖打,刺痛及妇人吹乳,乳痈,阴证腹痛,手足厥冷。

葱头细切,杵烂炒熟,敷患处,冷则易之,再熨肿痛即止,其效如神。

治吹乳神方:凡有儿者,名为外吹乳;有孕者,名为内吹乳。可以急治。

葱一大把,捣烂作饼一指厚,摊乳上,以罐贮,炭灰覆葱上,须臾汗出,肿立消。

治吹乳肿痛未成脓者,用生半夏一个,为末,将葱白半寸捣和为丸,绵裹塞鼻一夜,即愈。左乳塞右,右乳塞左鼻,神效。一用韭菜地中蚯蚓粪研细末,醋调厚敷于上,干则再易,三次即愈。

60.明-鲁府禁方-龚廷贤-卷之三·康集-乳病

治吹乳肿痛不可忍:用半夏一个,葱白二寸,捣一饼。如左吹,塞入上鼻孔;

右吹,塞入左鼻孔,经宿愈。

治吹乳乳痈神方:用葱根捣烂,铺乳患处上,用瓦罐盛火盖葱上,一时蒸热,汗出即愈。

61.明-寿世保元-龚廷贤-卷七-乳病

一治妇人患吹乳肿痛,未成脓者,用生半夏一个为末,将葱白半寸,捣和为丸,绵裹塞鼻,一夜即愈。左乳塞右鼻,右乳塞左鼻,神效。

一外敷吹乳方:葱一大把,捣烂作饼,厚摊乳上,将瓦罐盛灰火,铺在葱上,蒸出汗,即消肿痛,甚妙。或将紫苏煎汤频服。

一论内外吹乳,乳痈肿痛,已成未成,服之立瘥。牙皂烧过存性,蛤粉炒过,等分为末,每服五钱,好头生酒调下,以醉为度,热服,出汗立愈。外用巴豆三个,烧存性,香油调敷,放痛头上,上用膏药贴之。

一治妇人吹乳,韭菜地中蚯蚓粪研细末,醋调,厚敷于上,干则再易,三次即愈。

铁箍散:白及、白蔹、白芷梢、赤芍梢,为末,蜜调敷疮四围,立愈。

一治内外吹乳及溃浆,服之立效。

黄芪、人参、当归、川芎、白芷、木通、连翘、漏芦、天花粉、青皮(炒)、橘蕊、防风、白芍、贝母、瓜蒌、乳香、甘草、穿山甲、皂角刺,水煎,食后临卧服。

瓜蒌(大者,两个,捣)、当归(酒洗)、甘草(各五钱)、乳香(另研)、没药(另研,各一钱),上作二剂,用酒三碗,煎至二碗,分三次饮之,更以渣敷于患处,一切痈疽肿毒便毒皆效。

一治妇人乳痈乳岩初起,先服荆防败毒散一剂以败其毒,次进蒲公英连根叶捣汁,入酒饮之,将渣敷患处立消。其败毒散即人参败毒散(方见伤寒)去人参,加防风、荆芥、连翘是也。

62.明-寿世保元-龚廷贤-己集六卷-喉痹(附声哑、痄腮)

郁金(一钱)、雄黄(五分)、巴豆肉(去壳,四个,两个生用,两个用猪油包裹,灯上烧熟,存性),上为末,三味搅匀,每用一分二厘,入竹筒内,吹患处。小儿用六厘。

63.明-寿世保元-龚廷贤-癸集十卷-单品杂治

一妇人吹乳乳痈,肿痛不可忍,用葱连根捣烂,铺乳患处,上用瓦罐盛火,盖在葱上,一时蒸热,汗出立愈。

治吹乳仙方:用葱一大把捣成饼,一指厚摊乳上;用炭火一罐覆葱上。须臾汗出,肿痛立消。

64.明-万病回春-龚廷贤-卷之八-诸疮

葱熨法:治虚怯人患肿块,或痛或不痛,或风袭于经络、肢体疼痛,或四肢筋挛骨痛;又治流注、跌扑损伤肿痛、棒打刺痛及妇人吹乳、阴症腹痛、手足厥冷并治。

用葱头细切杵烂,炒热敷患处,冷则易之再熨,肿痛即止,如神。

65.明-云林神彀-龚廷贤-卷之三-乳病

吹乳乳痈,血脉凝注,初宜葱熨,久要消毒。

生葱捣一饼,摊在患乳上,火罐覆葱饼,汗出即无恙。

上治吹乳、乳痈殊效。

浓煎汤饮频频服,苏叶围来盦乳房。

妇人吹奶,用枣七枚,去核,入鼠矢七粒,火煅存性,研末,入麝香少许,温酒调服。

歌曰:妇人吹奶治如何? 皂角烧灰蛤粉和。热酒一盏调八字,双手揉散笑呵呵。

66.明-种杏仙方-龚廷贤-卷三-乳病

乳汁不通有两样,血气有衰有盛壮。

一方:治吹乳。如左乳,用本妇人头上所带之簪一根,插于右床足下即消。

67.明-济世全方-龚廷贤-卷六-乳病

治吹乳神方:凡有儿者,名为外吹乳;有孕者,名为内吹乳。可以急治。

葱一大把,捣烂作饼一指厚,摊乳上,以罐贮,炭灰覆葱上,须臾汗出,肿立消。

治吹乳肿痛未成脓者:用生半夏一个,为末,将葱白半寸捣和为丸,绵裹塞鼻一夜,即愈。左乳塞右鼻,右乳塞左鼻,神效。一用韭菜地中蚯蚓粪研细末,醋调厚敷于上,干则再易,三次即愈。

治吹乳:用皂角,火烧黄色,蛤蜊一个,火烧成灰,共为细末,每服三钱,滚黄酒调服,汗出愈。

冲脉饮子:治妇人乳痈初已,而又致穿破不得收功。

乳汁不通:初觉急宜揉散,及捣葱作饼熨。结核成饼,即为乳痈。

68.明-简明医彀-孙志宏-卷之七-乳岩附:乳痈、吹乳、乳汁不通、乳闭

乳痈:由暴感郁怒,气滞血凝而成。先宜忍痛用热手或手裹绵衣烘热重揉,

次用葱熨、蒜灸、淋洗诸法,必宜速散为妙,妇人因苦痛延挨,遂成大患。

又方:五月五日粽箬烧灰,酒调二服安。吹乳亦宜葱熨揉散。

乳汁不通:初觉急宜揉散,及捣葱作饼熨。结核成饼,即为乳痈。

69.明-简明医彀-孙志宏-卷之八-葱熨法

治疮疡、肿毒、痈疽及流注、结核、鹤膝风、附骨疽等,及妇人乳痈。若先已用灼艾等法,而余肿犹未消,或轻者未经艾灼,皆宜用此法。以葱连白头根须捣烂炒热,勿畏痛楚,须布包着实熨之,必用二包轮转炒熨。痛者熨至不痛,硬者熨揉至软为度。大抵此法必用于微觉之时,且熨且揉,必至于散而后已,最有大功。若跌扑伤损,瘀血凝滞,亦用此法。更以南星、草乌为末,拌入烂葱内热熨,尤为神效。葱与生姜捣、炒、布包熨。伤寒结胸及男、妇、老、幼,一切食积气滞,胸膈满胀痞闷,大有功力,顷刻见效。

银花酒:治痈疽发背、乳痈疔疮、一切肿毒。

金银花(鲜者、连藤叶,干者亦可)瓷器内捣,入无灰酒和,绞汁饮,渣敷患处(干者煎捣,或取五两,甘草节一两酒煎,日夜饮,初起服。大、小便通,愈)。

70.明-医林类证集要-王玺-卷之一-破伤风门

白术(一两半),苍术(米泔浸,六两),麻黄(二两),两尖、全蝎(去毒)、川乌(炮,各四两),川芎、细辛、白芷、防风、天麻(各二两半),雄黄(五钱),辰砂(二钱),上为细末,糯米糊为丸如小枣儿大,金箔为衣,量轻重随引服之。专治一切无名肿毒,恶疮风癣,红丝鱼眼,对口,及妇人吹乳,风狗咬伤,诸风,皆用新汲水磨汁,一半涂疮肿处,一半服之。牙疼,先用浆水嗽口净,次用莞豆大一块咬于疼牙上,立止。

71.明-医林类证集要-王玺-卷之九-产后吹乳

治法

消毒犀角饮:防风(一钱)、荆芥穗(四钱)、甘草(炙,二钱)、鼠粘子(八钱,研碎),上咬咀,分二贴,每贴水二盏煎八分,食后频服,以手揉之,乃用芙蓉叶捣烂,井水调稀得所,涂之。加蜜少许调,尤妙。

一方:嫩桑叶左采,研细末,米饮调,摊纸花,贴痛处。

前乳痈类有方,皆可选用。

针法:妇人乳痈肿痛,诸药不能止痛者,针足三里,入五分,其痛立止。

72.明-医林类证集要-王玺-卷之九-易简诸方

《千金方》:妒乳,梁上尘醋和涂之。亦治阴肿。

《产宝》:治妒乳及痈,葵茎及子为末,酒服方寸匕,愈。

《肘后方》:治乳痈二三百日,众疗不瘥,但坚紫色者,用煎柳根皮法,云熬令温,熨肿一宿,愈。

孟诜云:女子妒乳肿,取芜菁根生捣后,和盐醋浆水煮取汁,洗之五六度,瘥。又,捣和鸡子白封之,亦妙。

《简要济众》:治妇人乳痈,汁不出,内结成脓肿,名妒乳方,蜂房烧灰研,每服二钱,水一中盏煎至六分,去滓,温服。

葛稚川:治乳痈,取人牙齿烧灰,细研酥调,贴痈上。

《梅师方》:治乳痈,捣生地黄汁,敷之,热即易之,无不见效也。

一方:治产后妒乳并痈肿,蒲黄草熟杵,敷肿上,日三度易之,并煎叶汁饮之亦佳,食之亦得,并瘥。

一方:治妒乳乳痈,取丁香捣末,水调方寸匕服。

73.明-妇人规-张景岳-乳病类-三、吹乳妒乳

产后吹乳,因儿饮乳,为口气所吹,致令乳汁不通,壅结肿痛,不急治之,多成痈肿,速服瓜蒌散,外以南星末敷之,更以手揉散之。势甚者,惟连翘金贝煎最妙。

一方:治吹乳、乳痈肿痛。用萱草根,擂酒服之,以滓罨患处。

《袖珍方》:用猪牙皂角去皮,蜜炙为末,酒服一钱。又诗云:妇人吹奶法如何?皂角烧灰蛤粉和,热酒一杯调八字,管教时刻笑呵呵。

74.明-延寿神方-朱权-卷四-痈疽部

治妇女乳痈妒肿:削柳根皮,熟捣,火温热加酒煮,亦可以帛囊贮,熨之,冷更易妙。

一方:烧人粪作灰,头醋和如泥,涂肿处,干数易,大妙大妙。

治奶痈、无名肿毒,初生肿起:用赤葛根,一名五叶藤,生姜一块,以酒一碗,同擂烂,去滓,热服,汗出为妙,滓敷患处。

治乳痈疮:梁上尘,醋和涂之,妙。亦治阴肿。

若恶寒壮热,用猪筋脂,以冷水浸搭之,热即换,妙。

75.明-新刊医学集成-傅滋-卷之十-乳痈·一百二十三

乳痈皲裂

治乳头破裂,丁香末敷,以津润之。

《山居》:妇人吹乳。用桑树蛀屑,饭捣成膏贴之。

《怪穴》:乳中穴。在乳下中,针入一分,沿皮向后一寸半,灸,泻。

《针灸甲乙经》:乳痈,寒热短气,卧不安,膺窗主之。乳痈,凄索寒热,痛不可按,乳根主之。大惊乳痈,梁丘主之。乳痈有热,三里主之。(乳痈诸药不能止痛者,三里针入五分,立止。)女子乳痈惊,巨虚下廉主之。(《千金》云:臂肿重,足蹈不收,跟痛。)乳痈,太冲及复溜主之。妒乳,太渊主之。妇人乳余疾,肓门主之。

熨法(秘方):治吹乳、乳痈,登时立消。

葱连根捣烂,铺乳患处,上用瓦罐盛灰火盖葱上,一时蒸热,出汗即愈。

一方:治吹乳肿痛不可忍,刘前溪方。用生山药捣烂,敷上即消。即去之,去迟则肉腐矣。

76.明-药性要略大全-郑宁-卷之五

蒲公草

消热毒疗肿,散滞气有奇功。治妇人乳痈及诸疮,皆立效。

味苦、甘、平,无毒。春初生苗叶,如苦苣,有细毛刺。中心抽一茎,茎端开一花如菊,色黄如金钱。断其茎叶,皆有自汁。人亦以为野蔬啖之。专治女人乳痈,水煮汁,少佐以酒服之,及捣敷患处。一名构耨,一名苦板。

丁香

治妒乳、乳痈:水调丁香末方寸匕服。

治乳头破裂:捣丁香末敷之。

牡荆(黄荆)

治乳痈:取子擂酒敷之。

木鳖子

治妇人乳痈及男妇肛门肿痛:煎汤薰洗。

治妒乳:醋和涂之,亦治阴肿。

77.明-本草单方-缪希雍-卷十三·女科-乳痈

妇人乳痈,未成者,即散;已成者,即溃;痛不可忍者,即不疼。神验不可云喻也。

用真陈橘皮汤浸去白,酒面炒微黄,为末。每服二钱,麝香调酒下。初发者,一服见效,名橘香散。(张氏方)

又方:扁竹根如僵蚕者,同萱草根为末,蜜调,敷之。神效。(《永类钤方》)

乳痈初起

又方:黄明水胶以浓醋化,涂之,立消。(杨起《简便方》)

又方:鹿角磨浓汁,涂之;并令人嗍去黄水,随手即散。

乳痈肿痛:萱草根搳,酒服;以渣封之。(时珍方)

又方:水杨柳根生搳,贴疮,其热如火,再贴,遂平。(《永类钤方》)

乳痈初发,肿痛结硬欲破,一服即瘥。

以北来真桦皮烧存性,研,无灰酒服方寸匕,卧觉,即瘥也。(《灵苑方》)

乳痈妬乳,初起坚紫,众疗不瘥。

柳根皮熟捣,火温帛裹,熨之,冷更易,一宿消。(《肘后方》)

勒乳成痈:益母草为末,水调,涂肿上,一宿自瘥。生捣亦得。(《圣惠方》)

乳痈溃烂,见内者。

猫儿腹下毛坩锅内烧存性,入轻粉少许,油调,封之。(《济生秘览》)

妇人吹乳:用头垢内加白芷、贝母、半夏为丸。一面取其末搐鼻取嚏;一面以酒吞丸三钱。(《自传秘方》)

妇人乳肿:马尿涂之,立愈。(《产宝方》)

乳疮肿痛:用芝麻炒焦,研末,以灯窝油调涂,即安。(《玄方》)

治妇人乳痈,取萱草根,捣烂敷患处,乳头不可敷,尽留一孔敷萱汁,即时用热滚酒洗下,以被盖覆出汗就效。

治乳痈不消:用白面半斤炒令黄色,以醋煮为糊,涂于乳上即消。(《产宝方》)

治乳痈肿痛:用陈米粉炒黄黑色为末,醋调膏涂傅,留孔尤佳。

治妬乳、乳痈:用丁香捣末,水调方寸匕服。(《梅师方》)

治乳痈:捣生地黄汁傅之,热干即易,无不效也。(《梅师方》)

治乳痈初发:用贝母捣为末,每服二钱,温酒调下,即以两手覆按于桌上,垂乳良久自通。

治妬乳:取梁上尘,醋和涂之,亦治阴肿。(《外台秘要》)

治妇人乳肿:以马尿涂洗,立消。(《奇效单方》)

治乳肿痛:用香附子捣末,醋煮厚傅,即消。(《本草集要》)

又方:用猪牙皂角去皮,蜜炙,为末,酒服一钱。(《袖珍方》)

又,诗云:妇人吹奶法如何?皂角烧灰蛤粉和,热酒一杯调八分,管教时刻笑呵呵。

78.明-本草单方-缪希雍-卷十六·外科-痈疽

铁箍散:治一切痈疽发背,乳痈恶疮,不拘已成未成,已穿未穿,并用。

芙蓉叶或根皮或花,或生研或干研末,以蜜调涂于肿处四围,中间留头。干则频换。初起者,即觉清凉,痛止肿消;已成者,即脓聚毒出;已穿者,脓出易敛。

妙不可言。或加生赤小豆末,尤妙。

79.明-本草单方-缪希雍-卷十六·外科-疔疮

白姜石末和鸡子清,敷之,干即易,疔自出。神验。亦治乳痈肿大。(崔氏方)

疔肿乳痈:地黄捣,敷之,热即易。性凉消肿,无不效。(《梅师方》)

80.明-本草单方-缪希雍-卷十六·外科-诸肿

一切肿毒发背,乳痈便毒,恶疮初起者。

并用五叶藤或根一握、生姜一块,捣烂,入好酒一碗,绞汁,热服取汗;以渣敷之,即散。一用大蒜代姜亦可。(《寿域神方》)

治诸痈疽发背及乳痈:用釜下土研末,以鸡子中黄和涂之佳。(《千金方》)

治痈疽发背、乳痈:用茱萸一升,水三升,煮三沸,去渣,洗痒瘥。(《梅师方》)

治痈疽发背,乳痈初起,焮肿赤痛:捣黄柏末、鸡子白和涂之。(《梅师方》

治妇人乳痈:用银杏半斤,将四两同酒研吃,将四两水研敷痈上。(《备急方》)

治妇人乳痈:取萱草根,捣烂敷患处,乳头不可敷,尽留一孔敷萱汁,即时用热滚酒洗下,以被盖覆出汗就效。

治乳痈不消:用白面半斤炒令黄色,以醋煮为糊,涂于乳上即消。(《产宝方》)

治乳痈肿痛:用陈米粉炒黄黑色为末,醋调膏涂敷,留孔尤佳。

治乳痈:捣生地黄汁敷之,热干即易,无不效也。(《梅师方》)

治妇人乳疮:用白面炒黄色,以醋和如泥涂之。如有疮头,莫涂,留孔出毒。(《奇效单方》)

治妒乳:取梁上尘,醋和涂之,亦治阴肿。(《外台秘要》)

81.明-商便奇方-程守信-新编商便应急奇方三卷-产后血晕

贝母散:治产后乳肿,将成乳痈。

天花粉(一两)、贝母(五钱)、白芷(五钱)、乳香(三钱),上为末,食后温酒送下二钱,先用南星一两为末,酒煎膏,敷乳上。

82.明-丹溪心法附余-方广-卷之二十一-妇人门下-产后(九十六)

皂角散:治乳汁不通,及乳结硬疼痛。

歌曰:妇人吹乳意何如?皂角烧灰蛤粉和,热酒一杯调八字,须臾揉散笑呵呵。

熨法膏(秘方):治吹乳、乳痈,顿时立消。

葱连根捣烂,铺乳患处,上用瓦罐盛灰火盖葱上,一时蒸热,出汗即愈。

一方(刘前溪传):治吹乳肿痛不可忍。

用生山药捣烂,敷上即消,消即去之,迟则肉腐。

83.明-医林绳墨大全-方谷-卷之九-肿毒(附发背痈疽、对口疔疮等症)

神灯照:治对口发背,脑鬓肚疽,乳痈囊痈,腿毒疔毒,一切不识恶疮并效。

真血竭、大朱砂、明雄、真没药(各一钱),真麝(二分),各为细末和匀,用棉纸裁条长六寸,阔三指,入药三分成捻,真麻油浸透,将患人坐定,燃捻,离肉半寸周围照之,即外旋内至中央,猛力向外一提,次次如法。毒小照二三捻止,势大照五七捻止。每日照二次,不拘日数。轻以毒散止照,若势已成脓,以脓出肿消止照。如脓出红肿未退,宜连服漏芦汤,尚不可止照,直待红肿消尽方止。脓水洗尽,以白玉膏摊黑膏药,中心贴之,腐肉自化,新肌自生,肿痛自减。若是阴疽,照后肿疼必甚,此阴变为阳,起死之验,慎勿疑是。火毒之过,亦勿以为庸常弃之,虽凶毒亦可回生。

84.明-济阴纲目-武之望-卷之一-调经门

一方:穿山甲洗净一两,灰炒燥,为细末,酒调服方寸匕,治产乳无汁,亦治乳结痈肿。

吹乳痈肿

《大全》云:产后吹奶者,因儿吃奶之次忽自睡着,为儿口气所吹,令乳汁不通,蓄积在内,遂成肿硬,壅闭乳道,伤结疼痛,亦有不疼下痛,肿硬如石者,总名曰吹奶。若不急治,肿甚成痈,逮有至死者,连服皂角散、瓜蒌散,敷以天南星散,更以手揉之则散。

治乳痈方

瓜蒌散:治吹乳。

乳香(一钱,研)、瓜蒌(一个,一方用根一两),上锉,用酒煎服,或为末,温酒服二钱,外用南星末,温汤调。

胜金丹:治吹乳结核不散肿痛者,神效,亦治乳岩。

一方:治乳痈及无名肿毒初起。

用五叶藤,一名五爪龙,不拘多少,生姜一块,好酒一碗,擂烂,去渣,热服,汗出为度,仍以渣敷。

葱熨法:治吹乳乳痈,登时立消。

用连根葱一大把捣烂,成饼一指厚,摊乳上,用瓦罐盛灰火覆葱上,须臾汗出即愈。

一方:治吹奶。金银花、天荞麦、紫葛藤(各等分),上以醋煎,洗患处立消。

如无荞麦、葛藤二味,只金银花亦可。

一方:治乳痈。大黄、鼠粪(新者,各一分)、黄连(二分),上三味捣为末,以黍米粥清和,敷乳四边,痛止即愈。无黍米,粟米粳米亦得。

柳根熨法:治乳痈二三百日,众疗不瘥,但坚紫色青。

用柳根削取上皮,捣令熟,熬令温,盛著练囊中熨乳上,干则易之,一宿即愈。

杂方:治吹乳乳痈。

用新柏叶一握洗净,以朴硝一勺,同入白内杵之,旋加清水,扭取自然汁半碗,先以病人饮三两口,仍用鸡翎蘸汁扫于患处,中间留一眼,四边频频扫之,其肿自消。

一方:治吹乳,用桑树蛀屑,饭捣成膏贴之。

一方:治乳痈,用人牙齿烧存性,研为细末,以酥调,涂贴痈上。

一方:治吹乳,用猪牙皂角去皮弦,蜜炙为末,酒调服之。

《集验》论曰:凡妇人女子乳头生小浅热疮,搔之黄汁出,浸淫渐长,百疗不瘥,动经年月,名为妒乳。宜以赤龙皮汤、天麻汤洗之,敷二物汤、飞乌膏及飞乌散,始作者可敷以黄芩漏芦散、黄连胡粉散,并佳。

赤龙皮汤:治妒乳。

槲皮三升,水一斗煮五升,夏冷洗,秋冬温之,分以洗乳。

天麻汤:治妒乳,亦洗浸淫黄烂热疮,痒疽湿阴蚀疮,小儿头疮。

天麻草五升,以水一斗半煎取一斗,随寒温分洗乳,以杀痒也,洗毕,敷膏散。

一方:治妒乳生疮。

蜂房、猪甲中土、车辙中土(各等分),上二味为末,苦酒和敷之。

瓜蒌散:治乳痈已溃未溃俱效,并治血疝。

当归(五钱)、甘草(五钱)、乳香(一钱)、没药(一钱)、瓜蒌(一个,连皮捶碎),水酒各半煎服,渣捣烂敷乳上即愈。

85.明-宋氏女科撮要-宋林皋-乳病门(附方七道)

乳汁不通,结核成饼不散,寒热作痛者,速揉散,乳汁一通,饼核自消。如不消,结成乳痈,急用连须葱捣成饼安乳上,用炭火一罐,盖葱上熨之,须臾汗出立消。

86.明-外科百效全书-龚居中-卷之三-胸腹部

大凡乳上才觉硬肿作痛,宜以葱早熨之。其法用个阔口瓶,以炭火入瓶内,上以热灰填满瓶口,用葱叶及葱白捶损,令遍覆瓶口,用手帕裹瓶倒执,将瓶口向肿处任意轻轻熨之。切莫乱施针刀,以伤其房缝。或初起隔蒜艾灸犹可。

龚应圆制治乳风乳痈神方,外用铁箍散敷,内即服防风、连翘、僵蚕、陈皮、青皮、贝母、漏芦、乌药、薄荷、银花、羌活、甘草,姜煎。如肿不消,再用土乌药炆水洗三次。果势甚,即服防风、当归、白芷、陈皮、青皮、贝母(姜制)、漏芦、穿山甲(炒成珠)、乳香、没药、人参、黄芪、肉桂,惟内吹者不可用桂,恐桂动胎也。如溃烂,外用化毒丹,后用白朱砂散或生肌散之。如有孔久不合口,用青黛、陈皮灰各等分,将纸条拌麻油,蘸药末透入。如体薄久不出脓,必用针刀,仍化毒生肌而治。

87.明-外科活人定本-龚居中-卷之二-乳根痈

此症生于两乳头之下,乃厥阴阳明之所司也。因血气壅滞,热湿蕴蓄,故生此毒。宜海马崩毒饮、败毒定痛饮,外用万灵膏、生肌散。用一醉忍冬汤,或多着艾灸,而内消可愈。敷方俱用前内外吹乳之法。

88.明-外科启玄-申拱辰-卷之十一-痈疽发背

神效托里散:治诸痈疽,肿毒发背,肠痈乳痈,时毒,憎寒壮热,不拘老幼虚实并效。

黄芪(盐水拌炒)、左缠藤、当归、粉草(各一钱),上作一剂,酒、水各一钟,煎八分,服。分疮上下则食前后服,渣捣敷患处。亦可为末,酒调更效。

治吹乳、乳痈等,初发切不可用凉药,恐冰住其血,不能化乳,宜此方中加南星、姜汁酒匀调热敷即消。欲急消,加草乌末能破恶除寒。如已成痈,则从冲和治之,或加草乌、南星二味为妙。如破后当观其源,若原于冷,用冲和收功;原于热,用洪宝膏退热生肌。须加乳香、没药止痛,再服神效瓜蒌散治之效。

89.明-万氏秘传外科心法-万全-卷之四-面图形十二症(一)

乳发

乳发生于两乳之上,乃厥阴、阳明经所属也。有内吹外吹之别,惟妇人多生此病,因二经风热壅塞,血气凝滞而生。内吹者,因胎中小儿气吹,故生此病。初起觉以艾叶灸并火罐燎之效。外吹初觉捏发乳出,亦可消。若内吹至产后自愈。若外吹不治,必致穿胸走胁而毙矣。先服一醉忍冬花酒,随服十六味败毒流气饮、定痛乳香汤,外用万灵膏、生肌散敷之。

90.明-万氏秘传外科心法-万全-卷之五-面图形十二症(二)

乳根痈

生于两乳之下,乃厥阴阳明经之所司也。因气壅血滞,湿气蕴蓄而生,宜海马崩毒饮,一醉忍冬汤,败毒定痛饮,初觉以艾灸,外用膏药生肌散可愈。敷方与前乳发内吹同。

91.明-仙传外科集验方-赵宜真-仙传外科秘方卷之三-敷贴热药品·第四

仙方隔纸膏(亦名神应膏):专治发背、乳痈、外臁下蛀,诸般恶毒疮疖。

黄连、何首乌(去皮)、草乌(去皮)、当归尾、白芷(各半两),川乌(去皮,二钱半),后用黄丹一两(夏用二两),乳香、没药、血竭(半两),上总吹咀,用清油五两重同药一处入于铫子内,文武火熬,待药黑色,用布滤去滓,仍将药油入铫内。下黄丹用桃、柳枝一把,不住手搅之,又黑色,即将血竭、乳没细末入内搅匀,略煎,滴在水中成珠不散,却用瓦碗盛之,沉在冷水中浸一昼夜,出火毒,用之神效。

92.明-仙传外科集验方-赵宜真-仙传外科秘方卷之九-发背形证品

治初发乳及内外吹乳敷药:用酵子一勺,以面五钱炒,擂烂酵,酵发面如蜂窠,发过上青色无妨,焙干为末,用井花水调敷。如干日夜以水湿之,或不退加白芷、贝母,为末;疼痛加乳香、没药末立效。

乳痈、乳疽二证,在内结核不散,急服复元通气散,以前敷药及化毒、拔毒敷药。夺命汤汗之为度。

乳劳之证,不宜用针,恐针伤其房蜂者死。但要识证,开口洪者去奶房因伤而坏也,皆须急服药、敷之。不生肌者必死难治。可服秘传流气饮、托里十宣散,中间敷解毒生肌定痛散,用前吹乳方,内敷药四围敷之。

93.明-新刊外科正宗-陈实功-卷之一·痈疽门-杂忌须知第十四

如意金黄散

歌曰:如意金黄散大黄,姜黄黄柏芷陈苍,南星厚朴天花粉,敷之百肿自当安。

治痈疽、发背、诸般疔肿、跌扑损伤、湿痰流毒、大头时肿、漆疮、火丹、风热天泡、肌肤赤肿、干湿脚气、妇女乳痈、小儿丹毒。凡外科一切诸般顽恶肿毒,随手用之,无不应效,诚为疮家良便方也。

天花粉(上白,十斤),黄柏(色重者)、大黄、姜黄(各五斤),白芷(五斤),紫厚朴、陈皮、甘草、苍术、天南星(各二斤),以上共为咀片,晒极干燥,用大驴磨连磨三次,方用密绢罗厨筛出,瓷器收贮,勿令泄气。凡遇红赤肿痛,发热未成脓者,及夏月火令时,俱用茶汤同蜜调敷。如微热微肿,及大疮已成欲作脓者,俱用葱汤同蜜调敷;如漫肿无头,皮色不变,湿痰流毒、附骨痈疽、鹤膝风症等病,俱用葱酒煎调;如风热恶毒所生,患必皮肤亢热,红色光亮,形状游走不定者,俱用蜜水调敷;如天泡、火丹、赤游丹、黄水漆疮、恶血攻注等症,俱用大蓝根叶捣汁调敷,加蜜亦可;汤泼火烧,皮肤破烂,麻油调敷。具此诸引理取寒热温凉制之。又在临用之际,顺合天时,洞窥病势,使引为当也。

灸乳肿妙方

歌曰:灸乳肿痛方法高,恼怒劳伤气不调,将碗覆于患上灸,诸般肿痛寂然消。

治气恼劳伤,或寒热不调,乳内忽生肿痛,用碗一只,内用粗灯草四根,十字排匀,碗内灯草头各露寸许,再用平山粗纸,裁成一寸五分阔纸条,用水湿纸,贴盖碗内灯草上,纸与碗口相齐,将碗覆于肿乳上,留灯草头在外,将艾大圆于碗足底内点火灸之,艾尽再添,灸至碗口流出水气,内痛觉止方住,甚者次日再灸一次,必消。

治乳便用方

歌曰:治乳蒲公英最良,酒煎热服即眠床,葱汤一盏催微汗,肿痛全消身便康。

治乳痛初起肿痛未成脓者:用蒲公英,春秋间开黄花似菊,取连根蒂叶二两捣烂,用好酒半斤同煎数沸,存渣敷肿上,用酒热服,盖睡一时许,再用连须葱白汤一茶钟催之,得微汗而散。此方乡村偏僻无药之所用之极妙,亦且简便。

木香饼

歌曰:木香饼同生地黄,二物和匀患上装,气滞肿疼并闪肭,用之一熨自无殃。

治一切气滞结肿成核,或痛或闪肭、风寒所伤并效。

木香(五钱),生地黄(一两,捣膏),上木香为末,同地黄和匀,量患处大小,作饼置肿上,以热熨斗熨之;坚硬木痛者,间日熨之妙。

94.明-徐评外科正宗-陈实功-卷七-乳痛乳岩论

治乳痛初起,肿痛未成脓者,用蒲公英春秋间开黄花似菊者,取连根带叶二两,捣烂,用好酒半斤,同煎数沸,存渣敷肿上,其酒热服,被盖睡一时许,再用连须葱白汤一茶盅催之,得微汗而散。此方乡村偏僻无药之所,用之极妙,亦且简便。

95.明-证治准绳·疡医-王肯堂-卷之三-手部(八)

丹溪云:蒲公英草,清明时节如荠菜状,中开一朵花,如菊花者,取干与苍耳草二味,等分为末,以好醋浓煎,浸洗即愈。

蒲公英忍冬酒,治天蛇头极效,累验。

治天蛇头,蒲公英捣细,水和调,去渣,服之。又捣渣罨患处,累效。

治天蛇头,用野落苏(兼丝子)、金银花藤、天荞麦,上细切,用好米醋浓煎,先熏后洗。

又方:用人粪杂黄泥捣之,裹在患处,即愈。

葛稚川方:治妇人乳痈。

人牙齿(烧存性),上为极细末,以酥调涂,贴痈上。

敷乳方:天南星、生半夏、皂角针(烧存性,各三分)、白芷、草乌、直僵蚕(焙,各一分),上细末,多用葱白研取汁,入蜜调敷。若破疮口,作膏药贴。

蒲公英草,捣烂擒患处,神妙。天南星末以温酒调涂之。治妇人乳痈成痈,以益母草为末,水调涂乳上,一宿自瘥;生捣烂敷之,亦得。妇人吹乳,用桑树皮和饭,捣成膏贴之。乳头裂破,丁香末敷之。

96.明-香奁润色-胡文焕-乳部

治乳痈

虾蟆皮(初服七株,次服倍用)、青桑头(初服七枝,次服倍用),上二物一处研细,冬则用根,酒解随量饮;其渣加蜜于中,敷乳上,即用草芎、白芷、荆芥煎汤薰洗。每服药一次,即洗一次。如未效,以龙舌草(蔓尾草)、忍冬藤二件,研细蜜调敷,仍服托里散。如毒已结了,先用桐油调盐搽了,用后药。

水枝叶、黄花草(金钱花)、水苋、青桑头,上细研,蜜调敷之。

又方:九牛叶一握,研细酒调服,滓敷乳上,即效。

97.明-医学纲目-楼英-卷十八·心小肠部-痈疽

黄芪(去芦)、忍冬藤叶(各五两)、当归(一两八钱)、粉草(炙,八钱),上为细末。每服二钱,酒一盏半,煎至一盏,病在上,食后服;在下,食前服,少顷再进,留滓外敷。

立效散:与前方间服神妙,但于瓜蒌散方,减去当归,加紫色皂角刺一两六钱是也。

《本》:蒲公英草,味甘,平,无毒,主妇人乳痈肿,水煮汁,饮之及封之,立消。用酒煎更妙,渣敷患处。

(云)张氏橘皮汤:治乳痈未结即散,已结即溃,极痛不可忍者,神效。因小儿吹乳变成斯疾者,并皆治之。

用陈皮一味,汤浸去白,晒干,面炒微黄,为细末,麝香研酒调二钱。初发觉赤肿疼痛,一服见效。

用蒲公英草捣烂,擒患处神妙。

用天南星末,以温酒调涂之。

《太平圣惠方》:治妇人乳痛成痈。以益母草为末,水调涂乳上,一宿自瘥。生捣烂用之亦得。

《山》:妇人吹乳。用桑树蛀屑,饭捣成膏贴之。

《怪穴》:乳痈:乳中穴(在乳下中,针入一分,沿皮向后一寸半,灸,泻)

《针灸甲乙经》:乳痈,寒热短气,卧不安,膺窗主之。乳痈,凄索寒热,痛不可按,乳根主之。大惊乳痛,梁丘主之。乳痈有热,三里主之。(乳痈诸药不能止痛者,三里针入五分,立止。)女子乳痈惊,巨虚下廉主之。(《千金》云:臂肿重,足踃不收,跟痛。)乳痈,太冲及复溜主之。妒乳,太渊主之。妇人乳余疾,肓门主之。

取效散:治妇人吹乳,神效。《刘柏亭传》

螃蟹(去足,用盖烧存性为末),每服二钱,黄酒下。

熨法膏(秘方):治吹乳、乳痈,登时立消。

葱连根捣烂,铺乳患处,上用瓦罐盛灰火盖葱上,一时蒸热,出汗即愈。

一方:治吹乳肿痛不可忍。用生山药捣烂,敷上即消。即去之,去迟则肉腐矣。

98.明-医学汇函-聂尚恒-十一卷-疔疮治方

葱熨法:治虚怯人肢体患肿块,或作痛,或不痛,或风袭于经络,肢体疼痛,或四肢筋挛骨痛。又治流注,跌扑伤损肿痛,杖打刺痛,及妇人吹乳乳痈,阴证腹痛,手足厥冷。

葱头细切,杵烂炒熟,敷患处,冷则易之。再熨肿痛即止,其效如神。炒熟,敷患处,冷则易之。再熨肿痛即止,其效如神。

莽草苦辛温有毒,头痒喉痹蛀牙风,瘰疬诸疮皮肤痹,更消疝瘕杀鱼虫。

生蜀中,似石南而叶稀,无花实,采之作椒气。治头风痒,可用沐,勿令入眼。疗喉痹不通,及蛀牙肿痛,浓煎汤,热含吐之,嗽口勿咽。治瘰疬结核坚肿,痈疽,乳难、乳痈未溃,头疡白秃。与白蔹、赤小豆为末,鸡子白调涂,干即易之。一切风疽、疝瘕、血凝肿坠及风湿皮肤麻痹,煎汤淋洗。杀虫鱼,不入汤药。

梁上尘能消软疖,又止中恶鼻衄血,兼消腹痛噎难通,安胎催生胕系戾。

又名乌龙尾。性平,无毒。主痈毒、阴肿、妇人妒乳、小儿头疮软疖,醋和敷之。中恶、鼻衄、腹痛、噎膈、妇人胎动欲产、横生倒产及转胞小便不通,并酒调服之。又自缢死,取末吹两耳鼻中即活。凡使,须去烟火远;高堂殿上者,拂下筛用之。

姜石：所在有之，生不见日色土石间，状如姜，有五色，惟白者良。味咸，寒，无毒。疗疗肿、乳痈、发背、豌豆疮，并火烧醋淬为末，鸡子清或醋调敷之效。大凡石类多主痈疽。

99.明-医学汇函-聂尚恒-十三卷-食治门

面性甘温能补虚，强气厚肠实肌肤。麸凉调中仍去热，面筋益气腹宽舒。荞麦甘平去滓秽，食久风动脱眉须。

即小麦面。性温。不能消热止烦，惟养气补不足，助五脏，调经络，续气脉，实肤体，厚肠胃，强气力。其有湿热，能发诸病壅热，小动风气，不可常食。丹溪云：面热而麸凉，虽晒令燥，以少润之，舂去皮，煮为饭食之，无面热之后患。《图经》云：凡麦，秋种冬长，春秀夏实，具四时中和之气，故为五谷之贵。大、小麦，地暖处亦可春种之，至夏便收。然比秋种者，四气不足，故有毒。又云：磨中石末在内，所以有毒。但杵作粉食之，补中气，和五脏。凡面食，熟则益人，生则有损。古方治妇人乳痈不消，用白面半斤炒黄，醋调涂上，内又水煮服之。又炒食之，止痢；醋蒸署折伤即定。麦麸，凉，调中去热，止泄痢，治时疾热疮、汤火疮烂、扑损所伤瘀血，醋炒署之。第三磨者凉，谓其近麸也。曲，温，消谷及诸生物，止痢消痔，主小儿痫。荞麦，性寒，无毒。实肠胃，益气力。久食动风，令人头眩。和猪、羊肉食之，患热风癫，脱人眉须。虽动诸病，犹锉丹石，能练五脏滓秽，积精神。小儿赤丹，醋和敷之；杖疮，鸡子白调涂，有效。其叶作茹食之，下气利耳目。多食即微泄。其穰烧灰淋汁，洗六畜疮。

茄味甘寒能缓火，大治风热腰脚跛。化痰逐瘀消乳痈，发瘤发疮非相左。肠风口糜蒂烧灰，根洗冻疮煎数朵。

茄者，连茎之名。有数种，入药多用黄茄。无毒。治大风热痰，取黄茄不计多少，以新瓶盛贮，埋土中经年，尽化为水，取出，入苦参末为丸，食后临卧酒下三十丸，甚效。又治腰脚风血积冷，筋急拘挛疼痛，取茄子五十斤细切洗净，以水五斗煮浓，去渣再煎至一升，入粟粉同煎，令稀稠得所，更入麝香、朱砂末，为丸梧子大，每旦及近暮酒下三十丸，一月乃瘥，男女通用。此膏又可敷发背、乳痈恶疮，冷如冰雪。又治扑损肌肤青肿，用老黄茄种切片，瓦上焙为末，临卧酒下二钱，恶血散而痛肿止，一夜消尽无痕。《本草》又云：久冷人不可多食，损人动气，发疮，发瘤疾。不与煎膏敷疮之说相左耶？盖热疮涂之则愈，体冷服之生疮。夏日当时食之犹可。蒂烧灰，和蜜调敷口疮、牙痛，酒调服治肠风下血，皆甘以缓火之意也。其根及枯茎叶煎汤清洗冻疮良。又苦茄，树小有刺，其子主痹，醋磨涂痈肿效。

乳痈

露蜂房：味甘，温，有毒。恶干姜、丹参、黄芩、芍药、牡蛎。炙。拔疔疮附骨之根，止风虫牙齿之痛；起阴痿而止遗尿，洗乳痈而涂瘰疬。

蜂房乃黄蜂之窠，蜂大房大，且露天树上者为胜。

按：其用以毒攻毒，若痈疽溃后禁之。

100.清-(增订)验方别录-郑奋扬编，徐友诚增订-乳痈外治三方

玉绣球研末敷之。乳痈肿痛用紫苏叶煎汤频饮，又以渣渟敷患处。（此方出自《海上仙方》）

101.清-(增订)验方别录-郑奋扬编，徐友诚增订-乳症门

香附饼：敷乳痈，即时消散，一切痈肿，皆可敷。

[处方]香附（一两研末）、麝香（一分）、蒲公英（一两），用烧酒二碗，煮蒲公英数沸，去渣取酒，和香附末作饼，将麝香置饼中，趁热敷患处，以布扎之。

[实验用法]按：一饼可分作四五次用。余家用法，将香附末研净，蒲公煮成，每日用酒少许，蒸热，取香附末少许和匀，摊布上，中加麝香少许，敷患处，外以布扎定，四五日见效，一月内全愈，此鄙人试之真，故言之切云。

102.清-辨证良方-蒋杏桥-卷二

万应乳症内消丸（加福珍橘一只同酒煎服其效更捷）

乳痈：地黄汁敷之，一日数次，效。痛不可忍，用蜂房烧灰为末，每服二钱，水一盏，煎六分，食后服，成脓后乃可用。又蛤粉、藕粉（各三钱），调服。

按：蒲公英、生甘草、银花、黄芪（各五钱），煎服。加酒一杯，渣敷，必效。

乳痈串烂，洞见内腑，年久不愈者，取摇船之橹上首手捏之处旧藤箍，剪下，以阴阳瓦上煅末，日日掺之，或香油敷。

有患乳痈，矣然肿及头面，以蚯蚓屎（晒干）末，井水调搽头面。

103.清-揣摩有得集-张朝震-女科-通乳消肿汤

用鲜山药，不拘多少，捣烂敷之。

吹乳仙方：葱一大把，捣成饼，一指厚，摊乳上，用灰火一罐，覆葱，须臾汗出，肿痛立消。

乳痈初起：用蒲公英（一两）（即奶浆草，每茎开黄花一朵，掐断有白浆者是，又名黄花郎草）、金银花藤（二两），捣汁和热酒服，仍以渣敷之，或用香肥皂和红糖敷之。

104.清-古方汇精-爱虚老人-卷二·疯痰疮毒类-千金托里散(三八)

一方:治乳痈串烂,年久不愈,洞见内腑者。取摇船之橹,上首手捏处旧藤箍剪下,阴阳瓦上,焙末,用竹管札绷小筛,日日掺之。如干处以香油调搽,不过半月全愈。

105.清-回生集-陈杰-卷之下-新增回生集续补经验良方

敷药:莲蓬壳(烧灰存性),制甘石,上冰片、黄丹、角霜,共为细末,麻油调搽。

106.清-惠直堂经验方-陶承熹-卷三·乳病门-熨法

治乳吹乳痈,登时立消,此方奇而稳,甚效。

葱连根捣烂,铺乳患处,上用瓦罐盛炭火,盖葱上,一时蒸热出汗即愈。

107.清-惠直堂经验方-陶承熹-卷三·乳病门-乳吹乳岩方

葫芦巴(三钱,捣碎),酒煎服,渣敷之。未成散,已成溃愈。

乳痈:芙蓉花杵烂,敷上,疱起即消。如干花瓣以鸡子清或醋调涂。凡芙蓉开时采,浸盐卤中备用,贴诸痈疡皆妙。芙蓉根切片,醇酒煎,尽量饮即消。如掘鲜者杵汁,酒冲服,睡醒即消,其痛如失。白蜡一钱,酒化服。蚶壳煅存性,研末,醋调涂。芭蕉叶杵汁,生白蜜酒和服,渣敷。

乳痈吹乳葱慰法:用葱一大把,捣如泥,铺乳患处,上用瓦罐,盛灰火草纸数重,麻布一重,扎口,将酒喷麻布上,连罐覆放葱上,一时,汗出即愈。

治奶痈:用水蔓,头生春末,呵出浓为末,香油调搽。

又方:用老鼠屎,草子根,与酒糟春,细阿即好。

独胜散:产后吹奶,肿硬疼痛,亦有不痒不痛者,最宜急治。

明乳香(二钱),瓜蒌(一个,捣烂),酒(一盅),水(一盅),煎,温服,外以荆芥、独活煎汤,熏洗,再以天南星为末,温水调稠,鹅毛扫患处。

外吹乳:用生半夏一个,火煨热,如左乳吹塞右鼻,右乳吹塞左鼻,百发百中,加葱塞鼻亦好,为末吹鼻亦好。

108.清-济人宝笈-刘晓-卷上-乳痈类

疔肿乳痈:用生地捣敷之,热即易,甚效。

乳上生痈:芝麻(炒焦)捣烂,以灯盏内油脚调敷,即散。

又方:初起时,以玉簪花根,擂酒服,以渣敷之。

阴毛虫痒,或红或白,痒不可忍者,用白果打碎搽之。

阴中生虱:用槟榔嚼汁搽之,复以少许煎水洗。

乳痈初起：用牛屎和绍酒敷患处，即消肿。

乳痈

赤豆（三合），研烂去渣温服，留渣绍酒调敷患处。

或皂角刺烧灰，和海蛤粉为末，热烧酒调下，揉散亦可，其效如神。

乳痈溃烂见心

猫腹下毛（要多），干锅内煅存性为末，干掺或清油调入轻粉少许，敷之。

乳痨乳痈

瓜蒌（大而红者，二个捣碎），生甘草、当归（绍酒洗，各五钱），另研乳香、没药（各一钱），作二剂，绍酒三碗，煎二碗饮，以渣乘热敷患处。瘰疬亦治。

乳吹乳痈

葱一握，连根捣烂敷患处，用瓦罐盛炭火，盖葱上一时蒸热（出汗即消）。或金银花（一两），蒲公英（一两），酒水各半煎服。以渣热敷患处，即思睡，醒即消。（蛇头疮亦治，此方最妙）。

乳痈五百金方：豆腐桌上淋水一桶，倾入锅内，熬干成膏，浓搽。干即再搽，乳块自消。五、七次必愈，屡试神效。

吹乳

蒲公英（五钱），金银花（五钱），黄酒二碗，煎一碗，食远服一剂，即愈。不愈再服，如已作脓，热服取汗，仍以渣敷之。

乳痈初起

水杨柳根，生捶碎，贴患处。其热如火，再贴遂平。此葛仙肘后方也。

葱白熨：治乳痈吹乳，登时立消，此方奇而稳，神效。

葱白连根洗净，捣烂铺患处，用平底瓦罐盛火灰熨葱上，葱热蒸乳上，汗出即愈。或以葱捣烂炒热敷上，冷即换再炒亦可。

半夏丸：治一切乳毒初起。

生半夏（一个），为末，葱白半寸，捣和为丸。绵裹塞鼻，左乳塞右，右乳塞左，一夜即愈。

鲫鱼仙方：治对口疔，一切白色阴毒初起。活鲫鱼一个，生山药一段，样长，用白洋糖二钱，同捣极烂，敷上神消即去。更治瘰疬初起如神。妇人乳痈初起，用蜡、糟同捣，敷上立散。俱系亲试百验。

109.清-经验良方全集-姚俊-卷二-乳痈

乳痈者，乳房掀肿作脓，脓尽则愈，其初起宜服瓜蒌散，敷以香附饼即消散。

若已成脓则用太乙膏贴之。若溃烂则用海浮散掺之,外贴膏药,吸尽脓自愈矣。

香附饼:敷乳痈即时消散,一切痈肿皆可敷。

香附(细末净,一两),麝香(二分),上二味研匀,以蒲公英二两酒煎,去渣,以酒调药,热敷患处,余方见痈疽诸疮门。

治奶峰神验方

乳痈初起:蔓荆子炒为末,酒服方寸匕,滓敷之。方寸匕即调羹也。

治乳痈:葛白面半斤炒黄,醋煮糊,涂即消。

治乳痈:蟾酥饼,治疗毒、脑疽乳痈、附骨疽、臀痈一切恶症,或不痛,或大痛。用此敷贴疮头。

对口疮:活鲫鱼一大尾,入瓦盆内捣烂,加头上薙下发垢四两和匀,敷之极厚,外以纸贴,一二日即愈。加生山药一条同捣,并治乳痈、瘰疬。

乳痈红肿疼痛者:男女皆有此症。

生蒲公英(一两),忍冬藤(一两),捣烂,水二盅,煎一盅,食前冲酒服,睡片时,渣敷乳上,数次即愈。此为乳痈圣药,屡著神奇,不可轻视。按《本草》乳岩,以此亦可治。

又有乳痈多至二三百头者,取柳树根刮去皮,捣烂蒸热,布包熨之;次则随换,过一宿即愈。此孙真人《千金方》也。

洞天鲜草膏:治一切热毒痈疖,乳痈红肿等症。

大麻油三斤,先熬壮年头发一斤,熬至发枯浮去渣。再用活牛蒡、苍耳草根叶、忍冬藤 、马鞭草、仙人对坐草(各鲜草,各一斤),再另用油十斤,将各草熬枯沥出,再以白芷、甘草、五灵脂、当归(各八两),入锅熬至药枯出渣,俟冷并入前煎头发油,每油一斤。用当时炒透桃丹七两,加入搅匀,熬至滴水成珠不粘指为度,离火,俟退火气,以油纸摊贴。

又嫩膏照前制法,每油一斤,入炒透桃丹四两,熬至黑色为度。

朱砂书子丑寅卯十二支字,放本妇所戴簪上,戴之即愈。于初起时用之最妙。

又方:如尚未成形者,用生萝卜连根带泥捣烂。敷上,热即更换,一二次即愈。

又方:以糯米饭涂之,立愈。

又方:金墨、猪胆、元参,三味和匀,搽上立效。

110.清-李氏医鉴-李文来-卷之八-乳奶乳岩乳痈内外吹

治乳便用方:治乳痈初起,肿痛未成脓者。

蒲公英(连根带叶,二两,捣烂),好酒半斤,同煎数沸,热服。存渣,敷肿上。盖睡一时许,再用连发葱白汤一钟,微汗而散。

乳吹肿验方:葡萄叶(捣细),麦面醋调敷,即消。

一方:专治吹乳。生半夏一个为末,用葱白半寸捣泥为丸,绵裹塞鼻孔内,一夜即愈。左乳塞右鼻,右乳塞左鼻,初起者甚效。

治吹乳经验良方:猪脊髓油(五两),麝香(三分),冰片(三分,研末),上先将髓油捣烂,后入麝、冰二味和均,量痛处大小一二贴即止。

乳香散:治吹奶。

乳香(一钱)、瓜蒌根(末,一两),上研匀,每服二钱,温酒调下。又用天南星末,温汤调涂之。

又方:治乳痈烂穿心者。用猫儿腹下毛,炒黑存性,为末干掺或清油入轻粉少许调敷。

内吹外吹:柴胡、陈皮、川芎、山栀、青皮、石膏、黄芩、连翘(各一钱),甘草(五分),橘叶(二十片),水二碗,煎八分,食远服。葱白切碎,炒热捣烂,敷乳上,以帛包之,冷则易,自愈。结核肿痛难忍,广陈皮,浸去白,晒燥干,面炒微黄,共研末,入麝香少许再研,每服二钱,热酒调下,揉之即散。

乳痈乳肿,用芭蕉叶捣汁,生白酒下,渣敷患处。

治乳痈:用鸭脚草(凤尾草)捣烂,入无灰酒煎数滚,尽量饮。破者以渣敷之,自通。

111.清-奇效单方-姚海园-女科·卷五-乳病

慰乳膏

葱(十根),连根捣烂,铺乳患处,上用瓦罐盛灰火盖葱上,一时蒸热出汗,即愈。

此方专治吹乳、乳痈初起,登时立消。

马溺散

白马溺,用鸡翎搽患处,干时即搽,无间断,以肿消为度。

此方专治妇人吹乳、乳痈红肿,神效。

112.清-奇效简便良方-丁尧臣-卷四-痈疽疮毒

凡诸疮初起,饮芝麻油一杯可保无虞。喉痛在喉舌门。

乳痈久不收口:茅屋上陈年旧茅草剪尾一束,研末,加顶上冰片少许敷。

乳痈溃烂见心:猫腹下毛(要多),干锅内煅存性,末干掺。或清油调,入轻粉少许敷。

乳吹乳痈：葱一握，连根捣烂敷患处，用瓦罐盛炭火盖葱上一时，蒸热出汗消。

乳痈（红肿痛者是，男女皆有此症）：豆腐店桌上做豆腐淋下之水一桶，入锅熬干成膏，冷透厚敷，干即换。（并治乳岩）

乳痈多至二三百头者：柳树根去皮捣烂，蒸热用布包熨，冷即换。

乳痈日久不愈：虾酱，用好醋蒸热敷之，奇效。

疔肿乳痈：生地捣敷，热即换。

又，芝麻炒焦捣烂，以灯盏内油脚调敷。

又方：初起时以玉簪花根擂酒服，以渣敷之。

乳痈初起：水杨柳根生捶碎，贴患处，其热如火，再贴即平。此葛仙方也。

乳头生疮（名曰妒乳），醋和梁上尘涂。

产后勒乳成痈：益母草末水和涂。

113.清-千金方衍义-张璐-卷十三·心脏方（凡八类）-头面风第八（方九十二首）

治妒乳乳生疮方：蜂房、猪甲中土、车辙中土（各等分），上三味，为末，苦酒和敷之。

鹿角散：治妇人乳生疮，头汁出疼痛不可忍者方。

鹿角（二分），甘草（一分），上二味，治下筛，和以鸡子黄于铜器中，置温处，炙上敷之，日再，即愈。

治妒乳方：以葵茎灰捣筛，饮服方寸匕，日三，即愈。（《集验方》直捣为散，不为灰。）

又方：烧自死蛇为灰，以猪脂和涂，大良。

灸法：以蒲横度口，以度从乳上行，灸度头二七壮。

论曰：产后不自饮儿，并失儿无儿饮乳，乳蓄结痈，不饮儿令乳上肿者，以鸡子白和小豆散敷乳房，令消结也。若饮儿不泄者，数捻去之，亦令大孩子含水使口中冷，为嗍取滞乳汁吐去之，不含水漱去热，喜令乳头作疮，乳孔塞也。

治乳痈方：大黄、鼠屎（新者，各一分），黄连（二分），上三味为末，以黍米粥清和，敷乳四围，痛止即愈。无黍米，即粟米，粳亦可。

又方：大黄、莽草、生姜（各二分），伏龙肝（十二分），上四味，捣为末，以酢和涂，乳痈即止。

[衍义]大黄、黄连辟除毒热,鼠屎通厥阴经,为乳痈之药。

又方:以大黄消肿热,莽草祛风毒,生姜消胀满,伏龙肝和营血,醋和涂乳,取其酸收,即浆水服散之义。

治乳痈二三百日,众疗不瘥,但坚紫色,青柳根熨方。

以柳根削取上皮,捣令熟,熬令温,盛著练囊中,熨乳上,干则易之,一宿即愈。

治妒乳乳痈肿方:取研米槌二枚,炙令热,以絮及故帛搛乳上,以槌更互熨之,瘥止,已用立效。

治乳痈坚方:以水罐中盛醋泔清,烧石令热纳中沸止,更烧如前,少热纳乳渍之,及冷更烧石纳渍,不过三度烧石愈。

[衍义]葱白捣敷取其通窍,柳根温熨取其解毒,焙槌热熨取其温散,醋泔温渍取其酸敛,各有妙用,乡村无药处宜之。

114.清-摄生总论-王梅-卷之十-妇人门

治妇人吹乳久不愈者:用桦皮、油核桃烧存性,入枯矾、轻粉少许,香油调敷。

115.清-寿世简便集-林清标-增补救急良方

妇人乳痈

用蒲公英一把,煎黄酒服,外用渣敷之即消。

116.清-寿世新编-万潜斋-疮毒门-万应紫金膏

此膏能治百病,凡男妇大小,瘰疬痰疬、对口发背、乳痈鱼口、便毒、臁疮热疖、手足腰背疼痛、闪挫损伤及一切无名肿毒,俱贴患处,哮吼喘嗽,贴心窝,泻痢贴脐眼,百发百中,功效无穷。

赤芍、当归、红花、黄芩、防风、荆芥、连翘、黄柏、僵蚕、蝉退、白芷、甘草、胎发、大黄、银花、蜈蚣、川乌、草乌、羌活、苍术、细辛、川椒、秦艽、乳香、没药、骨碎补、首乌、蛇床子、木鳖子、大枫子、生南星、生半夏(以上各五钱),用猪油、麻油、桐油各半斤,将前药浸入油内,如春夏浸三日,秋冬浸七日,倾铜器内,文武火熬至药色焦黑,取起滤渣,再熬,加炒黄丹十两,用槐枝不住手搅动,熬至滴水成珠,再加白蜡五钱,随即取起,用槐枝搅匀,收入瓦罐,浸水中拔去火毒,用时以布摊贴。

观音膏能治百种病症,世多知者,兹故不录。

117.清-四科简效方-王孟英-乙集-中部诸证

乳痈

葱白杵敷,并绞汁服。

苎根捣敷之。

118.清-四科简效方-王孟英-丙集-乳病

妬乳（乳塞不通而皮痈也），蒲公英煎浓汁服，并捣敷患处。

黄柏研细，鸡子清和厚涂之。

吹乳成痈：猪板油一斤，冷水浸贴，热即易。

乳毒、乳疮：芝麻炒焦研末，灯盏油调涂。

119.清-万全备急续方-王翃-乳部

产后勒乳成痈，益母草为末，涂乳上一宿，自瘥。或生捣烂敷上。

又方：赤小豆三合，酒研烂，去滓温服，留渣敷患处。

又方：用银杏半斤，将四两同酒研服，将四两水研敷痈上。

又瓜蒌一二个，连皮子切碎，酒煮半碗，去渣时时温服，酒尽，将渣再煮服。未成即消，已成即易溃，痛自止。

乳痈烂见心者，用猫儿腹下毛甘锅内煅存性为末，干掺或清油调，入轻粉少许，敷之。

乳上才觉硬肿，以葱早熨之，其法以中样阔口瓶，以炭火入瓶内，以热灰填满其口，用葱叶及白捶损，令遍覆瓶口，以手帕裹瓶，倒执瓶口，向肿处任意轻熨之，有验。

妇人乳头裂开，取秋后冷露茄裂开者，阴干，烧存性为末，水调敷之。未秋时，裂开者亦可。

120.清-吴氏医方汇编-吴杖仙-吴氏医方汇编第二册-乳症

乳痈不消

白面炒黄，醋煮为糊，涂之。

121.清-验方新编-鲍相璈-卷二-乳部

乳痈

外贴洞天膏，自愈。如色白者，照流注治法。倘溃烂不堪者，以洞天救苦丹按法与服，七日后，接服大枣丸收功。此林屋山人秘法也。醒消诸方见痈毒门。

又方：生蒲公英，捣烂冲酒服，渣敷乳上，略睡片时，数次即愈。此为乳痈圣药，屡著神奇，不可轻视。

又方：豆腐店桌上做豆腐淋下之水一桶，入锅熬干成膏，冷透火气，厚厚敷之，干即再敷，乳上结块自消，五七次必愈，屡试神验。有人借贷五百金，无力归还,以此方神效奉赠,后试之果验,人称之五百金方。此方虽治乳痈,既称乳上结块自消,则乳岩似亦可治。

又方:并治乳吹。葱连根捣烂敷上,用瓦罐盛炭火盖葱上,一时蒸热出汗即愈。稳而神效。

乳痈多至二三百头者,柳树根,刮去皮捣烂,蒸热布包熨之,冷则随换,过一宿即愈。此孙真人《千金方》也。

乳痈日久肿痛不愈:虾酱,用好醋蒸热,敷之。诸药不效者,治之奇效。

乳痈久不收口:用茅屋上陈年旧茅草,剪尾一束,研末,加顶上梅花冰片少许,敷患处,愈。

122.清-验方新编-鲍相璈-卷十一-痈毒杂治

葱熨法:治虚怯人肢体患肿块,或作痛,或不痛,或风袭经络,肢体疼痛,或四肢筋挛骨痛。又治流注及妇人乳吹,乳痈及便毒初起。葱白捣烂炒热,布包熨患处,冷则易之,再熨再易之,数次肿痛即止而愈。永戒食龟肉。

123.清-医方丛话-徐士銮-卷六-治乳痈法

令妇人于卧房门内立,将门关上,以所患乳头紧贴门板,男人于门外以食指于门板上紧对乳头画七圈,每画圈时默诵"殷郊太子治痈疽"七字,其法左乳右手,右乳左手,勿令外人见,如是早中晚三回,则立愈矣。(《写本验方》)

124.清-疑难急症简方-罗越峰-卷二-产

新产之后,有两乳忽长,细如肠,垂过小腹,痛不可忍,名曰乳痈。

川芎、当归(各一斤),以半斤锉散浓煎,随量频服,以半斤于房内烧烟,令妇将鼻吸烟。如未愈,再制一料,更以萆麻子一粒,研碎涂顶。俟愈,急洗去。

125.清-疑难急症简方-罗越峰-卷四-外科

乳中结块(《玉历》)

治乳中有块,积久不消。活鲫鱼(一尾,杵烂去鳞骨)和酒糟,厚敷患处,一宿消。

乳结(《丁氏》)

蚯蚓粪,陈醋调敷,热手揉之白散。或大鲫鱼头(煅灰),酒服(二三钱)出汗。

乳硬作痛

嫩桑叶,左采(叶在树左边),研细,米饮调,摊厚纸上,贴之。

乳痈初起(《古今》)

又熨法膏秘方(《古今》):治吹乳乳痈,登时立消,葱(连根杵烂)铺乳患上,用瓦罐盛灰火,盖葱上,一时蒸热出汗,即愈。

乳疖初起(《食物》)

牛皮胶,以热浓醋化涂,立消。

乳痈已成(《各家》)

新湿鼠屎、黄连、大黄(等分),为末,米粥清和涂四边,即散。

乳痈肿痛(《随息》)

紫苏汤频饮,渣滓封患处。

乳痈多至二三百头者(《丁氏》)

柳树根(去皮杵烂)蒸热,布包熨,冷即换。(按:痛不可熨者,罨之可也。)

治乳串久溃,乳痈串烂(《玉历》):年久不愈,洞见内腑,此方主之。取摇船橹捏手之处旧藤箍,瓦上煨干研,以竹管扎绷筛,日日掺之。如干处,以香油调搽,半月必愈。

乳痈久不收口:茅屋上陈茅草剪尾(一束,研末)、梅冰片(少许),和敷。

乳痈日久不愈:虾浆,醋蒸热敷之,奇效。

疔肿乳痈:生地捣敷,热即换。

又方:芝麻(炒焦杵烂)、灯盏油脚,调敷。

乳痈溃烂见心:猫腹下毛(要多,瓦上锻炭末)干掺,或清油调,入轻粉(少许)敷。

内外乳吹(沈家坂胡六)

野田菜(即车前叶)、盐(少许),搓卷塞鼻孔,左吹塞右,右吹塞左,双吹双塞,一周时即愈。(孕中吹为内吹,产后吹为外吹。越历试多人屡验。)又(张璞山)用葱杵烂,敷乳,更用熨斗熨之,其气透入,屡效。并医乳壅不通,以致胀痛之症。

又方(丁氏):产后乳悬,两乳细长,下垂过膝,瘀血上攻所致,川芎、当归浓煎熏鼻,将汁常饮之。

治乳痈癣疬疬敷药,用野花椒叶晒干为末,鸡子清调敷立愈,痈尤效。

126.清-笔花医镜-江涵暾-卷四-女科证治-产后诸证

乳痈初起,由胆胃热毒,服瓜蒌乳香散,敷香附饼即消。如已成脓,则以神仙太乙膏贴之,吸尽脓则愈矣。

127.清-古今医诗-张望-第二十八卷-吹奶治诗

妇人吹奶面为糊,乘其将熟酒投诸。搅匀热饮徐徐按,或炒面黄(色),(加)醋煮铺。韭菜地中蚯蚓屎,凉水或醋干换敷。

溪石黄麻投烈火,通红以淬醋坛中。醋热乳垂坛口上,能医吹奶肿而疼。

128.清-古今医诗-张望-第二十八卷-乳痈内外方诗

乳痈白芷半(生)姜(白)蔻,桔甘橘核乳香嗅。更参表里热或寒,循经解散药坊购。外用生南姜黄芷,沙糖调末匙耕耪(匙调如耕耪也)。

乳痈一法青皮(石)膏,(甘)草节天花真有劳(功也)。橘叶金银皂角刺,蒲公(英)归没酒相遭。肿处灸之三五壮,笑谈自若乃英豪。再法忍冬藤二两,黄花地丁(即蒲公英)半来交。

129.清-古今医诗-张望-第二十八卷-妬乳乳痈乳头裂治法诗

妬乳乳痈乳头裂,三病却只一方选。(乌骨)雄鸡屎白炒而擂,一匙酒下日三转。乳裂秋茄已绽开,阴干烧末水敷满。

又外熏方:纸拍火入米升内,套乳头上,熏即散。

乳痈八方:远志去心,不拘多少,米泔水洗净,焙干为末,每服三钱,好酒一盅调匀,澄清服,渣敷患处。再此方并可散一切肿毒。

鲜蒲公英连根捣汁,冲酒服,渣敷。

瓜蒌一个,酒煎服。鹿角尖三寸,炭火煅红存性,为末,每服三钱,食后热酒一茶盅调服。即重者,再服必愈。

瓜蒌(二个,捣烂),生甘草、当归(各五钱),乳香、没药(各一钱),酒煎服,渣外敷。

核桃壳烧灰存性,研细末,酒调服。末成者即消,已溃者即敛。

乳痈初起:鲫鱼同陈醋糟,捣烂敷之即消。

130.清-外治寿世方-邹存淦-卷三-乳

女子妬乳

生蔓菁根捣,和盐醋浆水煮汁,洗五六度,和鸡子白封之。

又,柳白皮酒煮,令热以熨上,即消。

乳痈(红肿疼痛者是,男女皆有此症)

白梅杵烂贴,佳。

又,地黄捣敷之,热即易。

又,豆腐店棹上,做豆腐淋下之水一桶,入锅熬干成膏,冷透火气,厚敷之。干即再敷,乳上结块自消,五七次必愈,屡验。

又,佛手、山药捣敷患处,围露出头,次日即出脓消去,最验。

又,葱连根捣烂敷上,用瓦罐盛炭火,盖葱上,一时蒸热,出汗即愈,稳而神效。并治乳吹。

又,白面(半斤)炒黄,醋煮糊,涂即消。

又,水柳根生搨贴之,其热如火,二贴即愈。

又,大黄、灶下黄土(各一分,末),生姜(二分),捣末,醋和涂,神效。

乳痈多至二三百头者:柳树根刮去皮,捣烂蒸热,布包熨之,冷则随换,过一宿即愈。

乳痈久不收口:茅屋上陈年茅草,剪尾一束研末,加顶上梅花冰片(少许)敷之良。又日久肿痛不愈者,用虾酱入好醋蒸热,敷之奇效。

乳痈寒热:蔓菁根叶去土不见水,以盐和捣涂之,热即换,三五次即瘥。冬月用根,须避风。

勒乳成痈:益母草为末,水调涂乳上。(生捣罨之亦可。)

乳痈窜烂,年久洞见内腑,深陷不愈者,取摇船橹上首手捏处旧藤箍剪下,以阴阳瓦上煤干研末,用竹管扎棚筛,日日掺之,干处以香油调搽,半月必愈。

131.清-医学从众录-陈修园-卷八-妇人杂病方

鲫鱼敷乳膏

治乳痈乳痛。活鲫鱼(一个)、鲜山药(一段如鱼长者),同捣敷上,以纸盖之。

南星半夏散

治吹奶乳痈。南星、半夏、皂角(去皮弦子,炒黄)、五倍子(去窠虫,炒黄),各等分,研及细末,米醋糊敷,一宿立效。

132.清-医学心悟-程国彭-第六卷-外科证治方药-乳痈(乳岩)

太乙膏

治一切痈疽肿毒,用之提脓极效。

肉桂(二钱五分)、白芷、当归、玄参、赤芍、生地、大黄、土木鳖(各五钱),乳香(末,二钱),没药(末,二钱),阿魏(一钱),轻粉(一钱五分),血余(一团),黄丹(六两五钱),以上各药,用真麻油一斤,浸入,春五、夏三、秋七、冬十日,倾入锅内,文武火熬至药枯浮起为度,住火片时,用布袋滤净药渣,将锅展净,入油,下血余再熬,以柳枝挑看,俟血余熬枯浮起,方算熬熟。每净油一斤,将炒过黄丹六两五钱,徐徐投入,不住手搅,候锅内先发青烟,后至白烟迭迭旋起,其膏已成,将膏滴入水中,试软得中,端下锅来,方下阿魏,散膏面上,俟化尽,次下乳香、没药、轻粉,搅匀,倾入水内,以柳木搅成一块。

133.清-医学心悟杂症要义-程国龄-乳痈乳岩(乳卸)

乳痈初起,若服瓜蒌散,敷以香附饼,即见消散。如已成脓,则以神仙太乙膏贴之,吸尽脓,自愈矣。乳岩初起,若用加味逍遥散,加味归脾汤,二方间服,亦可内消。及其病势已成,虽有庐扁,亦难为力。但当确服前方,补养气血,纵未脱体,亦可延生。若妄用行气破血之剂,是速其危也。更有乳卸症,乳头拖下,长一二尺,此肝经风热发泄也,用小柴胡汤,加羌活防风主之。外用羌活、防风、白蔹、烧烟薰之。仍以蓖麻子四十九粒,麝香一分,研烂,涂顶心,俟乳收上,急洗去。

乳痈、乳岩二症,《医宗金鉴》外科,均有专门,详而且善,可参考之。

134.清-大方脉-郑玉坛-伤寒杂病医方卷五-医方理气门

香附饼

香附(四两,炒为末)、麝香(三分),二味共为末。另用蒲公英(二两)、银花(三钱),酒煮去渣,以此药酒调香附末炖热,敷患处,内服瓜蒌散,自可消散。予常令煎麦芽、橘叶水洗乳,亦妙。

135.清-妇科冰鉴-柴得华-卷八-乳证门

吹乳

吹乳者,因乳儿之时,被儿口气所吹,以致乳管不通,蓄积在内,遂成结核,肿硬胀痛。当早为消除,否则,久必成痈,溃腐流脓,则难治矣。

若初起之际,须忍痛揉散为妙。方宜瓜蒌散主之。服后不散者,立效散。外用天南星散敷之,又宜以葱熨法熨之。

妒乳乳悬

乳头生疮,谓之妒乳。若两乳细长,下垂过腹者,谓之乳悬。乃瘀血上攻所致。此证惟产后始有,不概见也。

若乳头主疮者,宜鹿角散敷之,内服连翘散。两乳细垂者,宜芎归汤不时饮之,以其余药薰鼻,则瘀散乳即上升。如不上者,以蓖麻仁捣,贴顶心,收急去之。

136.清-妇科良方-何梦瑶-乳证

妒乳

乳头生疮也,以鹿角、甘草为末,鸡子黄调,铜勺内炙,敷之,内服连翘散。

137.清-济阴近编-陈治-卷之五-产后诸症

吹乳

又方:乳香(一钱),瓜蒌(一个),研匀,酒服,外用南星末,温酒调涂之;或用陈皮(一两),甘草(一钱),煎服,外用荆芥、羌活,煎汤熏洗。

　　吹乳将痈,马肠涂之,内用蔓荆子捣烂,酒服,以渣敷患处;或皂角五两,取汁,硝石半两,煎膏敷之。

　　又,葵根及子末,酒服三钱。

妒乳

乳头小疮,黄汁浸淫,经来累月,名妒乳。

赤龙皮汤:槲皮三升(切碎),水十碗,煎五碗,洗之。

138.清-金匮启钥(妇科)-黄朝坊-卷五-乳少论

妒乳

初觉,便以手捏去其汁,更以傍人助吮引之,或服瓜粉散、连翘汤或将麦芽二三两炒热,水煎服立消。倘不速治,轻则为妒乳,重则为乳痈。虽有专门,不可不知。(乳疮)有乳头生小热疮者,搔之则黄汁出,治宜以赤龙皮汤或天麻汤洗之。敷以芩漏散或黄连胡粉膏涂之。(乳痈)有乳痈者,因胆胃二经,热毒血壅,赤肿疼痛而成也。其证发热恶寒、头痛、口渴,治宜人参败毒散或神效瓜蒌散或加味逍遥散,服之均可使其自消,或成脓,脓尽自愈。若脓清脉大者,多致不起。

　　更有新产妒乳名,儿未能饮致胀苦。轻则为妒(乳)或为吹(乳),重为乳痈病靡盛。即宜捏出服连翘,瓜粉(散)、麦芽(炒)功可许。乳头生疮汁出黄,洗用天麻(汤)赤龙(皮汤)水。敷用黄连胡粉膏,或以芩漏(散)宜捣杵。痈由胆胃热毒成,口干寒热头痛妇。人参败毒(散)或(加味)逍遥(散),神效瓜蒌(散)解纲苦。

　　天南星散:天南星,为末,温酒调,以鹅翎蘸涂患处。

　　黄连胡粉膏:黄连(二两)、胡粉(一两半)、水银(一两,同研令消散),先捣黄连为细末,三物相合,皮裹熟捏之,自和合也,纵不能成一家,自得水银细散,入粉中,以传乳疮,诸湿痒黄烂肥疮。

　　芩漏散:黄芩、漏芦(各等分),为细末,水调敷乳上。

　　神效瓜蒌散:治乳肿痛。

　　瓜蒌(一枚)、当归(三钱)、甘草(钱半)、没药(钱半,另研)、乳香(一钱,另研),分二服,酒煎服。更以渣敷患处。

　　赤龙皮汤:槲皮三升切以水一斗,煮取五升洗乳,夏用凉,秋冬用温,分数次洗之。

　　皂角散:皂角(烧灰)、蛤粉(各等分),研匀,热酒调服。

　　一方:乳硬作痛用嫩桑叶生研,以米饮调摊纸上,贴肿处。

　　一方:吹奶结实作痛,用陈皮(一两),甘草(一钱),水二碗,煎至一碗,分两服或服荆芥羌活独活煎渗熏洗即散。

一方：乳肿，将结成痈，以马溺涂之立愈。

一方：吹妳乳，但未结成痈，即成痈犹未成脓，用蔓荆子捣烂酒调服，仍以渣敷患处。

一方：乳头小浅疮烂痒，或芙蓉花，或干叶为末，敷之。

139.清-秘传女科-周震-卷之一-乳痈

张道东方：三白草（连根捣烂），入热酒绞服，渣敷患处。

又方：夏枯草（三钱），当归（一钱半），桔梗、贝母、荆芥（各一钱），甘草（五分），生白酒水煎服，渣敷乳上。

又验方：血管鹅毛根（断，七根，炙枯研末），用猪小肠内勒下秽物调敷肿处，立刻止痛。

成脓而未溃者，用胃脓散（脓毒并治），胃脓归芷蚤金甲，土鳖连翘有大黄。

140.清-秘珍济阴-周诒观-卷之三-妇人杂病

外敷药：蒲公英、姜黄、白芷、赤芍、花粉、大黄、连翘（各二钱），共碾细末，用半酒半水茶调敷。

141.清-竹林寺女科-竹林寺僧-下卷-附刻良方

男妇乳溃

男女乳上湿疮，脓血淋漓成片，飞红无靥，痛痒不休，此名火革疮。用蚌壳煅末（五钱）、轻粉（五分）、冰片（一分），共研匀，用银花汤调搽二三次，结靥收功。

乳头开花

诸药不效者，以寒水石（一钱），研细末，和冰片（五厘），用白荠汁或用白荠粉加冰片，以水调搽皆愈。

乳串久溃

凡乳痈串烂，年久不愈，洞见内腑，深陷不愈者，取摇船之橹上手捏之处，旧藤箍剪下，阴阳瓦上煅末，以管扎棚筛，日日掺之。如干处，以香油调搽，不过半月全愈。屡经试验。

142.清-女科辑要-沈又彭-卷下-吹乳

缪仲淳云：妳乳、内外吹乳、乳岩、乳痈，不外阳明、厥阴二经之病，橘叶最妙。又用生半夏一个研末，生葱头一段研裹，左右互塞鼻，神验。又于山中掘野芥菜（去叶用）根，洗净捣烂，无灰酒煎数滚，饮一二次，即以渣遏患处，凡乳痈未成，或肿或硬,或胀痛者,无不立消,屡治经验。野芥菜,一名天芥菜,又名鹦哥草,似芥菜而略矮小,其根数出如兰根,用以治乳,想其形似乳囊也,故用有验。

乳痈红肿方发

活小鲫鱼一尾,剖去肠,同生山药寸许捣烂涂之,少顷发痒即愈,屡验。无山药,即芋艿亦可。

乳痈已成

又方:用玫瑰花五七朵(干者亦可),醇酒煎服(烫酒极热,冲服亦可)。即以花瓣摘散,铺贴患处,三两次可愈,即已成硬块者,亦可消散。(曾经治验数人。陈载安附识。)

143.清-沈氏女科辑要笺疏-沈又彭-卷下-乳痈红肿方发

活小鲫鱼一尾,剖去肠,同生山药寸许捣烂涂之,少顷发痒即愈,屡验。无山药,即芋艿亦可。

笺疏:此单方也,鲜山药、鲜芋头生捣多浆汁,沾人肌肉,其痒异常,洵能通利血脉,故可消毒散肿。然惟小症可用,若形块较巨者,少敷则不足以减其势,多敷则皮肤极痒,发泡且腐,而肌肉之坚肿如故,反多一层皮肤病,未尽美善,不如颐所恒用之桃花丹、千槌膏远甚。

144.清-女科辑要-沈又彭-卷下-乳痈已成

又方:用玫瑰花五七朵(干者亦可),醇酒煎服(烫酒极热,冲服亦可)。即以花瓣摘散,铺贴患处,三两次可愈,即已成硬块者,亦可消散。(曾经治验数人,陈载安附识。)

145.清-生生宝录-袁于江-[附]保产录-调理孕妇诸病

孕妇乳吹乳痈,内用天花粉、白芷、贝母、穿山甲(各八分,炙研),蒲公英(二分),鼠屎(二十粒),俱研末,酒服,外用百合、赤小豆、柳根皮捣涂。如乳痈溃烂,用猫皮毛煅入,轻粉油涂。

清-乳痈-鲍相璈-验方新编-论熏洗疗法

槐艾洗法:治产妇乳上结核乳痈。

槐条、艾叶(不拘多少),连须葱一条,将槐艾用水同煎煮,入醋少许,频频洗之。若乳顶旁生疮,脓出洗净,与儿吮之,随以松萝茶叶末渗上。

146.清-彤园妇人科-郑玉坛-卷六-乳疾门

内外吹乳

外敷冲和膏:治内外吹乳,冷热相凝,敷此行气疏风,活血定痛,散瘀消肿。

外治法

隔蒜灸法：独头大蒜切片，厚二三分，安放肿痛有头顶白点处，搓艾为丸，用火灸三壮。如无头顶者，取大块生姜，剐作熨斗底，厚三分，内点艾丸，周围熨之，以知热为度，姜干再易。

一方：治吹乳肿痛，寒热往来，坚硬不消者。点燃纸钱二三片，套入竹升筒内，待火焰将息时，趁热将筒口含在乳房肿硬处，少顷取下。

又方：捣烂生葱，炒热用布包裹，频频熨之。或捣柳树根白皮，炒热布包，频熨肿处。或敷冲和膏，见上内吹。

乳房结核

生南星、半夏、草乌、僵蚕、白芷、皂角刺，等分研末，葱汁和蜜调敷数次，或用葱熨法。

结核附法

捣烂鲜生地一两，另研木香末五钱，和匀作饼，随其大小敷贴肿上。外以热熨斗每日熨数次，结核自消。

乳痈、乳疽

如意金黄散：川柏、白芷、大黄、姜黄（各五钱），南星、陈皮、厚朴、苍术、粉草（各二钱），花粉（一两），切片晒干，研细筛末，生葱汁捣成膏敷之。

一方：捣生蒲公英敷涂痈上。

又方：醋磨鹿角浓汁，频频涂之。

乳痈溃后按前方施治之，或用酒煎蒲公英、银花常服。

乳发乳漏

当按乳痈门，未成者消之，已成形托之。腐肉脱迟，用前黄灵药，以免乳房遍烂，难以收口。若久不收口，外寒侵入，失于调养，流清水而成乳漏，当用上红升丹，纸搓作燃，以去腐生肌，兼用豆豉饼灸法。醋润豆豉，捣烂作饼，厚三分，贴患处，点艾丸灸之，日三次。如疮已溃，需贴四围肿痛处，列艾于上灸之，内知热即止，后用膏贴。

蜂窝疽

内外治法俱按前乳痈门。

妒乳

外敷鹿角散。

鹿角（锯细末）、甘草（末）等分，鸡子黄调成膏，铜杓炙热敷之。

败血成痈

托里消毒饮:令痈速溃。

147.清-竹林寺女科秘授验方-竹林寺僧-卷下-又治乳痈方(妙理汤君传)

汲豆腐店中豆腐水一桶,倾入锅,熬干成膏,浓搽,干即再搽,乳上结块自消,五七次必愈,屡试屡验。

一方:治妬乳。

黄芩、白蔹、芍药末,浆水饮服半钱匕,日三。若左乳患,即将去左乳汁;右乳患,即将去右乳汁。

赤龙皮汤:治同上。槲皮三升,水一斗,煮五升,夏冷洗,秋冬温洗。

天麻汤:治同上。益母草五升,水煮,洗乳杀痒。洗毕,敷膏散。

飞乌散:治同上。维粉(烧朱砂作水银上黑烟,三两,熬令焦干)、枯矾(三两)末,以甲煎和如脂,敷乳疮,日三。湿,干掺。

黄连胡粉膏:治同上。黄连(二两,末)、胡粉(二两半)、水银(二两),同研令消,相和敷之。

一方:蜂房、猪甲中土、车辙中土等分,末,苦酒和敷之。

鹿角散:治乳疮疼极者。鹿角(三分)、甘草(分)末,鸡子黄,于铜器中置温处灸上,敷之,日二次。

一方:取捣米槌二枚,灸令热,以絮及故帛拓乳上,以槌更互熨之,瘥止,已用立效。

一方:治乳头破裂。丁香为末,敷之。

又方:秋茄子,裂开者,阴干,烧存性,水调涂之。

一方:治乳头生烂疮,芙蓉花或叶,干为末掺之。

148.清-改良外科图说-高文晋-卷二-刀针线灸烙五法论

乳痈

乳房属阳明经,乳头属厥阴经。此毒因惊忧郁结,乳间成痈,初起二三日,即用鹿角散。

鹿角、乳牛角、穿山甲(烧过),三味为末,好酒调服,外用金箍散,蜜水调敷。若不能痊,急用荆防败毒散,加瓜蒌子、天花粉,水二钟煎服。若五七日不散,服内托散,加白芍、金银花。

内吹乳者,煎药中须用保胎之剂,以治乳发之药同治之。

149.清-片石居疡科治法辑要-沈志裕-卷上-又乳痈乳疽等证

初起服柴胡清肝汤、托里消毒饮,已成服托里透脓汤,已溃服托里排脓汤、内托黄芪饮加瓜蒌、橘叶之类。久溃服逍遥散。元虚服补中益气汤,外敷冲和膏。其疮内须用绵纸作条,蘸乌龙丹插入孔内,外贴太乙膏。又不可过用寒凉,以致血凝气滞,变为乳岩。余用雪里红草,俗名猫耳草,加入煎药内颇效。

150.清-片石居疡科治法辑要-沈志裕-卷下-肿疡门类方

吹乳奇方:治内外吹乳,并妙。

生白明矾(一两,研末),上矾末一岁用一厘,先将鸡蛋一个,凿一小孔,纳矾于内,绵纸封固,饭上蒸熟,空心下。

151.清-外科备要-易凤翥-卷一-证治-乳部

乳痈、乳疽

蒲公英酒:治乳痈、吹乳,不问已成未成,皆可用。用蒲公英一握捣烂,入酒半钟,取酒温服,渣敷患处,甚者不过三五服,即愈。

远志酒:能托散诸毒,治女人乳痈尤效。远志,不拘多少,用米泔浸洗,槌去心,为末,每服三钱,用好酒一盅调,迟少顷,澄清饮之,滓敷患处。

152.清-蠢子医-龙之章-卷四-妇人乳疮治法

妇人乳疮忌阴寒,内吹(有孕时得者为内吹)、外吹(小儿食乳时得者为外吹)须分端。外吹攻伐无不可,内吹和血带平肝。通草、青皮、橘叶之类,虽说和血带平肝,加上山甲方立痊。加上山甲加风药,风药驾驭胎自安。(风药驾驭,药朝外走,不向内蚀,故不伤胎。)纵用膏药宜温和,不似他处凉破兼。

153.清-环溪草堂医案-王旭高-卷四-乳痈、乳头风、乳痰、乳癖、乳岩

某:先呕而口甜腻,后恶寒而身热,乳房结核肿痛,而发乳痈,此阳明蕴热,后兼外感,入于胃络所致。

生石膏(三钱,打)、桂枝(三钱)、白薇(三钱)、蒲公英(三钱)、橘红(一钱)、苏梗(一钱半)、姜炒竹茹(八分)、白蔻仁(四分,研冲)。

顾:胎前乳痈,延至产后,一月有余,满乳房肿硬传瓢,不易收功。

上黄芪(三钱)、当归(二钱)、茯苓(二钱)、金银花(三钱)、蒲公英(三钱)、陈皮(一钱)、制僵蚕(一钱半)、连翘(二钱)、橘核(三钱,打)、砂仁(五分)。

徐:乳房结核坚硬,虽皮色不红,而推之松动。此非乳痰,仍属乳痈,肝郁所致。身微寒热,防滋蔓难治。

柴胡(五分,盐水炒)、当归(三钱)、白芍(二钱)、黑栀(钱半)、川贝(三钱)、香附(二钱)、瓜蒌皮(三钱),另金针菜炙脆三钱、射干炙三钱、皂荚子炙三钱,研末,分三服,饮酒者,酒下。否则砂仁汤下。

诒按:煎方用逍遥散,亦通套方也。好在有末药以佐之。

再诊:乳痈已溃,寒热亦止,第余块未化。惟和其气血,调其部结而已。

当归、白芍、香附、川贝、远志、砂仁、丹参。

154.清-冷庐医话-陆以湉-卷四-乳

《劝行医说》又有论"乳吹"一条,语亦详尽,并录于此:凡妇人乳吹初起,切勿先延医治。每见医家治乳,用黄色敷药调菊花叶涂之,内服皂角、甲末等味,速其成脓,待至红未熟,即用铍针开入寸许,复以手硬出毒,其痛每至昏晕。而血多脓少,既难内消,复使其痛苦多时,不能收口,日久成漏,腐烂缠囊。致病者求生不能,求死不得,而待哺之儿,亦将失乳毙命。罪恶之重,擢发难数。在医者本意,只求多次相延,博取财物,或冀症久求愈,重索药资而已。亦知地狱中,早虚左以待乎!故乳吹、乳痈等症,初起只须内服逍遥散及六神丸、莲房灰末,福橘酒送;外煎紫苏、橘核、丝瓜络、川楝子、当归、红花、川乌、香附、官桂等水,用手巾两方,绞热替换煨乳。轻者乳散、乳通。如再不通,须病人忍痛,命一大婴孩重吮下积乳,随即吐去,吮三五次,无不爽利。无庸延医诊视。至于乳疽、乳岩、乳癖,症情不一,治法各殊,是在名家息心体认。以煎剂为主,尤非疡科所能奏功矣。

155.清-临证医案笔记-吴篪-卷五-乳病类

吹乳、妒乳

钟氏,产后吹乳,缘儿饮乳,为口气所吹,致令乳汁不通,壅结肿痛。即服连翘金贝煎加天花粉,外用南星末敷之,更以手揉散之,迟则多成乳痈。

姚氏,新产后乳房作胀,脉大滑数。此因儿饮之少,乳不畅泄,余乳蓄结作胀,以致肿痛不消,憎寒发热,遂成妒乳。即用瓜蒌散,瓜蒌一个,乳香二钱,研匀,酒煎温服,并速吮通之,以免成痈。

吹乳妒乳,但未结成痈,或成痈未作脓者,蔓荆子捣烂,酒泡服,以渣敷患处。

又方:用红小豆酒研烂,温服,渣敷患处。

一方:治吹乳乳痈肿痛,用萱草根,擂酒服之,以渣掩患处。

《袖珍方》:用猪牙皂角,去皮蜜炙,为末,酒服一钱。

又,诗云:妇人吹奶法如何?皂角烧灰蛤粉和,热酒一杯调八字,管教时刻笑呵呵。

乳痈、乳岩

刘氏,产后左乳肿痛,肉色焮赤,憎寒壮热,头痛烦渴,诊两关浮大弦数。此属胆胃二腑热毒,气血壅滞而成乳痈也。即用人参败毒散以解表清热,更以神效瓜蒌散及八味逍遥散,连服二十余剂,其肿消痛止。

蔡氏,右乳痈肿如桃,内热晡热,胸膈不利,食少汗多,形体消瘦。余曰:脉息细微,此缘治痈过服苦寒之剂,故致肝脾受伤,气血亏损之极。亟用十全大补汤加远志、贝母,以冀渐瘥,外用隔蒜灸之,以木香饼熨之,间服八珍及补中益气汤,调理半年,气血复而痛止痈消。

乳病诸剂

神效瓜蒌散:治乳痈及一切痈疽初起,肿痛即消,脓成即溃,脓出即愈。治痈之方甚多,独此方神效,瘰疬疮毒尤效,凡一切痈疽余毒,皆宜用之。

瓜蒌(二个,研烂),当归(酒洗)、生粉草(各半两),乳香、没药(各一钱),上用酒煎服,良久再服。如不能饮,以酒水各半煎之。如数剂不效,宜以补气血之药兼服之。

加味金黄如意散:治一切疮疡、无名恶毒及跌扑伤损、火丹天泡、肌肤焮赤、壅肿乳痈、丹毒癣疮等证。

天花粉(半斤),川大黄、姜黄、白芷、川黄柏(各四两),厚朴、生粉草、陈皮、苍术、天南星(各一两六钱),生半夏、黄芩(各一两),樟脑、雄黄(各五钱),共为细末,收贮勿令泄气,以清茶同蜜少许调药如糊,如半阴半阳恶疮,加烧酒调敷。凡敷疮,只箍四围,中留钱孔,使毒气外出,干则易之。

沈(氏):肝气郁遏,宿痞乳痈。(乳)

川楝子、夏枯草、薄荷梗、丹皮、黑山栀、瓜蒌实、青橘叶、香附汁。

156.清-柳选四家医案-柳宝诒-评选环溪草堂医案三卷-下卷-外疡门

乳房结核坚硬,虽皮色不红,而推之松动。此非乳痰,仍属乳痈,肝郁所致。身微寒热,防滋蔓难治。

柴胡(盐水炒)、当归、白芍、黑栀、川贝、香附、瓜蒌皮,另金针菜(炙脆,三钱),皂荚子(炙,三钱),射干(炙,三钱),研末,分三服,饮酒者酒下,否则砂仁汤亦可。

诒按:煎方用逍遥散,亦通套方也。好在有末药以佐之。

再诊:乳痈已溃,寒热亦止。第余块未化,惟和其气血,调其郁结而已。

当归、白芍、香附、川贝、远志、砂仁、丹参。

肝郁结成乳痰,延及旬月,坚中带软,顶色转红,势将穿溃。溃后见脓乃吉,若血多脓少,非所宜也。

157.清-齐氏医案-齐秉慧-卷四-咽痛喉痹疟腮声哑

曾治杨孝廉,患疟腮,疙瘩肿痛,余用薄荷三钱、斑蝥(糯米炒去翅足)三分,共为末,每服一分,烧酒调下,立效。服药后,小便频数,用益元散而安。余以此治妇人吹乳肿痛,亦一服而安。

158.清-齐氏医案-齐秉慧-卷六-女科要言

妒乳、吹乳二证,女科谓因儿口气内外吹乳,则乳汁不行而成肿硬。此说荒唐,实为解怀乳子,外邪乘隙侵入乳房,壅塞乳道,肿硬而痛,闭久则溃,斯为乳痈。若初起未溃,宜用白芷、半夏、桔梗、甘草、白蔻、乳香、生姜煎服;外用生南星、姜黄、白芷研末,砂糖调敷,内外兼治而散。若兼三阴,加附、术、姜、桂。若兼口渴、恶热、形色焮赤、顶凸,宜加芩、地、栝、贝。若兼三阳表证,法当分经解表,更当看其本气,察其虚实,依法用药,自能中肯矣。

159.清-慎五堂治验录-钱艺-卷二

吕子卿室,庚辰,蓬莱镇。疡后复起乳痈,面部小疮,又兼悲哀抑郁,杂症丛生。杨医进逍遥散,随即肝阳上冒,犯阳明,纵太阴,陡然负厥,耳鸣呕吐,气喘微咳,脉左弦数,苔色黄腻。且拟和肝降逆为治。

160.清-胎产秘书-陈笏庵-下卷-产后乳疽乳痈

产后乳生痈疽,初发时寒热往来如疟,不可作疟治,亦不可全用败毒消疽等味,当大补气血,佐以金银花等味以散邪毒。若脓未成,痛不可忍,宜瓜蒌乳没散。已成脓,宜败毒大补汤,外用马蹄香捣烂敷之。若脓已出而虚弱日甚者,宜服十全大补汤。

161.清-雪雅堂医案-张士骧-雪雅堂医案卷下

妒乳

因乳子解怀,外邪乘隙侵入乳房壅塞,坚肿痛胀,气郁寒滞,治宜宣通肝胃。

白芷、乳香、当归、半夏、橘核、香附、厚朴、鲜橘叶、桔梗、漏芦,外用生南星、姜黄、白芷研末,砂糖调敷。

162.清-鱼孚溪秘传简验方-陆锦燧-卷上-乳门

妇人乳肿:马尿,涂,愈。

乳吹:甘菊花根叶,杵烂汁,酒冲服,渣敷患处,立效。

吹乳成痈:猪板油一斤,冷水浸。贴,热即易。

乳塞不通而皮痈,名妒乳。黄柏研细,鸡子清和,厚敷。

乳痈,红肿方发。活小鲫鱼一尾,去肠,生山药或芋艿寸余。同捣烂,涂,发痒即愈。

乳痈:苎根,捣根,敷。

又方:炒葱白,捣,敷,炭火盛瓦器逼之。

又方:葱白,杵,敷,并绞汁服。

乳痈肿毒:白梅,煅,研,入轻粉少许,麻油和围,初起、已溃皆可用。

乳痈坚紫,色青久不愈。柳根,刮去皮,捣烂,炖温,盛炼囊中,熨孔上,冷则易。

乳痈串烂,年久不愈,洞见内腑,深陷不愈。摇船橹上首手捏处旧藤箍,剪下,阴阳瓦焙末,日日糁之。如干者,以香油调搽。

163.清-急救广生集-程鹏程-卷五·妇科-乳疮

乳上生痈:芝麻炒焦捣烂,以灯盏内油脚,调敷即散。(《摘玄方》)

乳痈初起三日立消:活鲫鱼一尾,连头骨生捣极烂,香腊糟一小团再研匀,敷上一日,待消小,即取下。不消再贴。百试百验。(《单方全集》)

吹乳:吹乳结核不散者,当早消之,久则成痈。用南星、半夏、僵蚕、白芷、皂角刺、草乌为末,以葱汁合蜜调敷。(《秘方集验》)

吹乳乳痈:巴豆(一粒,去净油),冰片(三厘),用饭黏以手捏烂为丸。雄黄少许为衣,将丸捏扁,贴眉心,外用清凉膏如钱大盖之。夏贴三个时辰,春秋冬贴一日,用之如神。(《山右李氏刊方》)

乳痈吹乳登时立消:葱白连根捣烂,铺乳患处,上用平底瓦铮盛灰,火熨葱上一时,葱茎熟,热蒸乳上,汗出即愈,或以葱捣烂,炒热敷上,冷即换,再炒亦可,极效。(《山右李氏刊方》)

妒乳:乳头生疮,谓之妒乳。鹿角、甘草(各等分),为末,鸡子黄调,铜器内炙,敷子。(《医宗金鉴》)

吹乳妒乳:结痈肿痛欲成肿者,以鹿角磨水敷之。(《千金方》)

一方:用芸苔菜捣烂敷之,并消乳痈,破血瘕,下产后瘀血。兼治小儿火丹。(《野人闲话》)

吹奶乳痈:南星、半夏、皂角(去皮弦子,炒黄)、五倍子(去虫窠,炒黄),各等分,研极细末,米醋调敷,一宿立效。(《种福堂方》)

乳痈乳痛:活鲫鱼(一个),鲜山药(一段,如鱼长),同捣烂敷上,以纸盖之。(《种福堂方》)

乳痈癣疬疭:用野花椒叶晒干为末,鸡子清调敷立愈。(《种福堂方》)

一切乳痈初发:以黄蜀葵花用盐糁,放瓷器内密封,经年不坏。每用敷患处,无花,根、叶亦可。(《同寿录》)

一切乳毒初起:生半夏一个研为末,葱白半寸捣,和为丸,绵裹塞鼻。左乳疮塞右鼻,右乳疮塞左鼻,一夜即愈,神效。(《海上方》)

164.清-急救广生集-程鹏程-卷六·幼科-初生

妒乳

小儿有痰火者,吃乳数日,必有一二日颐肿厌食,名曰妒乳。用薄荷、朴硝为末,搽一二次即愈。(《慎疾刍言》)

165.清-急救广生集-程鹏程-卷九·外治补遗-乳痈围药方

用天南星、皂角研成末,以醋调,涂之遂消。

166.清-理瀹骈文-吴尚先-理瀹骈文-六淫

乳痈,炒葱白敷,炭火盛瓦罐逼之,汗愈。皆良法也。生姜、葱白各一斤,麻油熬,黄丹收,贴风寒疟痢皆妙。亦可随症调药末用,如古汤头之用姜葱为引也。

167.清-理瀹骈文-吴尚先-理瀹骈文-妇科

按妇人乳病与男子异,女损肝胃,男损肝肾,此症过四十外经断者,难治。儿吹气而得者,名乳吹。在胎中者名内吹,既产者名外吹。如红肿者痈,白色者疽。先核,渐漫肿如盘,未溃先腐,徵斑紫黑,失治则串及胸肋胁下,流臭水败浆成损,名乳劳。又:由忧思抑郁,脾气消阻,肝气横逆所致,不痛不痒,如棋子大一核,数年后方破者,名乳岩。滴尽气血而死,难治。乳初作痛,生半夏、葱白塞不患一边鼻,并治乳核。或加巴豆、细辛,横扎鼻上嗅之;或巴豆、冰片饭丸,雄黄衣,贴眉心,并效。乳痈初起,葱白炒敷,再用砂罐盛炭火逼汗,见前注。一用牛胶、醋化涂。或用柴胡、连翘、当归、枳壳、皂角煎汁,入醋化牛胶涂。或用当归、瓜蒌、甘草、泽兰、青皮、乳香、没药、白芷、贝母,醋、水熬,入牛胶成膏,涂。并治乳劳、乳核。陆方加白及,可束根。一用香肥皂、红糖捣敷。又,鲫鱼一个,山药如鱼长一段,加糖捣敷。单山药亦可敷,消即去之,恐肉腐。乳核初起可散,久则成岩矣,用葱和蜜同远志末敷,忌入口。或乌头、桂心、甘草,酒调敷。或煅蚶子壳,醋涂。《鉴》方治乳核,用南星、半夏、僵蚕、白芷、草乌、皂角末,葱和蜜捣敷,忌入口。又,治乳核,用木香、生地捣饼敷,熨斗熨之。前有五香饼可参。《心悟》治乳核,用香附、麝香末、蒲公英煎,酒调涂。乳痈、结核刺痛及溃后不敛,丹参、炒白芷、赤芍(各五钱),猪油熬,黄蜡收,涂。乳痈,众疗不愈,但坚,紫色青者,柳根刮去皮,捣烂炖热,盛练囊中,熨乳上一宿即愈。此毛养生方也。乳癣,田鸡皮入半夏(三钱)、麝香(五厘),捣饼敷,帛缚,约三时解去。乳劳烂见心者,取猫腹下毛烧存,入轻粉少许,清油调涂。乳头破裂,或小儿吹乳,血干自裂破,多痛,丁香末敷,如燥,津唾调敷。乳头生疮,汁出,痛不可忍,生鹿角(三分)、甘草(一分),共末,以鸡蛋黄入药搅匀,置铜器中炙温敷,日二次愈。乳不通,麦芽煎洗,木梳梳乳千遍。治乳吹膏药:川乌、草乌、南星、白芷(各一两),生地、当归、白芍(各二两),麻油熬,铅粉收。此方去腐生新,拔毒长肉,无不效。

168.清-身经通考-李潆-卷四·方选-妇人门

乳痈

萱草根、金银花,不拘多少加食盐少许,捣如泥,再窝儿酒糟一小坛,捣匀敷。

169.清-冯氏锦囊秘录-冯兆张-外科大小合参·卷十九-乳痈

最效散:治吹乳。用螃蟹去足,烧灰存性为末,每服二钱,黄酒调下,外以莲须葱白捣烂铺乳上,用瓦罐盛灰,火熨葱上,蒸出汗即愈。

经验方:治乳初肿作寒热。用蒲公英(三颗)、金银花(二两),水酒煎热,服取微汗,睡醒即消,其渣敷乳上。

一山居妇人吹乳,用桑树蛀屑,饭捣成膏,贴之。

瓜蒌散:治乳痈奶劳。瓜蒌(一个,去皮焙)、生甘草(三钱)、乳香(一钱,另研)、当归(酒浸,焙,五钱)、没药(二钱,另研),用无灰好酒三升,银石器内慢火熬取一升清汁,分作三服饮之。如乳栗破者,少有生,须用参芪归芍大补而解毒,外以丁香末敷之。

上晒干,研细末,用火葱汤调蜜敷。若汤泼火烧者,调麻油敷。

170.清-寿身小补家藏-黄兑楣-卷之五-乳痈乳岩两证(指方)

香附饼(《心悟》)

敷乳痈,即时消散。

香附(净末一两)、麝香(三分),共研匀,以蒲公英二两,酒煎,去渣,以酒调药,顿热敷患处。此方一切痈肿皆可敷。

吹乳结核不散,用南星、半夏、僵蚕、白芷、皂角刺、草乌,为末,葱汁和蜜调敷。吹乳肿痛,用远志焙,研,酒服二钱,以渣敷之。

又方:用蝉蜕烧灰钱半,轻粉五分,麝香少许,酒服,立效。

吹乳、妬乳但未结成痈或成痈未作脓者,蔓荆子捣烂,酒泡服,以渣敷患处。

又方:用红小豆,酒研烂,温服,渣敷患处。

乳痈红肿,用蒲公英(一两)、忍冬藤(二两),水二盏,煎一盏,食前服,肿痛用紫苏煎汤,频服,并捣汁敷之。初起宜白芷、贝母(各二钱),为末,温酒服。

171.清-医钞类编-翁藻-乳病杂治

吹乳肿痛,用生半夏一个,葱白半寸,捣和为丸,绵裹,左患塞右鼻,右患塞左鼻,神效。

吹乳作痛,用贝母末吹鼻中,大效。

妒乳

妒乳生疮,用蜂房、猪甲中土、车辙中土,各等分,为末,苦酒和,敷之。

又方:用芙蓉花或叶干为末,掺之。

乳痈

又方:用仙人掌草一握,小酒糟一块,生姜一大块,同研烂,入桂末少许,炒,酒服,渣罨患处。

又方:用捣米捶二枚,炙令热,以絮及故帛拓乳上,以捶更互熨之,瘥止。

乳痈初起,用水杨柳根皮捣烂贴之,其热如火,再贴遂平。

又方:用乌药磨酒吃,立效。

鲫鱼仙方:治对口一切白色阴毒,用活鲫鱼一尾,生山药一段,一样长,白糖二钱,同捣极烂,敷上神效。又治瘰疬及乳痈初起,加腊糟同捣敷之。

蟾蜍饼:治疗毒、脑疽、乳痈、附骨疽、臀痈、一切恶证,或不痛,或大痛,或麻木,用此敷贴疮头。

蟾蜍(二钱,酒化),轻粉(五分),乳香、没药、雄黄、巴豆(各二钱),麝香(二分),朱砂朝脑(各一钱),以上各为细末。于五月五日午时,在净室中,用蟾蜍酒和药,丸如绿豆大。每用一丸,口涎调涂,贴疮上,以膏盖之。

吹乳、妒乳,但未结成痈,或成痈未作脓者,蔓荆子捣烂,酒泡服,以渣敷患处。

又方:用红小豆,酒研烂,温服,渣敷患处。

乳痈:大瓜蒌、当归、甘草、没药、乳香,为末,酒下。外豆窨水一桶熬膏,浓搽数次,自消。

吹乳:白芷、细辛、牙皂,酒煎服,捣渣贴患处,立愈。

吹乳咒法:先问病乳左右,在左以右手虚摄乳样,右亦如之。令来人去,云好了。然后,依法念咒七遍,对去吹七口,即愈。咒曰:赫赫阳阳,日出东方,东上方,西上方,方上圆,圆上方。禁天天崩,禁地地裂,禁吹乳,自消灭。吾奉太上老君急急如律令敕。

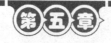

第五章

乳痈的单药

1.清-本草备要-汪昂-卷一·草部-天花粉

泻火,润燥,治热。酸能生津,甘不伤胃,微苦微寒。降火润燥,滑痰解渴(古方多用治消渴)。生肌排脓,消肿,行水通经,止小便利(膀胱热解,则水行而小便不数)。

治热狂时疾,胃热疸黄,口燥唇干,肿毒发背,乳痈疮痔。脾胃虚寒者禁用。

即栝蒌根,畏恶同。澄粉食,大宜虚热人。

2.清-本草备要-汪昂-卷一·草部-茵芋

宣,去风湿。辛苦微温,有小毒。

治风湿拘挛痹痛(时珍曰:古方治风痫,有茵芋丸;治风痹,有茵芋酒;治产后风,有茵芋膏。风湿诸证多用之。茵芋、石南、莽草,皆治风妙品,近世罕知。莽草辛温有毒,治头风痈肿乳痈疝瘕。苏颂曰:古方风湿诸酒多用之,今人取叶煎汤热含,治牙虫喉痹甚效。(甄权曰:不入汤。)

茎赤,叶如石榴而短厚。茎炙用。

3.清-本草备要-汪昂-卷一·草部-益母草

一名茺蔚,通,行瘀血,生新血。

辛、微苦寒。入手、足厥阴(心包、肝)。消水行血,去瘀生新,调经解毒(瘀血去则经调)。

治血风血运,血痛血淋,胎痛产难,崩中带下(带脉横于腰间,病生于此,故名为带。赤属血,白属气。气虚者,补中益气而兼升降;血虚者,养血滋阴而兼调气)。为经产良药。消疔肿乳痈(亦取其散瘀解毒)。通大小便。然辛散之药,瞳子散大者忌服。益母子主治略同,调经益精,明目(血滞病目者则宜之)。活血,顺气逐风(气行则血行,血活则风散)。行中有补。治心烦头痛(血虚血热之候)。

胎产带崩,令人有子(有补阴之功。时珍曰:益母根、茎、花、叶、实,皆可同用。若治疮肿胎产,消水行血,则宜并用;若治血分风热,明目调经,用子为良。盖根、茎、花、叶专于行,子则行中有补也。《产宝》济阴返魂丹:小暑端午或六月六日,采益母茎、叶、花、实,为末蜜丸,治胎产百病。《近效方》:捣汁熬膏亦良。)

忌铁。子微炒用。

4.清-本草备要-汪昂-卷一·草部-蒲公英

一名黄花地丁,泻热,解毒。

甘平。花黄属土,入太阴、阳明(脾、胃)。化热毒,解食毒,消肿核。

专治乳痈(乳头属厥阴,乳房属阳明。同忍冬煎,入少酒服,捣敷亦良)。疔毒,亦为通淋妙品(诸家不言治淋,试之甚验)。擦牙乌髭发(瑞竹堂有还少丹,方取其通肾。东垣曰:苦寒肾经君药)。白汁涂恶刺(凡螳螂诸虫,盛夏孕育,游诸物上,必遗精汁,干久则有毒。人手触之成疾,名狐尿刺,惨痛不眠,百疗难效。取汁厚涂即愈。《千金方》极言其功)。

5.清-本草备要-汪昂-卷一·草部-木鳖子

治泻痢疳积,瘰疬疮痔,乳痈蚌毒。消肿追毒,生肌除黚(音旱,黑斑),专入外科。

核扁如鳖,绿色。拣去油者,能毒狗。

6.清-本草备要-汪昂-卷二·木部-榆白皮

滑,利窍。甘滑下降。入大、小肠、膀胱经。行经脉、利诸窍,通二便,渗湿热,滑胎产(或胎死腹中,服汁可下),下有形留着之物。

治五淋肿满(《备急方》:捣屑作粥食,小便利瘥),喘咳不眠(嵇康《养生论》:榆令人瞑)。疗疥癣秃疮,消赤肿妒乳(乳痈汁不出,内结成肿,名妒乳。和陈醋滓调,日六七易,效。《十剂》曰:滑可去著,冬葵子、榆白皮之属是也)。

有赤白二种,去粗皮,取白用(采皮为面,荒年当粮可食。香剂以之调和,粘滑胜于胶漆)。

7.清-本草备要-汪昂-卷二·木部-皂角

皂角刺辛温。搜风杀虫,功同皂荚。但其锋锐,能直达患处,溃散痈疽。治痈毒妒乳,风厉恶疮(疠,同癞。疠乃营气热附,风寒客于脉而不去。经曰:脉风成为疠。脉与营皆血也。蒸晒为末,大黄汤调下),胎衣不下。痈疽已溃者禁用。孕妇忌之。

8.清-本草备要-汪昂-卷三·果部-乌梅

涩肠,敛肺。酸涩而温。脾、肺血分之果。敛肺(肺欲收,急食酸以收之)涩肠,涌痰消肿,清热解毒,生津止渴,醒酒杀虫。

白梅功用略同。治痰厥僵仆,牙关紧闭(取肉揩擦牙龈,涎出即开。盖酸先入筋,齿软则易开。若用铁器撬开,恐伤其齿),惊痫喉痹。敷乳痈肿毒,刺入肉中(嚼烂罨之即出。疮中胬肉,捣饼贴之即收)。

9.清-本草备要-汪昂-卷三·果部-陈皮

能燥能宣,有补有泻,可升可降。辛能散,苦能燥、能泻,温能补、能和。同补药则补,泻药则泻,升药则升,降药则降。为脾、肺气分之药(脾为气母,肺为气龠。凡补药涩药,必佐陈皮以利气)。调中快膈,导滞消痰(大法治痰,以健脾顺气为主。洁古曰:陈皮、枳壳利其气,而痰自下),利水破癥,宣通五脏,统治百病,皆取其理气燥湿之功(人身以气为主,气顺湿除,则百病散。《金匮》云:能解鱼毒、食毒)。多服久服,损人元气。

入补养药则留白,入下气消痰药则去白(《圣济》云:不去白,反生痰)。去白名橘红,兼能除寒发表。(皮能发散皮肤)。核治疝痛。叶散乳痈(皆能入厥阴,行肝气,消肿散毒。腰肾冷痛,橘核炒酒服良。《十剂》曰:宣可去壅,生姜、橘皮之属是也。《泊宅编》曰:莫强中,食已辄胸满不下,百治不效。偶家人合橘皮汤,尝之似有味,连日饮之。一日坐厅事,觉胸中有物坠下,目瞪汗濡,大惊扶归,腹疼痛,下数块如铁弹,臭不可闻,自此胸次廓然。盖脾之冷积也。半年服药不知,功乃在橘皮。方用橘皮一斤,甘草、盐各四两,煮干点服,名二贤散。蒸饼丸,名润下丸。治痰特有验。世医惟知半夏、南星、枳壳、茯苓之属,何足语此哉!丹溪曰:治痰,利药过多则脾虚,痰易生而反多。又曰:胃气亦赖痰以养,不可攻尽,攻尽则虚而愈剧)。

10.清-本草备要-汪昂-卷四·谷菜部-葱

轻,发表,和里;宣,通阳,活血。生辛散,熟甘温(陶宏景曰:白冷青热,伤寒汤中不得用青)。外实中空,肺之菜也。肺主皮毛,其合阳明(大肠),故发汗解肌,以通上下阳气(仲景白通汤、通脉四逆汤并加之,以通脉回阳),益目睛(白睛属肺),利耳鸣,通二便(时珍曰:葱管吹盐入玉茎中,治小便不通,及转脬危急者极效)。

治伤寒头痛,时疾热狂,阴毒腹痛(阴证厥逆,用葱白安脐上熨之)。气通则血活(气为血帅),故治吐血衄血,便血痢血(《食医心镜》:葱煮粥食,治赤白痢,薤粥亦良)。折伤血出(火煨研封,止痛无瘢),乳痈风痹,通乳安胎(妇人妊娠伤寒,葱白一物汤,发汗而安胎,加生姜亦佳。《删繁方》:合香豉、阿胶,治胎动)。通气故能解毒,杀药毒、鱼肉毒、蚯蚓毒、猘犬毒。

11.清-本草备要-汪昂-卷四·谷菜部-百合

润肺,止嗽。甘平。润肺宁心,清热止嗽,益气调中,止涕泪(涕泪,肺肝热也。经曰:肺为涕,肝为泪,心为汗,脾为涎,肾为唾),利二便。

治浮肿胪胀,痞满寒热,疮肿乳痈,伤寒百合病(行住坐卧不安,如有鬼神状。苏颂曰:病名百合,而用百合治之,不识其义。李士材曰:亦清心安神之效耳。朱二允曰:久嗽之人,肺气必虚,虚则宜敛。百合之甘敛,胜于五味之酸收)。

12.清-本草备要-汪昂-卷四·谷菜部-蔓菁子

即芜菁。

泻热,利水,明目。苦辛。泻热解毒,利水明目(古方治目,用之最多)。

治黄疸(捣服)、腹胀(捣研滤汁饮,或吐或利,腹中自宽,得汗愈),癥瘕积聚,小儿血痢(蜜和汁服),一切疮疽(凡痈疽捣敷皆良。醋调敷秃疮,盐捣敷乳痈。冬取根用)。敷蜘蛛咬毒(陈藏器曰:蔓菁园中无蜘蛛。李时珍曰:蔓菁子可升可降,能汗能吐能下,能利小便,明目解毒,其功甚伟,世罕知用,何哉?)。

根,捣敷阴囊肿大如斗;末服解酒毒;和芸薹(油菜也)。根捣汁,鸡子清调,涂诸热毒(单盐捣,不用芸薹亦可)。

13.清-本草备要-汪昂-卷四·谷菜部-芸薹

宣,散血,消肿。辛温。散血消肿。捣贴乳痈丹毒(孙思邈曰:捣贴丹毒,随手即消,其效如神),动疾发疮。

即油菜(道家五荤之一)。

子,与叶同功,治产难。

14.清-本草便读-张秉成-草部-隰草类

冬葵子

滑利通淋,下乳催生悉主治;甘寒入胃,二肠水腑并分消。

冬葵子,甘寒滑利之品,入胃与大肠,故消乳痈,润大便,滑胎利窍,是其所长。至通淋渗湿等治,不过旁及小肠、膀胱之地耳。凡乳痈初起,用冬葵子二两,酒水各半煎饮,即消。此物只可用于气血燥涩之人,而不可施于虚羸中寒之体,以其甘寒滑利也。中虚气陷者,尤宜禁之。

白蒺藜

行瘀破滞,搜肝风有走散之功;味苦兼辛,泻肺部而温宣可贵。催生下乳,退翳除星。

白蒺藜,状如菱形,三角有刺。色白甚小,布地而生。善行善破,专入肺、肝,宣肺之滞,疏肝之瘀,故能治风痹、目疾、乳痈、积聚等证。温苦辛散之品,以祛逐为用,无补益之功也。

王不留行

入阳明而达血,苦且辛平;通乳汁以行肝,走而不守。痹风淋痛,内服均除;痈肿金疮,外敷并效。

王不留行,多生麦田中,即俗名翘摇子。甘苦辛平,专入阳明血分。行血活血,是其专长,故能治风痹、乳痈、金疮等证,用之外治,亦取其散血之功多。故能兼入肝经,以肝为藏血之地,故治经闭、赤浊等证。总之,此药皆以滑利见长也。

15.清-本草便读-张秉成-草部-蔓草类

瓜蒌

气味相同花粉,治疗各有偏宜。润肺清肠,降痰火下行为顺;消瘀涤垢,治结胸上实颇灵。用仁则润滑肠中,用皮则清于肺部。

瓜蒌,性味与花粉相同。唯润降之功过之,故凡上焦郁热、垢腻痰火咳嗽等证,皆可用之。一切肺痈、肠痈、乳痈之属火者,尤为相宜。但冷滑大肠,脾虚无火,大便不实者,不可用也。

16.清-本草便读-张秉成-草部-香草类

白芷

为胃经之表药,祛寒燥湿味辛温;宣肺部之风邪,散肿排脓功达遍。升浮之气,头目能清;香燥之功,崩淋可用。至若肠风脏毒,缘阳明湿浊为殃;即其泽面涂容,亦肌肉瘀邪之滞。

白芷,辛温香窜,色白,入手足阳明、手太阴三经。祛风胜湿,是其所长,故为三经之表药。以其上至肺而下至肠,故能上清头目,下治崩、带、肠风。至若排脓散肿、乳痈等证,皆肌肉病。阳明主肌肉,故白芷又为阳明主药也。

17.清-本草便读-张秉成-兽部-兽类

雄鼠屎

甘寒导浊,阴阳易假以分消;咸苦行瘀,鼠屎汤可疗瘕疝。消乳痈而退翳,入少阴与厥阴。

雄鼠屎,甘、苦、咸,寒,无毒,入肝、肾二经。功专导浊行滞,凡以上所主之病,皆由肝肾瘀滞而成,消之导之,其病自已。两头尖者为雄,雄者良。

18.清-本草便读-张秉成-昆虫部-昆虫类

僵蚕

辛散风邪,咸可豁痰入肺部;温行肝络,轻能治上利咽喉。备宣疏攻托之能,疗惊通乳;有结化癖开之效,消肿除疳。蚕砂燥湿并祛风,性味辛温兼治渴。

僵蚕,系蚕之病风者,虽死后僵而不腐,故为治风之药。味辛、咸,性温,属火。故能散结气,开顽痰。以其得清化之气,可从治上焦头目风热。入肺部,治喉风、喉痹等疾。又行肝、胃两经、虽病僵之物,究属蠕动之品,凡一切乳痈、痰沥之证,皆可用以攻托宣行。

19.清-本草崇原-张志聪-卷上·本经上品-橘叶(附)

气味苦平,无毒。主导胸膈逆气,入厥阴。行肝气,消肿散毒。乳痈胁痛,用之行经。《本草衍义补遗》附。

20.清-本草崇原-张志聪-卷中·本经中品-地榆

气味苦微寒,无毒。主治妇人产乳痉病,七伤,带下,五漏,止痛,止汗,除恶肉,疗金疮。

21.清-本草崇原-张志聪-卷中·本经中品-皂角刺(附)

一名天丁,气味辛温,无毒。米醋熬嫩刺作煎,涂疮癣,有奇效。《图经本草》治痈肿,妬乳,风疠恶疮,胎衣不下,杀虫。《本草纲目》小儿重舌,小便淋闭,肠风痢血,大风疠痒,痈疽不溃,疮肿无头。诸方。去风,化痰,败毒攻毒,定小儿惊风发搐,攻痘疮起发,化毒成浆。隐庵增附。

22.清-本草从新-吴仪洛-卷三·隰草类-沙苑蒺藜

茺蔚

即益母草。通。行瘀血,生新血。

味辛。微苦微寒。入手、足厥阴(心包、肝)。消水行血,去瘀生新,调经解毒(瘀血去则经调)。治血风血晕,血痛血淋,胎漏产难,崩中带下(带脉横于腰间,病生于此,故名为带。赤属血,白属气。气虚者,补中益气而兼升提。血虚者,养血滋阴而兼调气)。消疔肿乳痈(亦取其散瘀解毒),通二便。其性辛散滑利,全无补益,勿以其有益母之名而滥用之。瞳神散大者尤忌(勒乳成痈,益母草为末,水调涂乳上,一宿自消,生捣亦得)。

23.清-本草从新-吴仪洛-卷三·隰草类-夏枯草

散结,消瘿,明目。

辛苦,微寒。缓肝火,解内热,散结气。治瘰疬鼠瘘,瘿瘤癥坚,乳痈乳岩,目珠夜痛,(夜痛,及点苦寒药反甚者,火为阴寒所郁故尔。夏枯能厥阴之郁火)。久用亦伤胃家。

24.清-本草从新-吴仪洛-卷三·隰草类-箬

通肺气。

甘,寒。利肺气(《圣济总录》,治肺壅鼻衄,箬叶烧灰,白面各三钱,研匀,井花水调服二钱)。治诸血证(并烧存性,温汤服一钱),通小便(《百一选方》:治五淋血淋尤妙,多年煮酒,瓶头箬叶,每用七个,烧存性,入麝香一厘,陈米饮下,日三服)。疗喉痹(《集简方》:治咽喉闭痛,箬叶、灯芯烧灰,等分,吹之甚妙),消痈肿(赵宜真《济急仙方》:治吹奶乳痈,五月五日,粽箬烧灰,酒服二钱即散,累效),愈目疾(《经验方》:笼箬烧灰淋汁,洗之自效)。

25.清-本草从新-吴仪洛-卷三·隰草类-萱草

通。去湿热。

甘,凉。煮食。治小便赤涩,去烦热,利湿热,除酒疸。作菹利胸膈,安五脏,令人欢乐忘忧,轻身明目。根治沙淋,下水气(小便不通,煎水频饮甚良。遍身水肿亦效)。除酒疸,(黄色遍身者,捣汁服)吹乳乳痈肿痛(擂酒服,外以滓封之)。

26.清-本草从新-吴仪洛-卷四·毒草类-莽草

宣。去风湿。

辛苦而温。治头风痈肿,乳痈疝瘕(苏颂曰:古方风湿诸酒多用之。今人取叶煎汤,热含,治牙虫喉痹甚效。甄权曰:不入汤)。取叶细锉,以生甘草、水蓼二味同盛,入生稀绢袋中,甑中蒸一日,去二味曝干(《圣惠方》:治头风久痛,莽草煎汤沐之,勿令入目)。

27.清-本草从新-吴仪洛-卷四·毒草类-木鳖子

泻,外用治疮。

味苦微甘。利大肠。治泻痢疳积,瘰疬疮痔,乳痈蚌毒。消肿追毒,生肌除𪒟(音旱,黑斑)。颛入外科。核扁如鳖,绿色(去油者。番木鳖,形较小,有毛,治咽喉痹痛,消痞块)。

28.清-本草从新-吴仪洛-卷五·蔓草类-天花粉

泻火,润燥,治热痰。

酸能生津,甘不伤胃,微苦微寒。降火润燥,滑痰解渴,生肌排脓消肿。行水通经,止小便利(膀胱热解,则水行而小便不数)。治热狂时疾,胃热疸黄,口燥唇干。肿毒发背,乳痈疮痔。脾胃虚寒者,均宜戒用。即栝蒌根,澄粉食,大宜虚热人。畏恶同栝蒌。

29.清-本草从新-吴仪洛-卷五·蔓草类-雀梅叶

泻热,解毒。

酸寒。治乳痈、便毒,有奇功。一名爵梅。叶如蔷薇叶,生细梅,如小豆大。

30.清-本草从新-吴仪洛-卷八·乔木类-皂荚刺

宣。通窍溃痈。

辛温,搜风杀虫,功同皂荚。其锋锐直达病所,溃散痈疽,治肿毒妒乳(乳痈,汁不出,内结成肿,名妒乳)。风疠(疠风,乃营气热风寒客于脉而不去也。《经》曰:豚风成为疠。脉与营皆血也,蒸晒为末,大黄汤调下)、癣疮(米醋熬嫩刺涂之)、胎衣不下。为痈疽未溃之神药。已溃勿服,孕妇亦忌。叶,洗风疮。

31.清-本草从新-吴仪洛-卷八·乔木类-榆白皮

滑。利窍,下有形滞物。

甘平滑利,入大小肠膀胱经。通二便,利诸窍,行经脉,渗湿热,滑胎产(或胎死腹中,服汁亦可下)。下有形留着之物。治五淋肿满(屑作粥食,小便利瘥)。嗽喘不眠(嵇康《养生论》云:榆令人瞑)。疗疥癣秃疮,消赤肿妒乳(和陈醋滓封,日六七易,效。《十剂》曰:滑可去着,冬葵子、榆白皮之属是也)。有赤白二种。采皮为面,荒年当粮可食,香料用之。粘滑胜于胶漆。去粗皮取白(小儿虫疮,榆皮末和猪脂,涂绵上覆之,立瘥。火灼烂疮,榆皮嚼涂之)。

32.清-本草从新-吴仪洛-卷九·灌木类-蔓荆子

轻宣。散上部风。

味苦辛平。轻浮升散而搜风,通利九窍。治湿痹拘挛,头痛脑鸣(太阳脉络于脑)。目痛齿痛(齿虽属肾,为骨之余,而上龈属足阳明,下龈属手阳明,阳明风热上攻,则动摇肿痛)。头面风虚之证。头痛目痛,不因风邪而因血虚有火者,忌之。元素云:胃虚人不可食,恐生痰疾。产南皮县(去膜,打碎用,亦有酒蒸炒者)。恶石膏、乌头(乳痈初起,酒服末方寸七)。

33.清-本草从新-吴仪洛-卷十·果部(五果、山果、夷果、味类、蓏类、水果)-白梅

酸涩咸平,功用略同乌梅。治痰厥僵仆,牙关紧闭(取肉揩擦牙龈,涎出即开。盖酸先入筋,齿软即易开。若用铁器搅开,恐伤其齿)。惊痫喉痹,梅核膈气(取半青半黄梅子,每个用盐一两,淹一日夜,晒干,又浸,又晒,至水尽乃止。用青钱三个夹二梅,麻线缚定,通装磁罐内,封埋地下,百日取出。每用一枚含之,咽汁入喉即消。收一年者,治一人;收二年者,治二人,神效)。敷乳痈肿毒,刺入肉中(捣烂罨之,即出。疮中弩肉,捣饼贴之,即收)。刀箭伤肤(捣敷,血即止),多食损齿伤筋(《经》曰:酸走筋,筋病无多食酸。若过食而齿齼者,嚼胡桃肉以解之)。盐渍为白梅(取大青梅以盐汁渍之,日晒夜渍,十日成矣,久乃上霜,故又名盐梅。衣生霉点者,梅叶煎汤,洗之即去。清水揉梅叶,洗蕉葛衣,经夏不脆,有验)。根叶,治休息痢及霍乱,煮厚汁饮之。

34.清-本草从新-吴仪洛-卷十·果部(五果、山果、夷果、味类、蓏类、水果)-青皮

泻肝破气,散积。

辛苦而温。色青气烈,入肝胆气分,疏肝泻肺(凡泻气药皆泻肺)。引诸药至厥阴之分,(柴胡疏上焦肝气,青皮平下焦肝气)。下饮食,入太阴之仓。破滞削坚,消痰散痞。治肝气郁积,胁痛多怒,久疟结癖(入肝散邪,入脾除痰,故清脾饮以之为君)。胸膈气逆,疝痛乳肿(丹溪曰:乳房属阳明,乳头属厥阴。乳母或因忿怒郁闷,厚味酿积,致厥阴之气不行,故窍不得出,阳明之血腾沸,故热甚而化脓;或因其子有滞痰膈热,含乳而睡,嘘气致生结核者,初起便须忍痛揉软,吮令汁透,自可消散。治法俱宜以青皮疏肝滞为主,再加石膏清胃热,栝蒌消肿,甘草节解毒。余如没药、橘叶、金银花、蒲公英、皂角刺、当归,皆可随宜用之,少佐以酒。久则凹陷,名乳岩,不可治矣)。最能发汗(皮能达皮,辛善发散)。气虚及有汗者忌用(性颇猛锐,如人年少壮,未免躁暴,及长大而为橘皮,如人至老年,烈性渐减,经久而为陈皮,则多历寒暑,躁气全消也)。橘之青而未黄者(古方无用者。宋以后,始与陈皮分用),去瓤切片,醋拌炒(陈皮升浮入脾肺,治高;青皮沉降入肝胆,治低。炒之以醋,所谓肝欲散,急食辛以散之,以酸泄之,以苦降之也)。叶,治乳痈、胁痛、肺痈(皆能入厥阴,行肝气,消肿散毒,绞汁饮之)。肉,生痰聚气(时珍曰:橘皮下气消痰,其肉生痰聚饮,表里之异如此)。核治疝痛,腰肾冷痛,去皮炒。

35.清-本草从新-吴仪洛-卷十一·菜部(荤辛类、柔滑类、蓏菜类、水菜类、芝栭类)-葱白

轻,发表和里。宣。通阳活血。

辛散而平(隐居曰:白冷青热,伤寒方中,不得用青)。发汗解肌,通上下阳气(仲景白通汤、通脉四逆汤,并加之以通脉回阳。若面赤而格阳于上者,尤须用之)。治伤寒头痛,时疾热狂,阴毒腹痛(阴证厥逆,安脐上熨之)。脚气奔豚,益目睛(白睛属肺),利耳鸣,通二便(时珍曰:葱白吹盐入玉茎中,治小便不通,及转脬危急者,极效)。气通则血活(气为血帅)故治吐血衄血,便血痢血,折伤出血(火煨研封,止痛无瘢)。乳痈风痹,通乳安胎(合香豉、阿胶,治胎动)。通气故能解毒,杀药毒、鱼肉毒、蚯蚓毒。涂猘犬伤。多食令人神昏发落,虚气上冲。取白连须用。同蜜食,杀人(《百一方》:患外痔者,先用木鳖煎汤熏洗,以青葱涎对蜜调敷,其凉如冰)。同枣食,令人病。合犬雉肉食,令人病血。青叶,治水病足肿(茎叶煮汤渍之,日三五次,妙)。汁(金疮出血,取葱炙热,挼汁涂之)。

36.清-本草从新-吴仪洛-卷十一·菜部(荤辛类、柔滑类、蓏菜类、水菜类、芝栭类)-芸薹

一名油菜。宣。散血消肿。

辛温散血,消肿,捣贴游风丹肿(孙思邈身验,神效,及乳痈。多食动疾发疮。子,功用略同,治难产。油,能杀虫(禾苗生虫虱,菜油煎滚,乘热洒扫之,即除,豆油亦可)。

37.清-本草从新-吴仪洛-卷十一·菜部(荤辛类、柔滑类、蓏菜类、水菜类、芝栭类)-蔓菁子

即芜菁,一名诸葛菜。泻热,利水明目。

苦辛平。泻热解毒,利水明目(古方治目,用之最多)。治黄疸(捣服),腹胀(捣研,滤汁饮,或吐或利,腹中自宽,得汗愈),癥瘕积聚。小儿血痢(蜜和汁服),一切疮疽(捣敷皆良,醋调敷秃疮,盐调敷乳痈,冬采根用),敷蜘蛛咬毒(藏器曰:蔓菁园中无蜘蛛。时珍曰:蔓菁子可升可降,能汗能吐,能下能利,利小便,明目解毒,其功甚伟,世罕知用,何哉!)。实热相宜,虚寒勿使。根,解酒毒(末服),涂诸热毒(和云苔根捣汁,鸡子清调,或不用芸苔,单盐捣亦可),捣敷阴囊肿大如斗。叶,利五脏,消食下气,治嗽(飞丝入眼,用叶揉烂,帕包,滴汁三两点,自出也)。

38.清-本草从新-吴仪洛-卷十一·菜部（荤辛类、柔滑类、蓏菜类、水菜类、芝栭类）-蒲公英

一名黄花地丁。泻热解毒。

苦甘寒（东垣曰：苦寒入肾。丹溪曰：花黄味甘，可入阳明，太阴经）。化热毒，解食毒，消肿核，专治疗毒乳痈（乳头属厥阴，乳房属阳明。同忍冬煎，入少酒服，捣敷亦良）。亦为通淋妙品。擦牙，乌须发（萨谦斋《瑞竹堂方》：有还少丹方，取其通肾）。白汁涂恶刺（凡螳螂诸虫孕育，游诸物上，必遗精汁，干久则有毒，人手触之成疾，名狐尿刺，惨痛不眠，百治难效，取厚汁涂，即愈。《千金方》极言其功）。叶如莴苣，花如单瓣黄菊，四时有花，花罢飞絮，断之茎中有白汁（多年恶疮，蒲公英捣烂，贴之甚妙）。

39.清-本草从新-吴仪洛-卷十一·菜部（荤辛类、柔滑类、蓏菜类、水菜类、芝栭类）-百合

润肺止嗽。

甘平。润肺宁心，清热止嗽（朱二允曰：久嗽之人，肺气必虚，虚则宜敛，百合之甘敛，胜于五味之酸收）。利二便，止涕泪（涕泪，肺肝热也。《经》曰：肺为涕，肝为泪，心为汗，脾为涎，肾为唾）。治浮肿胪胀痞满，寒热疮肿乳痈，伤寒百合病（行住坐卧不定，如有鬼神状。苏颂曰：病名百合，而用百合治之，不识其义。士材曰：亦清心宁神之效）。善通二便。中寒下陷者忌之。花白者入药（肺病吐血，鲜百合捣汁，和水饮之，亦可煮食）。

40.清-本草撮要-陈其瑞-卷一-草部

益母草

味苦辛，入足厥阴经，功专治络调经，功效甚捷。得炒黑山查，治产后恶露不行，忌铁。子微炒用，又名茺蔚。吹乳成痈，以草为末，水调涂乳上一宿自消，生捣亦得，瞳子散大者忌用。

蒲公英

味甘平苦寒，入足阳明、厥阴、少阴经，功专化热毒，解食毒，治肿核通淋。得忍冬与酒煎服，以渣捣涂乳痈良。掘其根大如拳，旁有人形拱抱者，取以捣汁酒服，治噎膈良。多年恶疮，以之捣烂贴涂均妙，一名黄花地丁。

射干

味辛苦微凉有毒，入手少阴、厥阴经，功专散结气，喉痹咽痛，不得稍息，并疗疟母。喉痹不通，以根捣汁咽之，大腑动即解，或醋研取汁噙之，引出涎亦妙。又

方用紫蝴蝶根一钱,黄芩、生草、桔梗各五分为末,水调顿服立愈。伤寒咽闭肿痛,用生射干、猪脂各四两,合煎令焦,去渣,每噙枣许即瘥。乳痈初起,用射干、僵蚕、萱草根为末,蜜调敷之神效。

41.清-本草撮要-陈其瑞-卷二-木部

榆白皮

味平滑利,入手太阳、阳明经。功专通二便,利诸窍,行经脉,渗湿热,滑胎,下有形留滞之物,治五淋肿满,嗽喘不眠。以醋调涂妒乳效,火灼伤以末涂之良。去粗皮,取白用。

皂角

味辛咸,性燥,气浮而散,入手太阴、阳明、足厥阴经。功专搜风泄热,通关窍而吐痰涎,搐鼻立作喷嚏。治中风口噤、胸痹喉痹,除湿去垢,消痰破坚,杀虫下胎,并治风湿风癞,喘肿痰壅,坚症囊结。得白矾治中风不省人事、口噤。单服炙灰,治老人风秘。误吞铁物,研末服之神效。以皂角烧铁锅,锅遂碎如粉,其化铁可知。去皮、子、弦,或蜜炙酥炙,绞汁烧灰。柏实为使,恶麦冬,畏人参、苦参。皂刺味辛温,功同皂角,治肿毒妒乳、乳痈,汁不出。内结成肿名妒乳,已溃勿服。肥皂荚,味辛温微毒,除风湿,去垢腻不拘奇疡恶毒,用生者子弦筋,捣烂醋和敷立愈,不愈再敷,奇验,忌铁。

42.清-本草撮要-陈其瑞-卷三-果部

橘皮

味苦辛,入足阳明、太阴经,功专利气止呕。得白术补脾,得甘草补肺,得杏仁治大肠气闭,亦治脚气冲心。得桃仁治大肠血闭,得生姜治呕哕厥冷,得神曲、生姜治经年气嗽,得麝香治妇人乳痈,得半夏治湿痰。童便浸治痰咳,姜汁炒治痰积、寒痰,盐水炒入下焦,蜜炙入中焦。

橘核

味苦,入足厥阴经,功专行肝气,消肿散毒,腰肾疼痛。得荔核治疝,酒炒良,叶散乳痈。

青皮

味辛苦温,色青气烈,入足厥阴经。功专疏肝泻肺,治肝气郁积,胁痛多怒,久疟结癖,疝痛乳肿,发汗,有汗及气虚人禁用。醋炒用,叶治胸膈气逆,消肿散毒,妇人妒乳、内外吹、乳岩、乳痈用之皆效。

43.清-本草撮要-陈其瑞-卷四-蔬部

芸薹

味辛温,入手足太阴经,功专散血消肿。捣贴游风、丹肿、乳痈、难产神效,多食动疾发疮。子治妇人血刺。小腹痛不可忍,微炒加桂心一两良,姜半两为末,醋糊丸梧子大,每淡醋汤下五丸神效。油杀虫,一名油菜。

蔓荆子

味辛平,泻热解毒,入手太阴、足厥阴经,功专利水明目。捣服治黄疸腹胀,和蜜服治症瘕积,小儿血痢。醋调末敷秃疮,盐调末敷乳痈、蜘蛛咬毒。根解酒毒,并敷阴囊肿大如斗神效。叶利五脏,消食下气治嗽。若飞丝入眼,用叶揉烂滴汁三两点自出,一名诸葛菜。

44.清-本草撮要-陈其瑞-卷八-禽兽部

豭鼠矢

味甘微寒,入足厥阴经,功专治劳复。得韭根治男子阴阳易,亦治膀胱水结,通女子经闭,阴脱吹乳。误入食中,令人目黄成疸。两头尖者为雄鼠矢。胆汁滴耳中,治老聋,点眼亦良。以辰砂拌鼠睾丸,阴干研服,治小儿惊痫,肉治儿疳鼠瘘。

45.清-本草洞诠-沈穆-第七卷-菜部

芸薹(叶、子)

此菜易起薹,须采其薹食,则分枝必多,故名芸薹,子可榨油,又名油菜。

叶,气味辛温,一云凉,无毒。治风游丹肿,乳痈,治产后血风,其功长于散血消肿,故主诸证。孙思邈云:予因饮多,觉四体疼痛,至晓头痛,额角有丹如弹丸,肿痛,至午通肿,经日几毙。予思《本草》芸薹治风游丹肿,遂取叶捣敷,随手即消,其验如神也。道家以为五荤之一,能损阳气,发疮,生腹中诸虫也。

蒲公英

蒲公英,气味苦寒,无毒,足少阴经之药,兼入太阴阳明经。解食毒,散滞气,化热毒,消肿核有奇功。同忍冬藤煎汤,入少酒佐服,治乳痈,服罢欲睡,睡觉微汗,病即安矣。萨谦斋有擦牙乌须还少丹,甚言此草之功,盖取其能通肾也。

46.清-本草洞诠-沈穆-第九卷-草部中

茺蔚(叶、子)

此草及子,皆充盛密蔚,故名茺蔚。其功宜于妇人,故名益母。夏至后枯,亦名夏枯。子,辛、甘、微温,茎叶,辛、微苦,花,微苦、甘,根,甘并寒,无毒,入手足厥阴经。主明目益精,治风解热,顺气活血,养肝益心,调女人经脉胎产诸病,疗大热头痛,除水气,久服轻身。春仁生食,通血脉,填精髓,止渴润肺。茎苗根叶捣汁服,消浮肿、恶毒疔肿、乳痈、丹游等毒。白花者入气分,紫花者入血分。若治手足厥阴风热,明目益精调经,则单用子为良。若治肿毒疮疡,消水行血,妇人胎产诸病,则宜并用为良。盖其根茎花叶专于行,而子则行中有补也。昝殷《产宝》有济阴返魂丹,治妇人胎产诸疾危证,云甚神妙。单用茺蔚一味,根叶花子碾为末,蜜丸,随证用汤服之。东垣谓:瞳子散大者,禁用茺蔚子,为其辛温助火也。按:目得血而能视,瞳子散大者,血不足也,茺蔚行血甚捷,故禁之,非助火也。血滞病目者则宜之。

萱草(花、根、苗)

萱草,一名忘忧。诗云:焉得谖草,言树之背是也。鹿食九种解毒之草,萱其一也。怀妊妇人佩其花则生男,故名宜男。萱草花,味甘,气凉,无毒。消食,利湿热,治小便赤涩,除酒疸。

萱草根,治沙淋,下水气,疗乳痈。

《延寿书》云:嫩苗为蔬,食之动风,令人昏然如醉。因名忘忧,亦一说也。

47.清-本草洞诠-沈穆-第十卷-草部下

木鳖子

木鳖子,形似鳖状,故名。味甘、苦,气温,无毒,一云有小毒。治痔积痞块,利大肠,治折伤,消恶疮,除粉刺,妇人乳痈,肛门肿痛,醋摩消肿毒。《霏雪录》云:木鳖子有毒。昔蓟门有人生二子。恣食成痞。其父得一方,以木鳖子合猪肉食之,周时并死,当以为戒。

48.清-本草洞诠-沈穆-第十一卷-木部

木乃五行之一,于德为元,于令为春。草木同为植物,根茎枝叶,草之柔荏,不及木之坚刚。苞灌乔条,草之谢迁,不及木之贞固。历寒暑而四时之气俱备,经霜雪而怒生之意复萌,第山谷原隰之产不同,色香气味之功各异,品类自别,施用宜详。

桦木

画工以皮烧烟熏纸,作古画字也。

桦皮,苦,平,无毒。诸黄疸浓煮汁饮之,冷饮治伤寒时行热毒疮,乳痈肿痛欲破者,以真桦皮烧存性研,无灰酒服方寸匕,即卧觉即瘥也。

49.清-本草二十四品-陆懋修-消痈敛痔卷二十四-夏枯草

苦、辛,微寒。入肝。钱半、三钱。

散结消瘰,明目。

专治瘰疬瘤、乳痈乳岩。缓肝火,解内热,治目珠夜痛。(用苦寒药点之反甚者,取效如神。)又能散肝之郁火,治失血后不寐,不宜半夏者代以夏枯草,饮之,其寐立至。阳得阴以化,则阳入阴中而得卧也。

久服伤胃。

50.清-本草二十四品-陆懋修-消痈敛痔卷二十四-蒲公英

即黄花地丁。甘、苦,寒。入肾、脾、胃。三钱。

泻热解毒。

专治疔毒乳痈,消肿核,亦为通淋妙品。(涩庵试之甚验。陆注:讱庵。)白汁涂毒刺甚效。

51.清-本草分经-姚澜-足阳明胃-寒

蒲公英

苦、甘、寒,入肾阳明经,泻热化毒。专治乳痈疔毒,亦为通淋妙品。

52.清-本草分经-姚澜-不循经络杂品-寒

雀梅叶

酸、寒。泻热解毒,能治乳痈便毒。

木鳖子

苦、微甘。治泻痢疮毒,生肌除皯,专入外科。番木鳖,治喉痹,消痞块。

53.清-本草纲目拾遗-赵学敏-卷三-草部上

望江青

《秋泉家秘》祖传天下第一奇方:专治乳痈乳核,肿硬大者,服之即内消。用九龙川即龙见怕一两,细叶冬青即山黄杨五钱,龙爪紫金鞭即马鞭草又名龙爪草一两,金翦刀三钱,九节金丝草即望江青五钱,遍地金龙草即地五爪三钱。用无灰酒二碗,加香橼叶或桔叶十余片,煎锺半。饥时随量二三次服之,渣再煎服。

54.清-本草纲目拾遗-赵学敏-卷四-草部中

见肿消

一名土三七、乳香草,越人曰奶草。初生苗叶,面青背紫,叶似羊角菜多歧,秋开小黄花如菊,垂丝可爱。根似芋魁,人家多种之。按:《纲目》,有见肿消,云其叶似桑,治痈肿狗咬,当别是一种。《采药录》:见肿消,生溪涧中。叶有三角,枝梗皆青,根亦青色,形如菖蒲。根性凉,治诸疮毒,行周身,活血,追风散气,此又一种,名同物异。

《草宝》云:治跌打损伤,消肿散瘀要药。《百草镜》云:治乳痈肿毒,金疮止血,杖丹棒疮,喉癣双蛾,咳嗽,急慢惊风。《延绿堂方》:土三七,春夏用叶,秋冬用根,捣汁一锺,用水酒浆和匀,灌入,自效。

水茸角

华陀《中藏经》:状如鬼腰带竹,小窠子生,三四月开黄花,叶如百合。六七月采,两浙呼为合萌。

治吹奶。水茸角,不拘多少,新瓦上煅干为末,临卧,酒调服二钱,次日即愈。已破者略出黄水,亦效。

玉如意(四方如意草)

一名箭头草、剪刀草、大风草。《百草镜》云:生山间或田塍。有紫白二种,紫花者名金剪刀,白花者名银剪刀。入药,白花者良。叶与人家盆栽者无异,但花小,叶狭长而尖,微有别耳。敏按:山野间如意草,叶上尖下圆,深青色,与人家所种无异,惟叶色稍深绿耳。其花亦有紫白二种,至狭长之叶者,乃地丁草。所谓银剪刀,白花者是也。金剪刀,紫花者是也。与如意草一类二种,其性情功效,亦不甚远。

《葛祖方》:治痞块疮毒,追风理气,逐疫肺痈。

乳痈初起。《百草镜》:用玉如意草一两,白酒煎,饱肚时服,初起者二服即消,成脓者两剂必溃,已溃者三服易敛,疼痛者服之能止。

乳痈疔疮。《救生苦海》:白花如意草,一名银剪刀。生田野山间。较人家种者,叶狭花小。捣汁服之,渣敷患处。

55.清-本草纲目拾遗-赵学敏-卷五-草部下

浙贝(土贝)

今名象贝,去心炒。《百草镜》云:浙贝出象山。俗呼象贝母。皮糙味苦,独颗无瓣,顶圆心斜。入药,选圆白而小者佳。叶暗斋云:宁波象山所出贝母,亦分两瓣,味苦而不甜,其顶平而不尖,不能如川贝之象荷花蕊也。土人于象贝中,拣出一二与川贝形似者,以水浸去苦味,晒干,充川贝卖。但川贝与象贝性各不同,象贝苦寒,解毒,利痰,开宣肺气。凡肺家挟风火有痰者宜此。川贝味甘而补肺矣,不若用象贝治风火痰嗽为佳,若虚寒咳嗽,以川贝为宜。

张景岳云：味大苦，性寒。阴也，降也。乃手太阴少阳，足阳明厥阴之药。大治肺痈肺痿，咳喘，吐血衄血。最降痰气，善开郁结，止疼痛，消胀满，清肝火，明耳目，除时气烦热，黄疸淋闭，便血溺血，解热毒，杀诸虫，及疔喉痹，瘰疬，乳痈发背，一切痈疡肿毒，湿热恶疮痔漏，金疮出血，火疮疼痛。为末可敷，煎汤可服。性味俱厚，较之川贝母，清降之功，不啻数倍。反乌头，又解上焦肺胃之火。

张石顽《本经逢原》云：贝母浙产者，治疝瘕，喉痹，乳痈，金疮风痉，一切痈疡。同苦参、当归，治妊娠小便难。同青黛，治人面恶疮。同连翘，治项上结核。皆取其开郁散结，化痰解毒之功也。

土贝母

一名大贝母。《百草镜》云：土贝形大如钱，独瓣不分，与川产迥别。各处皆产，有出安徽六安之安山者，有出江南宜兴之章注者，有出宁国府之孙家埠者，浙江惟宁波鄞县之樟村及象山有之。入药，选白大而燥，皮细者良。

《百草镜》云：味苦，性平，微寒，无毒。能散痈毒，化脓行滞，解广疮结毒，除风湿，利痰，傅恶疮，敛疮口。《茅昆来笔记》：味大苦。专消痈疽毒痰，杨梅结毒，非此不除。

乳痈初起：白芷、土贝母各等分。为细末，每服三钱，陈酒热服，护暖取汗，即消。重者再一服，如壮实者，每服五钱。《杨春涯验方》：天花粉、乳香去油、没药、白芷、归尾、土贝母、赤芍、独活、川芎各一钱，甘草节、陈皮各八分，穿山甲三片，皂角刺一钱五分，金银花二钱五分，防风一钱二分。好酒煎服。又方：白芷梢、土贝母、天花粉各三钱，乳香去油一钱五分。共炒研末，白酒浆调搽，再用酒浆调服三钱。

乳痈：紫河车草、浙贝各三钱，用黄糖拌匀，好酒和服尽醉，盖被取汗。赵贡栽云：浙贝乃宁波土贝母也。（《外科全生》）

雀梅

一名爵梅。叶如蔷薇，结实如梅而小。《百草镜》云：有一种山雀梅，枝不蔓曲，是树，不实，亦有高大者。

按：爵梅，《纲目》主治蚀恶疮外，皆不载，今复补其功用。《纲目》郁李下，引《诗疏》云：一名雀梅。与此名同物异。亦不言治痈毒。

叶酸寒，治乳痈便毒，有奇效，泻热解毒。

九龙草

《百草镜》云：生石上。蔓延丈余，节处生根，苗头极多，叶绒细青色。又名九头狮子草，又名金钗草。按《纲目》九龙草，仅于杂草内附见，而所引杨清叟《外科方》一条,述其苗叶,尚是此草。至云生红子如杨梅,则误矣。

性温,行血脉,治风痹、跌扑损伤、双单蛾、痛风。

奶痈:九龙草捣,同酱板罨。(《家宝方》)

石打穿(铁筅帚)

《葛祖方》:消宿食,散中满,下气,疗吐血各病。翻胃噎膈,疟疾,喉痹,闪挫,肠风下血,崩痢,食积,黄白疸,疔肿痈疽,肺痈,乳痈,痔肿。

乳痈初起:龙芽草一两,白酒半壶。煎至半碗,饱后服。初起者消,成脓者溃,且能令脓出不多。(《百草镜》)

桑叶滋

鲜桑叶摘开其叶筋,有白汁,名桑叶滋,又名桑脂。《纲目》桑叶载其用最广,独未及此。

性微寒,味苦。有天丝入眼,以此点之。

《山海草函》:桑叶滋点眼,治蜈蚣咬。

治乳痈:用桑叶,不拘头二叶,摘去半段,取后半段脂三分,黄柏八钱,水煎干,只用三分,饭锅蒸一次,夜露一宿,涂患处。虽烂见骨者,亦能收口平复。(《集听》)

小石疖,今人呼为扎马疔。钱峻《经验单方》云:小石疖,采二蚕桑叶,滴下滋水,点上,愈。消瘿瘤:《秋泉秘方》用蝌蚪一钱,蛇蜕泥球包煅为末三分,鬼馒头滋干一钱,桑滋干一钱,乳香、没药各三分,麝香一分,共为细末,饭和捣为锭。临用时,再取鬼馒头滋化开,以鸡翎搽患处,过宿即消。

臭梧桐(臭牡丹)

梧桐酒:治内外一切乳毒。用臭梧桐,春夏取头三个,秋冬取根,捣烂,绞汁,对陈酒热服,取汗为度,神效。(《经验广集》)

雷公藤

治翻胃、噎膈、疟疾、吐血、便血、喉痹、食积心疼、虚饱腹胀、阴囊肿大、跌打闪肭、发背、疔疮、乳痈、产后遍身浮肿。(《王安采药方》)

金锁银开

《百草镜》云:俗名铁边箕。处处山野有之。叶似天门冬叶,又似土茯苓叶,但差狭小耳。藤生,或缘石砌,树上竹林内亦有之。非海金沙也,其根黑色,两旁有细刺如边箕样,故名。入药用根。敏按:今俗所用,治一切喉症。金锁银开,乃天荞麦之根,形如累丸,粘结成块。产山上者,皮黄;污泥中者,皮黑。与《百草镜》所言各别,或名同而物异耶。《李氏草秘》:天荞麦,亦名金锁银开,形若荞麦。治乳痈风毒,入诸散毒药内,取根二分,生姜一分,水煎服,愈。治败血久病不痊,又洗痔血,皆佳。《李氏草秘》又云:小青草藤上,蔓有倒摘刺,细如稻芒,开粉红花,生蓝子,叶似荞麦,又名野荞麦。煎洗痔漏之圣药。

玫瑰花

有紫、白二种,紫者入血分,白者入气分。茎有刺,叶如月季而多锯齿,高者三、四尺,其花色紫,入药用花瓣,勿见火。《百草镜》云:玫瑰花立夏前采含苞未放者,阴干用,忌见火。

气香性温,味甘微苦,入脾、肝经,和血行血,理气治风痹。《药性考》云:玫瑰,性温。行血破积,损伤瘀痛,浸酒饮益。

治吐血玫瑰膏:用玫瑰花一百朵,初开者去心蒂。河水二碗,煎半,再用河水一碗,煎半,去渣,和匀,共有碗半,复煎至一碗。白糖一斤,收成调膏,不时服之。(《救生苦海》)

治乳痈。玫瑰花七朵,母丁香七粒。无灰酒煎服,自愈。

乳痈初起,郁症宜此。《百草镜》:玫瑰花初开者,阴干燥者三十朵,去心蒂,陈酒煎,食后服。

金雀花

一名黄雀花,似六月雪而本高。正二月开花,色黄,根有刺,根入药。《花镜》:金雀花,枝柯似迎春,叶如槐而有小刺,仲春开黄花,其形尖,旁开两瓣,势如飞雀可爱。其花盐汤焯过,控干入茶供。《百草镜》:金雀花,生山土中,雨水时开花,色黄而香,形酷似雀。白花者名银雀,最难得,其茎有白点,花后发叶碎小,叶下有软刺。取根入药,去外黑皮及内骨用。别有霞雀花,更不可得。《嘉兴府志》:金雀,一名飞来凤,盐浸可以点茶。《成化四明志》:金雀儿花产奉化。丁未,余馆奉化刘明府署,时明府幼孙,患痘不起发,医用金雀花。询其故,云此药大能透发痘疮,以其得先春之气,故能解毒攻邪。用花。

性平,和血去风,入肝、脾二经,亦入乳痈用。《百草镜》:跌扑伤损,以金雀花干者研一钱,酒下。

紫茉莉

此草二、三月发苗,茎逢节则粗如骨节状,叶长尖光绿,前锐后大。小暑后开花,有紫、白、黄三色,又有一本五色者,花朝开暮合。结实外有苞,内含青子成簇,大如豌豆,久则黑子,内有白粉。宿根三年不取,大如牛蒡,味微甘,类山药。陈扶摇《花镜》:紫茉莉一名状元红。本不甚高,但婆娑而蔓衍易生,叶似蔓菁。

按：紫茉莉入夏开花，至深秋未已。白花者香尤酷烈，其花见日即敛，日入后复开，亦不经久，一日即萎。西人有食之者，去其外皮，盐渍以佐馔，云能去风活血，无浊淋等症。然其性秉纯阴，柔中带利，久食恐骨软，阳虚人尤忌之。性恶铁，凡取用忌铁器。

根治乳痈白浊。花可浸酒。子名土山奈，取其粉，可去面上瘢痣粉刺。性寒。(《药性考》)

橘苓

橘树上生，如木蕈，枣皮红色。

治乳痈，煎酒服。

酒酿(酒釀)

俗名酒窝，又名浮蛆。乃未放出酒之米酵也。味酽厚，多饮致腹泻。性善生透，凡火上行者，忌之。

味甘辛，性温。佐药发痘浆，行血，益髓脉，生津液。

小儿鼻风，吹乳肿痛。《刘起堂经验方》：用酒酿和菊花叶敷上，立愈。无叶用根，甘菊叶尤佳，捣汁冲和服，更效。

吹乳方。《周氏家宝》：用苎麻根嫩者炒，和白酒酿少许，共捣烂敷患处，一日夜即消。忌食发物。

野芋苃(青芋、土芋藤、野芋头、鬼芋)

氾胜之《农书》：芋有六种，五野芋、六青芋、野芋有大毒，杀人。凡芋三年不收，即成野芋，性滑，下石毒，服食皆忌之。青芋亦有毒，必须灰汁易水煮之堪食，只宜蒸啖之。中野芋毒者，令人戟喉音哑，烦闷垂死。以大豆浆或粪汁解之，姜汁亦可。

《葛祖遗方》：合麻药，治跌打损伤，痔漏麻风，傅肿毒，止痛，治疮癣，捣傅肿伤。

乳痈。野芋头和香糟捣敷。

橹箍

治奶串。毛世洪《经验集》：凡乳痈串烂，年久不愈，洞见内腑，深陷不愈者。取摇船之橹上首手捏之处旧藤箍，劘下，以阴阳瓦上煤末。竹管扎绷筛，日日掺之，如干处以香油调搽，不过半月全愈。

花簪

杨春涯《验方》：治乳痈。初起时，将女人头带花簪，对向日中打圈，口中默念：天上一朵黑乌云，地下女子害乳疼，我今特授金簪上，金簪化去永不疼。如此七遍,将簪交付妇人圈患处,即好。

远志

苦,温,足少阴气分药。其功专于强志益精,精志强,故能上通于心,而定心气,利九窍,益智慧,止惊悸,壮阳道,助筋骨,聪耳明目,定魄安魂。治迷惑善忘,咳逆伤中,心下膈气,皮肤中热,面目黄,妇人口噤失音,小儿客忤,肾积奔豚,一切痈疽。杀天雄、附子、乌头毒,煎汁饮之。去心,甘草水浸一宿,焙用。

吹乳肿痛,及一切痈疽:远志三钱,酒煎服,以滓傅患处。

丹参

气平而降,味苦色赤,入心经与包络血分。破宿血,生新血,安生胎,落死胎,调经脉,除烦渴,功兼四物,为女科要药。养神定志,通利关脉。治冷热劳,骨节疼痛,腰脊强楚,风痹足软,四肢不遂,温热狂闷,头痛眼赤,肠鸣腹痛,癥瘕积聚,寒疝急疼。止血崩带下,调血邪心烦。主中恶邪魅,腹痛肿毒丹毒,疮癣瘿赘,排脓生肌。反藜芦。

妇人乳痈:丹参、白芷、赤芍各二两,以醋淹一夜,猪膏半斤,入药熬枯,去滓傅之。

黄芩

苦,入心,寒胜热,泻心肺邪火,除脾经湿热,兼入大肠、三焦、胆经。补膀胱寒水,清肌表之热。治风湿邪热,肺热火咳,头痛奔豚,肺痿喉腥,目中肿赤,瘀血壅盛,及诸失血,肠澼泻痢,小腹绞痛,天行热疾,疔疮排脓,乳痈发背,热毒骨蒸,寒热往来,肠胃不利,黄疸五淋,女子血闭,淋露下血,小儿腹痛。消痰利水,下气消谷,养阴退阳,解渴安胎。酒炒则上行。猪胆汁拌,泻肝胆火。过服损胃,血虚寒中禁用。

浙贝母

味苦气薄,色白而枯,入肺经气分。功专散结除热、消肿败痈。疗腹中结实,心下满,洗洗恶风,伤寒烦热,头痛目眩,寒热汗出,喉痹乳难,胁疼项肿,时疾黄疸,淋沥疝瘕,金疮风痉。酒服,疗产难,下胞衣。同连翘服,消项下瘿瘤。烧灰,油调,傅恶疮。反乌头。

葆按:贝母,《本草》未分川、浙两种,使今用者胡猜,故照《纲目》主治,特详分别。以细小、尖顶、色白、光润为川贝,理虚痰,润肺燥功胜。其较大、色黄而枯、瓣分、味苦为浙贝,解风热,消痈肿最良。又以详形,以便省目。

乳汁不下,二母散:知母、浙贝母、牡蛎粉等分,末,每猪蹄汤调服二钱。

吹奶作痛:浙贝母末,吹鼻中,效。

乳痈初肿：浙贝末，酒服二钱，仍令人吮其乳。

山慈姑(毛慈姑俗名)

甘、微辛，有小毒。治疗瘰痈肿，瘰疬结核，醋磨傅之。亦剥人面皮，除皯黗。又主疗肿，攻毒破皮。解诸毒蛊毒，蛇虫狂犬伤。

时珍曰：慈姑，冬月生，叶如水仙花而狭。二月中枯一茎如箭簳，高尺许，茎端开花白色，亦有红色、黄色，上有黑点，其花乃众花簇成一朵，如丝纽成。三月结子，有三棱。四月初苗枯，即掘取，迟则苗腐难寻。根苗与石蒜相类，但石蒜根无毛，而慈姑有毛壳布裹为异，用之去毛壳。

叶：治乳痈便毒及疮肿。入蜜同捣，涂疮口，候清血出，效。

白芷

辛散风温除湿，芳香通窍而表汗。行手足阳明，入手太阴，而为阳明主药。治阳明头痛，中风寒热，眉棱骨痛，齿痛，鼻渊鼻衄，目痒，目赤胬肉，面皯瘢疵，肺经风热，头面皮肤，风痹燥痒，小便去血，大肠风秘，肠风阴肿，痔瘘乳痈，瘰疬疥癣，发背痈疽，止痛排脓，妇人血沥腰疼，血崩血闭，胎产伤风，血风眩运，胎漏滑落，反胃吐食。解砒石、蛇伤、刀箭金疮。其性升散，血热有虚火者慎用。家园种之能辟蛇。

乳痈初起：白芷、贝母各二钱，末，温酒服。

益母草(茺蔚)

味辛微苦，入手足厥阴血分。活血破血，调经解毒。治胎漏产难，胞衣不下，子死腹中，血风血痛，崩中漏下，尿血泻血，疳痢痔疾，大小便不通，产后血运血胀。捣汁服，主浮肿，下水，消恶毒，乳痈，疗肿，丹游等毒，服并傅。摘汁入耳，主聤耳。傅蛇虺伤。作浴汤，治瘾疹。入面药，治粉刺，令光泽。制硫黄、雄黄、砒石。

一切痈疽，妒乳乳痈，小儿头疮，及浸淫疮疽阴蚀，并煎益母草洗。

续断

辛，苦，微温。去诸温毒，宣通血脉，助气血，补劳伤，暖子宫，缩小便，破癥结瘀血，消瘰疬乳痈，肠风痔瘘，止泄精尿血。治妇人乳难，崩中漏血，胎前产后一切病，胎漏，子宫冷，面黄虚肿。又主金疮，痈疮，折跌，续筋骨，及跞伤恶血腰疼，关节缓急，止痛生肌。为女科要药。酒浸用。

漏芦

咸，寒，入手足阳明经。通小肠，下乳汁，通经脉，消热毒，排脓止血，生肌杀虫。治皮肤热毒，发背疽痔，乳痈瘰疬，湿痹热痒，遗溺泄精，肠风尿血，风热赤眼,小儿壮热,金疮扑损。能续筋骨,及预解时行痘疹热。

箬叶

甘,寒。通小便,利肺气,开喉痹,消痈肿,止吐衄呕血,咯血下血,吹奶乳痈,俱烧存性服。

吹奶乳痈:端午裹粽箬叶烧炭,酒服二钱,即散。

萱草苗、花

甘,凉。消食,利湿热,除酒疸。煮食治小便赤涩,身体烦热;作菹利胸膈,安五脏,令人欢乐无忧,轻身明目。多食动风发疮。

《风土记》云:怀妊妇人佩其花即生男,故名宜男。董子云:欲忘人之忧则赠之,名忘忧草。俗名黄花,名金针。

根:利小便,通沙淋,下水气,消浮肿。治酒疸遍身黄,捣汁服。大热衄血,捣汁一盏,和姜汁半盏,细呷之。吹乳,乳痈肿痛,擂酒服,以滓封之。

葵

苗:甘,寒,滑。脾之菜也。润燥利窍,功与子同。利胃气,滑大肠,除客热,宣导积滞。妊妇食之,滑胎易产。煮汁服,利小肠。治时行黄病,恶疮,脓血,妇人带下,小儿丹毒,热毒下痢。服丹石人宜食。烧灰,止金疮血。

颂曰:葵作菜茹甚美,但性滑不益人。诜曰:热食之,令人热闷。四月食,发宿疾。天行病后食,令人失明。勿合鲤鱼、粟米、鲊食,害人。时珍曰:凡被狂犬咬者,永禁食,食之即发。食葵须用蒜,又伏硫黄。

时珍曰:葵菜,古人种为常食,今之种者鲜有。紫茎、白茎二种,以白茎胜。大叶小花,紫黄色,其实大如指,皮薄而扁,轻虚如榆荚。四五月种者可留子。六七月种者名秋葵,八九月种为冬葵,经年收采。正月复种为春葵。郊野甚多,其菜易生,为百菜主。

根:甘,寒。利窍滑胎,通淋利小便,止消渴,解蜀椒毒,散恶毒气,疗疮恶疮。小儿误吞钱不出,煮汁饮之。

妒乳乳痈:葵茎及子末,酒服二钱。

冬葵子

甘,寒,淡,滑。利窍通乳,消肿滑胎,通大便,利小便,滋气脉,通营卫,行津液,消水气。治乳痈,气脉壅塞,乳汁不行,及经络凝滞,奶房胀痛,留蓄作痈,炒香,和砂仁等分,末,酒服二钱即效。出痈疽头,下丹石毒。

马鞭草

辛、苦,微寒。破血通经,杀虫消肿。治癥瘕血瘕,下部䘌疮,久疟下痢,女子血气肚胀,月经不匀。活血行血,止金疮血。捣傅男子阴肿,女人乳痈,涂诸疮肿,蠷螋尿疮。

乳痈肿痛:马鞭草一握,酒一碗,生姜一块,捣汁服,以渣傅。

地蜈蚣草

苦,寒。解诸毒,通大便,捣汁涂。痈肿,末,服,能消肿毒排脓。被蜈蚣伤者,入盐少许捣涂,或末,傅之。

时珍曰:地蜈蚣草,生村落塍野,左蔓延右,右蔓延左,叶密对生,俗呼过路蜈蚣;延上树者,呼飞天蜈蚣,通用。

一切痈疽赤肿,未破已破,脓血不散,及肠痈奶痈,发热疼痛,能食,宜此排脓托里散:地蜈蚣、赤芍、当归、甘草等分,末,每温酒服二钱。

射干(乌扇)

苦,平,微寒,有小毒。能降实火,火降则肿消,血散而痰结自解,故能消心脾老血。行太阴、厥阴之积痰。为治喉痹咽痛要药。疗咳唾,语言气臭,散胸中热气。去胃中痈疮。利积痰疝毒。膈满腹胀,气喘疟癖,开胃下食,镇肝明目,破癥结。利大肠,消疰母。通月闭。苦酒摩涂肿毒。

乳痈初肿:射干、萱草根等分,末,蜜调傅。

玉簪

根:甘、辛,有毒。捣汁服,解一切毒。下鱼骨哽,涂诸痈肿。凡服,勿着牙,损齿。

乳痈初起:玉簪花根,擂酒服,以渣傅之。

莽草(鼠莽)

叶:辛,温,大毒。内服杀人,颇用外治。涂乳痈疝瘕,瘰疬风痉,风虫牙痛,喉痹不通。煎汁,热含吐之,仍用黑豆煎水漱口。头风痒,及久痛皮肤麻痹,煎汁淋洗,勿令入眼。若误食者,蚤休磨水服,黑豆煮汁服,俱可解。试以黑豆煮汁浇其根即烂,性相制也。

木鳖子

仁:苦,温,微甘,有小毒。利大肠,治泻痢疳积,瘰疬痔瘤,乳痈痞块,腰痛折伤,肛门肿痛。除粉刺䵟(黑曾)。醋磨,消肿毒。凡服,压去油。

栝楼(瓜蒌)

味甘,性润,微寒。甘补肺,润降气,微寒清火而不犯胃,故能清上焦之火,使痰气下降,为治咳嗽胸痹要药。又能荡涤胸中郁结垢腻,治消渴神剂。清咽喉,消乳痈,利大肠,涤痰结,消痈肿疮毒。泻者忌。反乌头。

时珍曰:栝楼,古方全用,后世乃分子、瓤、皮各用。葆照原文系誊全用者,分用载后。干咳无痰:瓜蒌一个,捣烂绞汁,入蜜等分,加白矾一钱,熬膏。频含咽汁。

乳痈初发:黄瓜蒌一枚,捣泥,酒取汁,去滓服。

天花粉(瓜蒌根):酸能生津,甘不伤胃,微苦、微寒。又能降火润肺,滑痰解渴,消肿排脓,生肌长肉,行水通经。止小便利,除肠胃痼热,消扑损瘀血,治热狂时疾。消渴饮水,口燥唇干,八疸身面黄。消肿毒,乳痈,发背,痔瘘疮疖。脾胃虚者,慎用。

产后吹乳,肿硬痛:花粉一两,乳香一钱,末。温酒每服一钱。

葛根

辛、甘,性平。轻扬升发,入阳明经。能鼓胃气上行,生津止渴,兼入脾经,开腠发汗,解肌退热,为治脾胃虚弱泄泻之圣药。疗伤寒中风,阳明头痛,呕逆吐利,开胃下食。止胁风疼,烦热发狂,温疟血痢,肠风痘疹。又能起阴气,散郁火,解酒毒,利二便,解诸毒排脓。杀野葛、巴豆、百药毒。傅蛇虫啮,署毒箭伤。多用反伤胃气。

妇人吹乳:葛蔓烧炭,酒服二钱,三服效。

五爪龙(乌蔹莓)

酸、苦,寒。凉血解毒,利小便,消痈疖,擂酒服。风毒热肿游丹,捣傅并饮汁。痈疖疮肿虫咬,捣根傅之。

时珍曰:五爪龙,膝堑甚多。其藤柔而有棱,一枝凡五叶。叶长而光,有疏齿,面青背淡。七、八月结苞成簇。花大如粟,黄色,结实如龙葵子。其根白,大者如指,捣之多涎滑。

一切肿毒,发背乳痈,便毒恶疮,初起者:并用五爪龙一握,生姜一块,擂烂,入好酒一碗绞汁。热服,以渣傅,即散。一用大蒜代生姜。

香蒲蒻(蒲笋、蒲儿根)

甘,平。明目聪耳坚齿。去热燥,利小便。治心下邪气,口中臭烂。生啖,止消渴。和血脉,补中益气。捣汁服,治妊妇劳热烦躁,胎动下血。捣傅乳痈。

颂曰:香蒲,蒲黄苗也。处处有之,以秦州者良。春初生嫩叶,出水时,红白色茸茸。取其中心入地白蒻,大如匕柄者,生啖之,甘脆。醋浸,如食笋,味美。至夏抽梗于丛叶中,花抱梗端,如武士棒杵,俗名蒲槌。亦曰蒲莘花。其蒲黄,即花中蕊屑也。如欲开时便取之。

妒乳乳痈:蒲草根捣封之,并煎汁饮及食之。

56.清-本草纲目易知录-戴葆元-卷二-谷部

麦麸

末服,止盗汗。和面作饼食,止泻痢,调中去热。醋拌,布包蒸,熨手足风湿痹痛,寒湿脚气,及熨人马冷失腰脚折伤处,互易熨至汗出良,能止痛散血。时疮热疮,汤火疮烂,折伤瘀血,和醋炒罨贴之。

《本草》云:甘,温,有微毒。不能清热止烦。集注:面有热毒,多是陈黝之色,又为磨下石末在内也。面性热,唯第二次磨者良。颖曰:东南卑湿,春多雨水,麦受湿气,不曾出汗,故食之作渴,动风气,以其助湿发热而病人。西北高燥,春雨少,麦不受湿,复入地窖出汗,故常食而不病人。又江南麦花夜发,故病人;西北麦花昼发,故常食宜人。

乳痈不消:面半斤炒,醋煮糊,涂。

赤小豆

甘,酸。色赤,心之谷也。其性下行,通于小肠,能入阴分而治有形之病。散气行风,坚筋骨,抽肌肉,行津液,消水肿,利小便,止泻痢。治热中消渴,下腹胀,吐逆。解热毒,散恶血,除烦满,健脾胃,令人能食,消水通气。去关节烦热,令人心孔开。暴病后,气满不能食,煮食之。和鲫鱼、鲤鱼食,利水消肿,治脚气,解酒病,及解小麦热毒。辟瘟疫,治产难,下胞衣,通乳汁。研末,和鸡子白,涂腮痈发背,及一切热毒痈肿。久服多服则降令太过,津液渗泄,令人肌瘦身重。

乳汁不通:赤小豆煮汁饮。亦治吹奶,酒煎服,以渣傅。

醋(酢、苦酒)

酸,温。少食,开胃下气,消食除烦。消痈肿,散水气,杀恶毒。破结气,除心下酸水痰饮。理诸药,消毒。治妇人心痛血气,并产后及伤损金疮出血昏运。除癥块坚积。能散瘀,治黄疸、黄汗。磨青木香服,止卒心痛、血气痛。浸黄柏含之,治口疮。调大黄末,涂肿毒。煎大黄服,治疟癖。杀一切鱼、肉、菜毒。多食,损筋骨及肌脏,亦损胃,敛邪。

乳痈坚硬:以罐盛醋,烧热石投之三次,温渍之。冷则烧石投,浸渍。

葱

茎白:生辛散,熟甘温,外实中空,肺之菜也。肺主皮毛,其合阳明。发汗解肌,以通上下阳气。益目睛,利耳鸣,通关节,利二便。治伤寒头痛,骨肉碎痛,面目浮肿,喉痹不通,时疾热狂。能达表和里。治阳明经下痢下血。霍乱转筋,奔豚、脚气,风湿痹痛,虫积心痛,止大人阳脱,阴毒腹痛,小儿盘肠内吊。气通则血活,治吐衄便血,折伤瘀血,妇人经血阻滞,妊娠溺血胎动,通乳汁,散乳痈,止鼻衄,消囊肿。以葱管吹盐入玉茎内,治小便闭甚转脬危急,极有捷效。杀一切鱼、肉毒,涂瘘犬伤,制蚯蚓毒。服地黄、常山药,忌。同蜜食,壅气杀人。

芸苔(油菜)

茎叶:辛,温。散血消肿。煮食,破癥瘕结血,腰脚麻痹,产后血风及瘀血。捣傅风游丹肿、乳痈、妇人吹奶、癣疽、豌豆疮。

蔓菁(芜菁苴、诸葛菜)

根、叶:辛、甘、苦。利五脏,止消渴,通中,消食,下气治嗽。轻身益气,令人肥健,可常食之。主心腹冷痛,及热毒风肿,乳痈妒乳寒热。

时珍曰:《别录》以芜菁、莱菔同条,遂致诸说猜度。或谓在南为莱菔,在北为芜菁,殊无定见。今按二物花、子俱别。蔓菁是芥属,根长而白,其味辛、苦,茎短粗,叶大厚,夏初起苔,开黄花,解角如芥,其子圆,亦似芥。莱菔是菘属,根圆,亦有长者,有红、白二色;其味辛、甘;夏初起苔,开淡紫花,结角如虫状,子似葫芦巴。如此分之自明。《纂要》云:又名苴。辛,寒。利水解热,下气宽中。自注云:蔓菁,今名大头菜。江北多,南方少。人不识,以为莱菔,误矣。

乳痈寒热:蔓菁根、叶,勿洗,以盐和捣涂。妒乳,同方,加鸡子白和封。

蒲公英

甘,平。花黄,属土,入太阴、阳明。化热毒,解食毒,散滞气,消肿核。专治乳痈疔毒,亦为通淋妙品。掺牙,乌髭发,壮筋骨。白汁,涂恶刺,狐尿刺疮。捣贴恶疮,蛇螫肿痛。

汪昂曰:诸家不言通淋,试之,屡验。

乳痈红肿:蒲公英一两,银花藤二两,捣烂,水煎服。睡觉病即去。

百合

甘,平,微涩。温肺止嗽,安心定胆,补中益志,利大小便。治浮肿胪胀,痞满寒热,腹胀心痛,身疼,急黄,乳难喉痹,脚气热咳。疗癫邪狂叫惊悸,伤寒,百合病,产后血狂运,胁痛乳痈发背疮肿,百邪鬼魅,涕泣不止,杀蛊毒气。然性涩,嗽初起,外邪未清者,慎用。生者,可蒸煮及和肉食。澄粉食,益人。

57.清-本草纲目易知录-戴葆元-卷三-果部

乌梅

酸、涩,温,平。脾、肺血分之果。敛肺涩肠,涌痰消肿,调中下气,安蛔杀虫,清热除烦,生津止渴,利筋脉,消酒毒,疗瘴疟,止吐逆霍乱,反胃噎膈。治伤寒烦热,久嗽泻痢,肢体痹痛,偏枯不仁,虚劳骨蒸,蛔厥吐利。去黑痣,蚀恶肉。解鱼毒、马汗毒、硫黄毒。和建茶、干姜丸服,止休息痢。忌猪肉。凡嗽痢及伤寒初起,俱忌用。

盐梅(白梅、霜梅):酸、咸,平。开胃,除痰,治泻痢烦渴,霍乱吐下,下血血崩,功同乌梅。凡中风惊痫,喉痹乳蛾,痰厥僵仆,牙关紧闭,取梅肉揩牙龈,涎出即开。和药点痣,蚀恶肉。刀箭伤,研烂傅之。乳痈肿毒,杵烂贴之。刺在肉中,嚼细傅之。

陈皮(黄橘皮)

辛能散,苦能燥能泻,温能补能和,为脾、肺二经气分药。以脾为元气之母,肺乃摄气之籥。故能从补泻升降药而随其所用。调中快膈,下气止呕,导滞消痰。利水谷,清痰涎,利小便,去寸白虫,开胃,主气痢,破癥瘕痃癖。治上气咳嗽,气冲胸中,吐逆霍乱,反胃嘈杂,时吐清水,痰痞疟疟,大肠闭塞,膀胱留热停水,患淋,及妇人乳痈。能宣通五脏,统治百病,皆取其燥湿理气之功。入食料,解鱼腥毒。多食,单服,亦损元气。留白和中理胃,去白,下气消痰。

产后吹奶:陈皮一两,甘草一钱,水煎服,即散。

云红皮(去皮陈皮。葆增):苦、辛,平。发表宽胸,消痰行气。治大人腹寒积痛,婴孩客忤胎风。

妇人乳痈,未成即消,已成即溃:云红皮,麸炒香,去麸,末。每服二钱,香附酒下,初起一服效。葆按:验方:一少年体弱,由病后患腹疼,在膈下脐上,诸药不效。有教食建龙眼肉,痛稍缓。教吸烟数口,即痛止,渐要多吸方可。彼爱体面,恳予拟方,名乌梅丸。云红二两,九香虫八钱,乌梅、雷丸各四钱,蜜丸。每服四十丸。常服可保不痛。但积冷虫固,难以除根。又婴孩百日内病,及初生开口,俱可服。云红、虫退尾各三分,防风、荆芥、钩藤各五分,薄荷二分,水顿热服。

橘核:苦,平。入足厥阴经,与青皮同功。治肾疰腰疼,膀胱气痛,小肠疝气,阴核内癀肿硬至溃,盐酒煎服。治酒齄风鼻赤。炒末,每用一钱,胡桃肉一个,同擂酒服。

叶:苦,平。入厥阴经。行肝气,导胸膈逆气,消肿散毒,乳痈胁疼,用之行经。

阳桃(狝猴桃)

酸、甘,寒。调中下气。止暴渴,解烦热,压丹石,下淋石热壅。治骨节风,瘫缓不随,野鸡内痔病。曝干,煎服并熏洗。多食冷脾胃,令人脏寒作泻。

妒乳乳痈:取干阳桃煎汤,乘热熏,后服。葆验方。

58.清-本草纲目易知录-戴葆元-卷四-木部

肉桂

辛、甘,大热,纯阳,入足少阴、太阴血分。补三焦命门不足,去痼冷沉寒,利肝肺气,益火消阴,温中止渴,坚筋骨,通血脉,理疏不足,宣导百药,无所畏。去营卫中风寒,表虚自汗,头痛腰痛,腹中冷痛,寒热冷痰,霍乱转筋。春夏慎用,秋冬下部腹痛,非此莫止。木得桂而枯,能抑肝风而扶脾土。从治目赤肿痛,阴盛失血,脾虚恶食,泻痢惊痫,寒痹风痦,止烦止唾咳嗽,通经坠胎,开喉痹鼻齆。忌生葱、石脂。去粗皮用。

乳痈肿痛:肉桂、甘草各六分,乌豆三分炒,末,醋调涂,纸覆住,脓化为水。

公丁香(丁子香)

辛,温,纯阳,入肺、肾、胃三经。温脾暖胃,辟谷杀虫,壮阳事,暖阴户,消疢癖,暖腰膝,去胃寒。治霍乱拥胀,呕哕呃逆,胃气奔豚,腹疼阴痛,风毒诸肿,齿鼍口气,骨槽劳臭,五色毒痢,五痔妒乳,小儿吐泻,及痘疮灰白,胃虚不食,杀酒毒鬼疰蛊毒。凡气血盛,及胃热火炽者忌。勿见火。

妒乳乳痈:公丁香末,水服一匙。

皂荚(皂角)

辛、咸,温,有小毒。属金性燥,气浮而散,入手太阴、阳明经。金胜木,燥胜风,兼入厥阴经,为治风水之病。搜肝风,泻肝气,利九窍,杀精物。嚏鼻立嚏,治中风口噤,咽喉痹塞。吹之导之,能通上下关窍而涌吐痰涎,通肺、大肠气。服之则除湿去垢,消痰破坚,杀虫坠胎,及妇人胎不落。治风痹死肌,头风泪出,痰喘胀满,咳嗽囊结,癥坚腹痛,风疬疥癣。涂之,则散肿消毒。熬膏涂帛上,贴一切痛痹。烧烟,熏久痢脱肛。同苍术焚之,辟瘟疫邪及湿气。凡用,去子、弦,炙透。

妇人吹乳:猪牙皂角,去皮,蜜炙末。酒服一钱。

皂角刺:辛,温。治风杀虫,功同皂荚,但其锐利,能引诸药上行,为治上焦病。又能引至痈疽处,直达病所。治痈肿妒乳,风疬恶疮,胞衣不下。米醋熬嫩刺浓汁,涂癣疮有奇效。痈疽已溃勿用。妊妇忌之。

妇人乳痈:角刺炭一两,蚌粉一钱,匀。酒服一钱。

柳花(柳絮)

苦,寒。止血。治吐血咯血,风水黄疸,面热带黑,湿痹膝疼,四肢挛急,痂疥恶疮金疮。焙末,和麝香少许,匀搽,走马牙疳,金疮血出,封之即止。

大风疠疾:柳花四两,捣成饼,贴壁上,待干取下,米泔水浸一时取起,焙末二两,白花蛇、乌蛇各一条,去头尾,酒浸取肉,全蝎、蜈蚣、蟾酥、雄黄各五钱,苦参、天麻各一两,共末,麻黄取汁熬膏,为丸梧子大,朱砂为衣。每温酒服五十丸,日二,愈为度。

面上脓疮:柳絮、铅粉等分,末,灯盏油调下。

叶:煎服,下水气,疗白浊,解丹毒,洗漆疮,治天行热病,传尸骨蒸,解汤火疮,及疔疮毒,入腹热闷。主服金石人发大热闷,能清心腹内血。煎洗恶疮痂疮马疥,立愈。熬膏,续筋骨,长肉止痛。

乳痈妒乳:初起坚紫。根捣泥烘热,棉裹熨之。

水杨

枝叶:苦,平。捣汁服,治久痢赤白,主痈肿痘毒。

时珍曰:杨枝硬而扬起,故谓之杨。多宜水涘蒲萑之地。恭曰:水杨叶圆润而尖,枝条短硬。柳叶狭长,枝条长软。

木白皮及根:治金疮痛楚,乳痈诸肿毒,痘疮。

乳痈红肿初起:水杨根捣烂,傅,其热如火,再傅遂平。

榆

白皮:甘,平,滑利下降,入大、小肠、膀胱经。利诸窍,渗湿热,利水道,除邪气,行津液,通经脉,滑胎产,疗肠胃邪热气,消有形留着之物。治二便不通,五淋肿满,齁喘不眠。捣涎,傅癣疮,小儿头疮痂疮。生皮捣,醋和封,暴患赤肿,及女人妒乳肿。凡气实作壅者宜之。若胃虚寒,久服渗利,恐泄真气。

桦木

苦,平。煮汁饮,治诸黄疸,及伤寒时行热毒疮,良。即今豌豆疮也。

时珍曰:桦木生辽东、临洮、河州、西北诸地。其木色黄,有小斑点红色,能收肥腻。其皮厚而轻虚软柔,皮匠家用衬靴里,及为刀靶之类,谓之暖皮。胡人尤重。以皮卷蜡,可作烛点。

乳痈初起,肿痛结硬欲破,一服即瘥。桦皮烧炭,研,酒服一匙,即卧,觉即瘥也。

乳痈腐烂:靴内年久桦皮,烧灰,酒服一钱。

蔓荆子

辛、苦,微寒,轻浮升散,入足太阳经。搜肝风,利九窍,去白虫,清头目,利关节,明目坚齿,凉诸经血。治筋骨间寒热,湿痹拘挛,太阳经头痛脑鸣,头沉昏闷,痫疾,目赤,目泪出多,目睛内痛,为头面风虚要药。治内风,除昏暗,散风邪,长髭发。胃虚人少服,恐生痰疾。

乳痈初起:蔓荆子炒末。酒服三钱,以渣傅之。

木芙蓉

叶并花:微辛,平,性滑涩粘。清肺凉血,散热解毒,消肿排脓止痛,傅一切大小痈肿毒疮,及乳痈发背。初起即消,已成易溃,已溃易敛,疡科秘称清凉膏。根皮、花、叶俱可,干者末,蜜调。加赤豆尤妙。

柳寄生

苦,平。治膈气刺痛,捣汁服一杯。

樟寄生(占斯、良无极)

苦,温。主脾热,止腹痛,治邪气湿痹,寒热疸疮,除水坚积血瘕月闭,令女人有子,小儿躄不能行,消诸恶疮痈肿。洗手足水烂伤。解狼毒毒。

木占斯散:治发背,肠痈疸痔,妇人乳痈,诸产癥瘕,无有不疗。服之肿去痛止,脓溃易敛。木占斯、炙甘草、厚朴、细辛、栝楼、防风、干姜、人参、桔梗、败酱各一两,为末。酒服一大匙,昼七夜四,多服妙。此药入咽,当觉流入疮中,令化为水。若内痈在上者,当吐脓血;在下者,当泻脓血,愈。

研朱砂锤

治妒乳,煮热熨乳上,以二锤更互易,数十遍瘥。

车脂

味辛。定惊,除疟,催生,治霍乱、中蛊、卒心痛、中恶气,去鬼气,妊娠诸腹痛,俱热酒服。中风发狂,取膏如鸡子大,热醋搅化服。妇人妒乳、乳痈,熬热涂之,并和热酒服。消肿毒诸疮。

露蜂房

甘,平,有毒,阳明经药。治惊痫瘛疭,寒热邪气,癫疾,鬼精蛊毒,肠痔。火灸之良。合乱发、蛇皮烧灰酒服,治恶疮附骨,根在脏腑,历节肿出,丁肿恶脉,蜂毒毒肿。烧灰酒服,疗上气赤白痢,遗尿失禁,主阴痿,下乳石毒。煎洗,热病后毒气冲目,狐尿刺疮,及乳痈、蜂疗、恶疮。煎漱牙齿,止风虫牙痛。烧研,猪脂调,涂瘰疬成瘘。

女人妒乳,乳痈汁不出,内结成肿:蜂房炭,水服二钱。

蚕连:治吐衄肠红,崩带下痢,妇人血露,难产断产,吹乳痔血,牙痛牙宣,牙痈牙疳,头疮喉痹,风癫狂祟,沙证腹疼,小便淋闭,解虫毒药毒,傅疔疮痈肿。

吹奶疼痛:马明退烧灰,一钱半,轻粉五分,麝香少许,酒服。

蜘蛛

微寒,有小毒。治大人小儿癀疝及小儿大腹丁奚,三年不能行。主蛇毒温疟,止呕逆霍乱。取汁,涂蛇伤;蜈蚣、蜂螫人,取一枚置咬处,吸其毒。烧啖,治小儿腹疳。主口喎、脱肛、疮肿、胡臭、齿䘌斑者,治疟疾疔肿。凡蜘蛛入饮食中,忌食。

吹奶痛:蜘蛛二枚,面裹烧炭,末,作二次酒服。

鲮鲤(穿山甲)

甲:咸,微寒,有毒。穴山寓水,出阴入阳,厥阴、阳明经药。能窜经络,引诸药达于病所,为风疟疮疡、通经脉、下乳汁之要药。消痈排脓,通窍杀虫,治五邪,惊啼悲伤,痰疟寒热,山岚障疟,风痹强直,中风瘫痪,小儿惊邪,妇人鬼魅悲泣。傅蚁瘘、疮癫、疥癣、痔漏、恶疮。痈疽已溃者慎用,能生脓作痛。凡用,炙炒随方,未有生用。尾甲力胜。

《多能鄙事》云:凡油龙渗漏,剥山甲里面肉靥投入,自至漏处补住,其性走窜可知。

乳汁不通:山甲炒末,酒服二钱,外以油梳梳乳,即通。乳岩、乳痈同方。

吹乳疼痛:山甲炒焦、木通各一两,自然铜生用半两,末,每酒服三钱。

蛇蜕

甘,平。辟恶去风,杀虫,止呕逆,退目翳,消木舌。治喉痹喉风,疔肿漏疮,肠痔,蛊毒五邪,言语僻越,及百鬼魅,妇人吹奶,小儿百二十种惊痫,蛇痫、癫疾瘛疭,弄舌摇头,惊悸客热,及傅重舌重腭,唇紧解颅,面疮月蚀,天泡头疮,疬疡白癜风。煎洗诸恶虫疮,催生止疟。孕妇忌服。

时珍曰:凡用,皂荚水洗,缠竹上,或酒,或醋,或蜜炙,或烧炭,或盐泥固煅。

妇人吹乳:蛇蜕一尺七寸,烧末,酒服。

黄颔蛇(黄喉蛇、桑根蛇)

肉:甘,温,有小毒。酿酒,或入丸散服,治风癞顽癣恶疮。自死者溃汁,涂大疥。煮汁,浸臂腕作痛。烧灰,猪脂调,涂风癣漏疮,妇人妒乳,瘑犬咬伤。

颔,喉下也,此蛇喉下色黄,丐儿养弄,不甚毒,死即食之。时珍曰:古方用自死蛇,当是此蛇,蜕亦多此。

59.清-本草纲目易知录-戴葆元-卷五-介部

龟板

甘,平。至阴之物而性灵,属金与水。补肾宁心,益气资智。主阴气不足,而通任脉,续筋骨,主产难,去瘀血,消痈肿,益大肠,止血痢。治漏下赤白,惊恚气,心腹痛,不可久立,骨中寒热,伤寒劳复,或肌体寒热,久嗽泻痢,癥瘕痎疟,湿痹肢重,腰脚酸痛,五痔阴蚀,小儿囟不合。烧灰,傅脱肛,女人阴疮,小儿头疮及臁疮。

集注:古法上壳下甲通用,《日华》始用下甲为龟板,后人宗之。时珍曰:陶氏用生龟,炙取,《日华》用灼多者,皆以其有生性神灵也。曰败者,谓钻灼陈久如败也。吴氏不达此理,而用自死枯败之版,复谓灼者失性,谬矣,立异误世,故正之。

肿毒初起:龟甲烧炭,研末,酒服四钱。妇人乳毒,同方。

黑雌鸡

肉:甘、酸,温,平。黑属水,牝象,阴主血分病,安心安胎,定志助气。作羹食,治风寒湿痹,五缓六急,反胃腹痛,蹉折骨痛,乳痈痈疽,排脓除邪,辟恶气,治血邪,补新血,破心中宿血,产后虚羸。疗新产妇,以一只治净,和五味炒香,投二升酒中,封一宿,取饮,或和乌脂麻二升,炒香,入酒中,极效。

鸡矢醴:治鼓胀,旦食,不能暮食。由脾胃不能运水谷,气不宣流,故令中满。腊月干鸡屎白,凡雄鸡有屎白,雌鸡无,半斤,袋盛,以酒一斗渍七日,温服三杯,日三。或为末服,或沸汤淋屎汁,调木香、槟榔末,各二钱服。又方:屎白、桃仁、大黄各一钱,水煎服。

妒乳乳痈:鸡屎白,炒研,酒服一匙。乳头破裂,同方。

60.清-本草纲目易知录-戴葆元-卷六-兽部

骨(白狗良):甘,平。烧灰,米饮服,治休息久痢,小儿惊痫客忤。煎汁,同米煮粥食,补妇人,令有子。烧灰,傅诸疮瘘,妒乳痈肿,能生肌,敷马疮。猪脂调,敷鼻中疮。

屎(稀者名牛洞。黄、水牯俱良):苦,寒。绞汁服,治消渴黄疸,脚气霍乱,小便不通,水肿溲涩。干者燔之,敷鼠瘘恶疮。烧灰,敷灸疮不瘥,傅小儿烂疮烂痘,及痈肿不合,能灭瘢痕。

乳痈初起:牛屎和酒敷之,即消。

鹿(斑龙)

茸:甘,温,纯阳。生精补髓,养血益阳,强筋健骨,安胎下气,益气强志,杀鬼精物。治虚劳,洒洒羸瘦如疟,漏下恶血,寒热惊痫,小便数利,泄精尿血,破瘀血在腹,散石淋痈肿,骨中热疽。补男子腰脊虚冷,脚膝无力,四肢痠疼,夜梦鬼交,精溢自出,眩运虚痢,耳聋目暗。女子崩中漏血,赤白带下,及培一切虚损劳伤,精血耗涸。唯脉沉细,相火衰者宜之;若少壮体强者忌此物。勿近丈夫阴,令痿。

吹奶掀痛:鹿角炒,末,酒服二钱。以梳梳乳。

猫

皮毛:治瘰疬、诸瘘,乳痈溃烂。

乳痈溃烂见肉者:猫腹下毛,煅炭,入轻粉少许,末,油调傅。

牡鼠(牝鼠不入药)

甘,微温。疗踒折,续筋骨,生捣傅之,三日一易。猪脂煎膏,治打仆折伤、冻疮、汤火伤及诸疮瘘。煎油,治小儿惊痫。午月五日,取未出毛鼠,同石灰捣末,傅金疮神效。腊月烧之,辟恶气。

粪(牡鼠屎,两头尖):甘,微寒,入足厥阴经血分。明目,疗疳疾。煎服,治伤寒劳复发热,男子阴易腹痛,通女子月经,下死胎。又主血淋溺闭,少腹胀痛。(葆元。)用葱、豉煎服,治时行劳复,小儿疳疾大腹。焙研酒服,治吹奶乳痈初起,解食马肝毒。研末,傅鼠瘘溃坏。水调,涂毒蛇伤螫。烧末,麻油调,傅折伤、疔肿诸疮,及狂犬、猫、马咬疮。

妇人吹奶:鼠屎、红枣肉各七枚,包屎,烧炭,入麝香少许,温酒服。

乳痈已成:鼠屎、黄连、大黄等分,末,以粟米粥清和,涂四边,即散。

头垢(梳篦上者名百齿霜)

咸、苦,温,有毒。治淋闭不通。噎疾劳复,酸浆煎服。解中蛊毒、蕈毒、菜毒、脯毒、自死肉毒,米饮或酒下,取吐为度。

妇人吹乳:头垢,丸梧子大。每食后服三丸,屋上倒流水下,随左右暖卧亦可。或以胡椒七粒研,和头垢丸,热酒下,取汗愈。

牙齿

甘、咸,热,有毒。治乳痈未溃,痘疮倒黡,除劳治痄,蛊毒气。入药烧用。

61.清-本草纲目易知录-戴葆元-卷七-土部

户限下土

治产后腹痛,热酒服一钱,又治吹奶,和雄雀尿,暖酒服一匙。

时珍曰:限,即门阈也。

蚯蚓泥

甘、酸,寒。治赤白久热痢,取一升炒烟尽,沃汁半升,滤净饮之。小儿阴囊忽虚热肿痛,以甘草汁入轻粉末调涂。小儿卵肿,薄荷汁调涂。以盐研傅疮,去热毒,及蛇犬伤。又治狂犬伤,出犬毛,神效。

妇人吹乳:韭菜地中蚯蚓屎研末,醋调傅,干则换,愈。

梁上尘(乌龙尾、倒挂尘)

辛、苦,微寒。治腹痛、噎膈、中恶、食积、妇人胎动、横生逆产。酒和,傅小儿软疖。止鼻衄、金疮、齿龈出血。

妇人妒乳:梁上尘醋调涂。

62.清-本草害利-凌奂-肝部药队·凉肝次将

夏枯草

[害]久服亦伤胃家。

[利]辛苦微寒,缓肝火,解内热,散结气,治瘰疬、鼠瘘、瘿瘤、乳痈、乳岩,目珠夜痛,能散厥阴之郁火故也。土瓜为使,伏汞砂。

[修治]此草夏至后即枯,四月采,晒干用。

63.清-本草汇-郭佩兰-卷四-外科门忌宜药

乳岩乳痈内外吹

忌补气、升、温补、辛热、燥、酸敛之药。

宜散结气,和肝凉血,活血,清热解毒。

贝母、橘叶、连翘、栝楼根、山慈菇、山豆根、蒲公英、紫花地丁、黄连、甘草、柴胡、白芷、青皮、橘皮、牡鼠粪、王不留行、乳香、没药、漏芦、夏枯草、忍冬藤、栝楼仁、头垢、人爪、鲮鲤甲、半枝莲、茜根。

64.清-本草汇-郭佩兰-卷六-外科病机略

痈疽所发部分名状不同。

(疔疮、石痈、瘰疬、马刀、结核、瘿瘤、天蛇头、代指、甲疽、乳痈、乳岩、囊痈、阴头痈、便毒痈、内痈。)

乳痈乳岩:乳痈,结核肿痛;乳岩,隐核下痛。乳痈,在行滞气,活血祛痰,有热者清之。乳岩在早治,清心疏厥阴。乳房,阳明所经;乳头,厥阴所属。此病多因厚味湿热之痰停蓄膈间,与滞乳相搏而成。又有因口气吹嘘,或怒气郁闷而成也。治法,疏厥阴之滞,以青皮清阳明之热,细研石膏,行污浊之血,以生甘草节消肿导毒,以瓜蒌子,或加没药、青橘叶、皂角刺、金银花、当归头,或汤或散,随意消息,然须以酒少佐之。《山居》:妇人吹乳,用桑树、蛀屑,饭捣成膏,贴之。乳头裂破,丁香末敷之。

65.清-本草汇-郭佩兰-卷八-百病主治药二

乳痈:花粉(酒服二钱)、白芷(同贝母,酒服)、半夏、紫苏、忍冬(酒服)、玉簪根、萱根（酒服，渣涂）、贝母、香蒲、丹参、大黄（同甘草熬膏贴）、射干（同萱根涂）、黄芩、燕脂（乳头裂，同蛤粉涂）、山慈菇、大蓟、木鳖子（磨醋）、百合（涂）、老茄（烧，敷乳裂）、蒲公英、橘叶（酒服）、桂心（同甘草，乌头末酒涂，脓化为水）、丁香（乳头花裂，敷）、榆白皮、皂角刺、牙皂荚、桦皮、灯盏油（调炒脂麻涂）、蛇皮灰。

钟乳毒：鸡子清。

远志（十七）

味苦，气温。阴中之阳，可升可降。入足少阴经。通塞而利滞，畅外而慧中；理心神之惊悸，去耳目之昏聋；除心下膈气，驱肾积奔豚；痈疽吹乳堪除（焙研酒服，淬敷患处极效），乌头附毒能解。

地榆（二一）

甘、酸、苦、寒。气味俱薄，沉而降，阴中阳也（杲曰：沉也，阴也）。入足厥阴、少阴，手足阳明经。主下部积热之血痢，止下焦不禁之月经；除恶肉（血热则瘀，故肿而成恶肉），疗热疮；肠风痛痒，湿疮脓烂。

《本经》治妇人乳痉痛者，热郁肝经，以致血分壅滞而痛也。又治五漏。阳明大肠湿热，伤血分也。用苦寒以凉之、泄之，而症自平矣。

66.清-本草汇-郭佩兰-卷十-药草部二（三十九种）

山慈菇（即金灯笼。四三）

味甘、微辛，气寒。小毒。入足阳明经。消粉淬斑点，治狂犬蛇伤；生捣为拔毒敷药，频换则灵；焙研合玉枢神丹，必资作主（玉枢丹方：山慈菇，焙，二两；川五倍，焙，二两；红芽大戟，焙，一两；续随子，压去油，二两；麝香三钱。一方，加金箔十帖，牛黄、珍珠、琥珀、朱砂、雄黄、乳香、没药各三钱，名八宝玉枢丹）；散痈疽无名疔肿，疗瘾疹有毒恶疮；叶涂乳痈便毒，花主小便血淋。

67.清-本草汇-郭佩兰-卷十一-药草部三（四十九种）

漏芦（九六）

味苦、咸，寒。足阳明本经药也，兼入足少阳、太阳，手太阴、阳明经。治身体风热恶疮，去皮肌瘙痒隐疹；主乳痈发背，理痔漏肠风；止血排脓，生肌长肉；引经脉，下乳汁；续筋骨，疗折伤；止遗尿泄精，除风眼湿痹；匪专煎饮，亦作浴汤。

按：漏芦甚益人而服食方罕见用之。古方治痈疽发背，以漏芦汤为首称，庞安常《伤寒论》治痈疽，及预解时行痘疹热，用漏芦叶。若无则以山栀子代之，亦取其寒能解热。盖不知其能入阳明之故也。

产单州者(属山西)为胜。以生甘草相对拌蒸,晒干用。连翘为之使。

68.清-本草汇-郭佩兰-卷十二-药草部四(五十七种)

蒲公英(百八七)

味苦、甘,寒,气平。阳也,可升可降。足少阴经君药。又入阳明、太阴经。散滞气而消结肿,化热毒而疗恶疮;掺牙乌须,乃为妙剂;乳痈水肿,更为奇药。

69.清-本草汇-郭佩兰-卷十四-药果部(三十八种)

青皮(叶核附。二百三三)

苦烈、辛,温。气味俱厚,沉而降,阴也。足厥阴引经之药,兼入足少阳、太阴经。破滞气(即左肋下郁怒痛甚者),愈低而愈效;削坚积(即小腹中温疟,热盛缠久不愈,必结癖块者是也)愈下而愈良;引诸药至厥阴之分,下饮食入太阴之仓。

叶主乳痈肺痈,绞汁饮之。二症皆属阳明厥阴,此能散二经滞气,故用之而效。

皂荚(子角刺附。二百九三)

味咸、辛,温,小毒。入手太阴、阳明,兼入厥阴气分。开窍通关,宣壅导滞;搜风逐痰,杀虫治噤。

子取坚满者,煮熟去皮,取白肉去黄,烧存性,治大肠虚秘、瘰疬恶疮。角刺功用与皂荚同,第其锐利,能直达病所,引诸药性上行,为痈疽妒乳丁肿未溃之神药。若已溃者,勿服。

露蜂房(三百四十)

味咸、甘,温,有毒。入阳明经。拔疔肿附骨之根(合乱发、蛇皮,烧灰为末,以酒日服),止风虫牙齿之痛(用盐实蜂房孔内,烧末擦之,盐汤漱去。或用房蒂绵包咬之,或同醋煎热漱之);起阴痿(蜂房烧灰,新汲水服,可御十女。阴寒痿弱,房灰敷阴上,即热起)而治风气(蜂房、蝉蜕等分为末,酒服一钱,日三),洗乳痈而涂瘰疬。

蛇蜕(三百六四)

味咸、甘,平,有毒。入足厥阴经。治癫痫瘛疭弄舌摇头,疗喉痹吹奶翳膜遮睛。

雄雀屎(一名白丁香。三百八七)

味辛苦,温,微毒。痈疖成脓不破者,涂之立溃;目赤胬肉贯瞳者,点之自消(同首生男子乳和之);癥癖伏梁,饮亦能化;疮痒吹乳,酒下成功。

两头尖(即牝鼠屎。四百十四)

甘,寒,小毒。小儿疳疾大腹,葱豉煎饮;伤寒劳复发热,栀枳末服;通室女之经闭,调妇人之吹奶。

70.清-本草汇笺-顾元交-卷之一-贯众(山草之十四)

贯众有微毒,而能解腹中邪热之毒,盖其性味苦寒,而形质坚锐,故有攻伐之能,杀虫破癥,皆其本事也。

治乳痈,以贯众烧存性,研末,酒调,每服三钱,并治便毒肿痛。

71.清-本草汇笺-顾元交-卷之三-芦根(隰草之二十三,附箬叶)

芦根味甘,得土之冲气,气寒,得水之阴气。凡中焦有热,则脾胃干燥,津液不生,而有消渴之症。甘以益胃,寒以抑火,热解胃和,则津液流通而渴除矣。肺为水之上源,脾土散精,上归于肺,始能通调水道,气化及于州都。肾为水脏,主二窍。小便频数,肺肾膀胱三家有热也,以甘寒之品除其客热,而小便自复其常矣。火升胃热,而有反胃、呕逆、噎哕等症。伤寒时疾,热甚烦闷,下多亡阴,致有泻利之症,而人多渴。孕妇血不足,则亦成心热之病。甘寒除热安胃,亦能下气,故悉主之。

芦笋亦治膈间客热,止渴利小便,解河鲀鱼蟹之毒,其箨亦治金疮,生肉灭瘢。

芦有数种,长丈许,中空皮厚,色白者,葭也,芦也,苇也。短小于苇,中空皮厚,色青苍者,菼也,薍也,荻也,萑也。最短小,中实者,兼也,蒹也。其身皆如竹叶,皆长如箬,其根入药,性味皆同。须取水底甘辛,又须逆水生,并黄泡肥厚者,去须节,并赤黄皮用。其露出及浮水中者,并不堪用。

古方煎药,多用劳水及陈芦火,取其水不强,火不盛也。芦中空虚,故能入心肺,治上焦虚热。

另有一种名箬,似芦荻而叶面青背淡,柔而韧,即南人取叶作笠及裹茶裹粽之用者。其性亦甘寒,无毒,利肺气,通小便。及凡男女吐、衄、呕、咯血症并下血,并烧存性,温汤服一二匕,大效。

吹奶乳痈,以五月五日稷箬烧灰,酒服二钱即散,累效。但今南方裹粽箬与作笠作茶篓者稍别,而所产亦有山泽之异,想其性固不殊耳。

72.清-本草汇笺-顾元交-卷之三-萱草(隰草之三十二)

萱性下走阴分,最利胸膈。其曰宜男,具有微意。《本经》言苗花煮食,治小便赤涩,蠲烦热而除酒疸。其根亦主沙淋疸黄。其为通利之物无疑。

吹乳乳痈,以萱草根擂酒服,以滓封之。

73.清-本草汇笺-顾元交-卷之四-射干(毒草之十五)

射干苦辛,能降能散,为喉痹咽痛之要药。丹溪主行太阴、厥阴之积痰,使结核自消甚捷。《金匮》方治咳而上气喉中作水鸡声者,用射干麻黄汤。《别录》又主老血在心脾间,咳唾言语气臭者用之。然无益阴之功,非久服之剂。

乳痈初肿,用扁竹根如僵蚕者,同萱草根为末,蜜调傅。

74.清-本草汇笺-顾元交-卷之五-皂荚(乔木之十一,合皂荚仁、皂荚刺)

皂荚,《本经》用如猪牙者,今医家作疏风气丸煎,多用长而肥厚多脂者。所用虽殊,性味不远。大抵其味大辛,主升散,气雄窜,主利窍,搜痰之快药也。凡痰在肠胃间,可下而愈。若蓄于胸膈上,则横入脂膜,胶固稠浊,以致气壅喘急,甚则闷、胀、痛齐作,能坐而不能眠。以此同海石为丸,少用数丸,横散流痰,使渐消化,大有神功。为稀涎散,治中风不省,急喉痹塞,立能宣去顽痰,为急救之良剂。

妇人乳痈,以皂荚、穿山甲、紫口蛤蜊各煅为末,等分和匀,酒调服三钱,至三服无不消者。或用细者酒服,粗者菜油调敷,一周时愈。

75.清-本草汇笺-顾元交-卷之六-陈皮(山果之五,合青皮、橘叶、橘核)

橘叶能散阳明、厥阴二经滞气。其治妇人妒乳、内外吹乳、乳痈、乳岩之症,盖乳房属阳明,乳头属厥阴故耳。

76.清-本草汇笺-顾元交-卷之八-麋(兽之七)

麋之茸与角与胶,皆云为补左肾真阴不足之药,即李东璧亦准坡公之论,祖其补阴之说。而近世缪仲淳诸辈共相沿,以为不拔。惟昔沈存中则云鹿茸利补阴,麋茸利补阳。予细思之,麋鹿角之解,盖新角已生,故旧角因而剥落也。鹿茸生于一阴而解于阴之尽,麋茸生于一阳而解于阳之尽,则补阴补阳之别似当以沈说为正。今人治乳痈者,每用鹿角屑散热消肿甚效,而古方治发背初起,用鹿角烧灰醋和涂之,日五六易即消,则鹿角为凉血之品益验,未尝用麋角也。

77.清-本草汇笺-顾元交-卷之九-龟甲(龟鳖之一)

肿毒初起,败龟版烧研,酒服四钱。妇人乳毒亦同。

78.清-本草汇纂-屠道和-卷一-温补

黑雌鸡

味甘酸气温。作羹食,治风安胎,去湿痹,宁心定志,除邪解恶气,治血邪,破心中宿血,疗痈疽排脓,补新血及产后虚羸,益色助气。治反胃及腹痛,跌折骨痛,乳痈。

鲫鱼

专入脾、胃、大肠。气味甘温。诸鱼性多属火,惟鲫鱼属土,补土制水消肿。治虚羸,温中下气,止下痢,肠痔;和胃实肠行水,治肠风下血,膈气吐食。生捣涂痰核乳痈坚肿。治肠痈,以猪油煎灰服。消水肿,合赤小豆煮汁服。治妇人阴疮则炙油。治膈气痞满,与胡蒜煨食。治反胃吐食,入绿矾泥固煅。性与厚朴反。忌蒜,同芥菜食成肿疾,同沙糖食生疳虫,同猪肝、鸡、雉、鹿、猴等肉食生痈疽,同麦冬食害人。

蜂蜜

专入脾、肺,兼入肠胃。生则性凉清热,熟则性温补中。白蜜和胃润肺通结,赤蜜性凉降火。治心腹邪气,诸惊痫疾,安五脏,益气补中,止痛解毒,去肿痛,疗口疮,明耳目,和百药,养脾气,除心烦,饮食不下,止肠澼,腹中疼痛,和营卫,润脏腑,通三焦,调脾胃。久服轻身不饥,延年神仙,面如花红。同薤白涂汤火伤,即时痛止。但性凉质润,若脾气不实,肾气虚滑,及湿热痰滞,胸痞不宽者咸忌。白如膏者良。蜂房味苦咸辛,气平,有毒。清热散结软坚,治惊痫蛊毒,痈疽瘰疬,痔痢风毒等症。忌葱、鲊、莴苣同食。痈疽溃后禁用。煎水漱齿,止风虫疼痛,洗乳痈、蜂疔、恶疮,皆取攻毒散邪杀虫之意也。凡炼蜜,必须用火熬开,以纸覆,经宿纸上去蜡尽,再熬色变,不可过度,令熟入药。

79.清-本草汇纂-屠道和-卷一-温肾

续断

专入肝、肾。味苦性温。温补肝肾,散筋骨血气凝滞。又味辛能入肝补筋,补五劳七伤,破癥结瘀血,消肿毒,肠风痔瘘,乳痈瘰疬,去诸温毒,通宣血脉。凡跌扑损伤,痈肿及筋骨曲节血气滞结之处,服即消散止痛生肌。治妇人崩漏,产后胎漏,子宫冷,面黄虚肿,并缩小便,固精,止尿血,安胎。久服能使气力倍增,筋断复续,故曰续断,实疏通气血筋骨第一要药也。第因精薄而见精脱胎动,尿血失血等症深忌,以性下行故耳。功与地黄、牛膝、杜仲、巴戟相等,但有微别。川产状如鸡脚,皮黄皱,节节断者真。去皮硬筋,酒浸用。

80.清-本草汇纂-屠道和-卷一-散寒

葱叶

专入肺,兼入肝。生辛而散,熟甘而温。入肺宣寒,发汗解肌,明目利耳通便,治伤寒寒热,头痛中风,面目浮肿,时疾热狂,阴毒腹痛。除肝中邪气,杀百药毒。除风湿身痛麻痹,虫积心痛,阴毒腹痛,小儿盘肠内钓,通乳汁,利乳痈,利耳鸣,涂猘犬伤,制蚯蚓毒。杀一切鱼肉毒。取白连须用,白冷青热,伤寒汤中不得用青。过食亦损须发,及有虚气上冲,汗出不止之弊。同蜜食杀人,以蜜性最胀,葱性最发,同葱则胀亦发而不可解,不死何待?同枣食亦令人病,义可例推。

81.本草汇纂-屠道和-卷一-驱风

白芷

专入胃,兼入肺、大肠。色白味辛,气温力厚。通窍行表,止心腹血刺痛,为足阳明胃经祛风散湿主药。治阳明一切头风诸疾,头目昏痛,眉棱骨痛,暨牙龈骨痛,面黑斑疵,润泽颜色,可作面脂。疗风邪,久渴吐呕,两胁满,破宿血,补新血,乳痈发背,瘰疬肠风,痔瘘,疮痍疥癣,止痛排脓,头面皮肤瘙痒,鼻渊鼻衄,大肠风秘,小便去血,翻胃吐食,妇人血风眩运,漏下赤白,血闭阴肿,解砒霜毒,蛇伤,刀箭金疮。然其性升散,血热有虚火者禁用。色白气香者佳,微炒用,恶旋覆花,当归为使。入辛夷、细辛,用治鼻病;入内托散,用长肌肉。白芷能蚀脓,今人用治带下,肠有败脓,淋露不已,腥秽殊甚,遂致脐腹冷痛,皆由败脓所致,须排此脓。此一两,单叶红蜀葵二两,白芍药、白枯矾各半两为末,以蜡化丸梧子大,空心米饮下,俟脓尽以他药补之。治蛇伤,以新汲水调香白芷末一斤灌之,觉脐中撺撺然,黄水自口出,腥秽逼人,良久消缩如故。又云以麦冬汤调尤妙,仍以末搽之。

白蒺藜

专入肝、肾,兼入肺。辛苦微温。滋补肝肾,兼散风邪,逐瘀,治头痛,咳逆肺痿,风秘,蛔虫,心腹痛,腰痛,劳伤,目赤肿翳,遍身白癜,瘙痒难当,诸风病疡,疗吐脓,去燥热,癥瘕结聚,喉痹乳痈,及胎产不下,催生堕胎,发乳带下,肾气奔豚,益精疗水脏冷,小便多,止遗沥,泄精,尿血,肿痛痔漏,阴汗,小儿头疮,痈肿阴癀,可作摩粉。服凉剂则连刺生捣用,服补剂则去刺酒拌蒸。沙苑蒺藜,苦温补肾,强阴益精,亦须炒用,但不辛香宣散耳,根烧灰能治齿痛。风家用三角蒺藜,补家用沙苑蒺藜。

茵芋

专入肝、肾。味辛而苦,气温有毒。治关节风湿,拘挛痹痛,脚麻。古治风痫有茵芋丸,治风痹有茵芋酒,治产后风有茵芋膏,凡风湿痹症多用。与石南、莽草同为一体,莽草辛温有毒,能治头风,痈肿,乳痈,疝瘕。其叶煎汤热含,能治牙虫喉痹。茎赤叶如石榴而短厚者佳。采茎叶阴干,炙用。

蛇蜕

专入肝,兼行皮肤。味甘而咸,气平无毒。驱风辟恶,杀蛊解毒,治小儿惊痫,风毒及惊痫,癫疾瘛疭,偏正头风,弄舌摇头,言语僻越,恶疮蛊毒痔漏疥癣,白癜风,喉痹,眼目翳膜,烧末服。治妇人吹奶,胎衣不下,催生,敷小儿重舌重腭,消木舌,面疮天泡疮,大人丁肿,漏疮肿毒。煎汤,洗诸恶虫伤。用白色如银者,皂刺水洗净,或酒或醋或蜜浸,炙黄,或烧存性。

82.清-本草汇纂-屠道和-卷一-吐散

木鳖子

专入外科外治。味甘辛,性微温,有毒。引吐热毒从痰外出,味苦居多。止腰痛,除粉刺黯(黑曾),治痞积痞块,妇人乳痈,利大肠泻痢,痔瘤瘰疬,肛门肿痛,治折伤,消结肿恶疮,生肌。醋磨消肿毒。本有二种,一名上鳖有壳,一名番木鳖无壳,功用多从外治。喉痹用此醋漱喉间,引痰吐出,以解热毒。亦止可同山豆根、青木香磨汁内含,不可咽下。或同朱砂、艾叶卷筒,熏疥杀蛊最效。或用麻油熬,擦癣亦可。总不可入汤药,以致寒毒内攻耳。狗食即毙,人若误用,中寒口噤,多致不救。功与木鳖略同,而寒烈之性尤甚。斑疮入眼,可用番木鳖半个、轻粉、冰片、麝香为末,左目吹右耳,右目吹左耳,日吹二次即住。专入外科治疗,用时取核扁如鳖,绿色拣去油者。

83.清-本草汇纂-屠道和-卷二-平散

橘皮

专入脾、肺,兼入大肠。苦辛气温,无毒。辛能散,苦能燥,温能和,宣肺气,燥脾湿,为脾肺气分之药。治胸中瘕热,逆气上冲胸中,吐逆霍乱,呕哕反胃嘈杂,时吐清水,痰痞疟疟,脾不消谷,快膈调中,开胃止泄,除膀胱留热停水,通淋利小便,祛大肠秘塞,妇人乳痈,去寸白虫,破癥瘕疟癖。入食料,解鱼腥毒。宣通五脏,统治百病,皆取其理气燥湿之功。入和中药则留白,入疏通药则去白,名橘红,兼能除寒发表。但气虽中和,过服亦损真元,故无滞而气虚者宜慎之。广产为胜,皮厚不脆有猪棕纹。陈久者良,故又名陈皮。治痰核,童便浸晒;治痰积,姜汁炒;治顽痰,白矾炒;入下焦,盐水炒。橘核,治疝痛偏坠或硬如石,有橘核丸。

84.清-本草汇纂-屠道和-卷二-降痰

天花粉

专入肺。味酸而甘,微苦微寒,无毒。即栝蒌根也。亦同栝楼,能降膈上热痰。治热狂时疾,生津消渴,涤身热烦满,除肠胃中痼热,疸黄,身面黄,唇干口燥短气,止小便利,通月水,消肿毒,乳痈发背,痔瘘疮疖,排脓生肌长肉,消仆损瘀血,补虚安中,续绝伤。其清火降痰,较栝楼性急迫,而有推墙倒壁之功。脾胃虚寒者均戒用。澄粉食,大宜虚热人。畏恶同栝楼。

85.清-本草汇纂-屠道和-卷二-泻火

黄芩

专入心、脾、肺,兼入肝、大肠、膀胱。味苦性寒,无毒。清上中二焦实火,除脾家湿热。泻肺火上逆,肺中湿热,凉心解渴,去关节烦闷,寒热往来,天行时疾,风热湿热头痛,火咳肺痿,胸高气喘,喉痹喉腥,目中肿赤,瘀血壅盛,上部积血,诸失血,胃中热,热毒骨蒸,肠胃不利,小腹绞痛,奔豚肠澼,安胎,养阴退阳,治黄疸,破五淋,疔疮排脓,疗乳痈发背,恶疮火疡,女子血闭,淋露下血,小儿腹痛。苦寒伤胃,虚寒者戒之。胎前若非实热而服,阴损胎元矣。酒炒则膈热可除,而肝胆火熄;生用则实热堪投,而腹痛自愈。但肺虚腹痛属寒者忌。柴胡退热,乃苦以发之,散火之标也。黄芩退热,乃寒能胜热,折火之本也。东垣治肺热,身如火燎,烦燥引饮而昼胜者,宜一味黄芩汤,以泻肺经气分之火。中虚者为枯芩,即片芩,泻肺火,清肌表之热;内实者名条芩,即子芩,泻大肠火。上行酒炒;泻肝胆火,猪胆汁炒。山药、龙骨为使,畏丹皮、丹砂。黄明者良。痢为肠澼,凡痢有寒有热。痢属热则形气坚强,脉必滑实有力,身则畏热喜冷,不欲衣被,渴则恣好冷水,愈凉愈快,随饮随消,小便热赤涩痛不堪,下痢纯红,痛则腹硬拒按,并或头痛身热,筋骨疼痛,此实症也。痢属寒则形体薄弱,颜色青白,脉虽紧数而无力无神,脉即真弦而中虚似实,血则微红不鲜,或杂有紫红、紫白、屋漏形下物,或浅黄色淡,不甚秽臭,痛则不实不坚,或喜揉按,或喜暖熨,或胸腹如箕而不欲食,或胃脘作呕而多吞酸,或数至圊欲出不出,或口虽渴而不欲饮,即饮亦不欲咽,此虚症也。肺虚不宜者,以苦寒伤脾胃,损其母也。

86.清-本草汇纂-屠道和-卷二-平泻

百合

专入心、肺。味甘淡,性平微寒,无毒。清心肺余热。治百合病,止嗽,定胆,益气补中,敛气养心,安神定魄。除浮肿胪胀,痞满寒热,通身疼痛,癫邪狂叫惊悸,喉痹心痛,心下急满,腹胀,百邪鬼魅,涕泪不收,脚气热咳,产后血狂运,乳痈胁痛,发背诸疮肿,善通二便。心急黄,宜蜜蒸食之。但中寒下陷者忌之,初嗽者不宜遽用。花白者入药。百合之甘敛,胜于五味之酸收,盖久嗽之人,肺气必虚,虚则宜敛。涕泪系肝肺之邪,有寒有热,不可概作热。经曰:肺为涕,肝为泪,心为汗,脾为涎,肾为唾。

蒲公英

专入胃、肝。味甘性平,微寒无毒。清胃热,凉肝血。化热毒,解食毒,散滞气,消肿核,专治疔毒乳痈,亦为通淋妙品。擦牙,染须发,壮筋骨。白汁,涂恶刺、狐尿刺疮,即愈。缘乳头属肝,乳房属胃,乳痈乳岩多因热盛血滞,用此直入胃、肝二经,故妇人乳痈水肿,煮汁饮及外敷立消。用忍冬同煎,入酒少许服尤良。内消须同夏枯、贝母、连翘、白芷等药同用。又能入肾凉阴,故于须发可染。独茎一花者是,有桠者非。茎断有白汁。凡螳螂诸虫游诸物上,必遗精汁,干久则有毒。人手触之成疾,名狐尿刺,惨痛不眠,百疗难效,取汁厚涂即愈。《千金》极言其功。

87.清-本草汇纂-屠道和-卷三-下血

益母草

专入心包、肝。辛苦微寒,无毒。一名茺蔚。功能入肝、心包络,消水行血,去瘀生新,调经解毒,为胎前产后要剂。治风解热,顺气活血,养肝益心,安魂定魄,止渴润肺,疗血逆大热,头痛心烦,血风血痛,血淋血闭,血崩带下,胎漏产难,产后血胀血晕,疗肿乳痈等症。外此,番沙腹痛呕吐,用此浓煎恣饮,亦取能散恶血。若其病非恶血,则非所宜。但气味辛散滑利,全无补益,勿因其有益母之名而滥用之,瞳神散大者尤忌。子主治略同,但行中有补,非若草之徒以消水行血为事也。虽曰行中有补,究是滑利之品,非血滞血热者勿与,瞳神散大亦忌。忌铁。子微炒用。时珍曰:益母根、茎、花、叶、实,并皆入药。若治肝经风热,明目益精调经,则用子;若治肿毒疮疡,消水行血,妇人胎产诸病,宜并用为良。盖根、茎、花、叶专于行血,而子则行中有补也。带下者,因病生于带脉,盖横于腰间也。下白则为白带,属气虚,宜补中益气;下赤则为赤带,属血虚,宜养血滋阴兼调气。

螃蟹

专入胃、肝。味咸,最属阴寒,有小毒。除血热血滞,化血为水。弘景曰:以黑犬血灌蟹,三日烧之,能集鼠于庭。同银铢烧烟,则使臭虫即毙。蟹近于漆,则化漆为水。筋骨损断,去壳同黄捣烂,微炒,纳入疮中,筋即连也。治胸中邪气热结,喎辟面肿,蓄血发黄。解结散血,愈漆疮,消食。捣膏涂疥癣,捣汁滴耳聋。妇人乳痈硬肿,及产后肚痛血不下者,以酒食之。小儿解颅不合,同白及末捣涂,以合为度。但性寒伤中,败胃动风,若血因寒滞,及腹中疼痛喜热恶寒者切忌。孕妇食之,令儿横生,其爪尤甚,能堕胎。与柿同食,令人泻泄及发癥瘕。宗奭曰:此物极动风,有风疾人切不可食。中蟹毒者,捣藕节,热酒调服。

88.清-本草汇纂-屠道和-卷三-解毒

露蜂房

专入肝、胃。味甘气平,有毒。功专攻毒。治惊痫瘛疭,寒热邪气,癫疾,鬼精蛊毒,肠痔,敷重舌。疗蜂毒、毒肿,附骨痈疽,根在脏腑,涂瘰疬成瘘。止风牙虫痛,煎水漱之。洗狐尿刺疮,又洗乳痈、蜂疔、恶疮。其用以毒攻毒。取露天树上者佳。痈疽溃后禁之。洗疮煎用;治痈肿,醋调涂。

89.清-本草汇纂-屠道和-附录:日食菜物-菜部

油菜

味辛气温。一名芸薹。行血破气,治产后一切气痛血痛,并诸游风丹,热肿疮痔等症,用之皆宜。游风丹,取叶捣敷,随手即消,其验如神,亦可捣汁服。小儿惊风,贴其顶囟,引气上出,妇人难产亦用。歌云:黄金花结粟米实,细研酒下十五粒。灵丹功效妙如神,难产之时能救急。血痢肠风,产后血风及癥结乳痈,皆宜捣汁以服。风热肿胀,腰脚肿痛,皆宜捣叶汁以涂。但泄泻及旧患脚气者不宜食,有痼疾及狐臭人,食之反剧。子打油,善治痈疽,及涂痔漏中虫。熏肉生虫,以此油涂即灭。

90.清-本草辑要-林玉友-卷之二-山草部

丹参

苦,微寒。(弘景曰:久服多眼赤,性应热。)入手少阴、厥阴经血分。养神定志,通利关脉,破宿血,生新血,安生胎,落死胎,调经脉。(为女科要药。)治冷热劳,骨节痛,风痹不遂,(手足缓散,不随人用。《经》曰:足受血而能步,掌受血而能握。)肠鸣腹痛,崩带癥瘕。又治目赤,疝痛,疮疥,肿毒,排脓生肌。

得山查炭、益母草,清产后瘀血发热;得白芷、芍药,猪脂熬膏,治妇人乳痈。畏咸水,忌醋,反藜芦。

91.清-本草辑要-林玉友-卷之二-芳草部

白芷

辛,温。通行手足阳明经,兼入手太阴经。散风除湿,通窍表汗。治阳明头目昏痛,(杨吉老方:白芷汤泡四五遍,蜜丸弹子大,名都梁丸。每服一丸,荆芥点腊茶嚼下。)眉棱骨痛,(风热与痰,同酒浸黄芩为末,茶下。)牙痛鼻渊,(肺主鼻,风热乘肺,上烁于脑,故鼻多浊涕而渊。《经》曰:脑渗为涕,宜同细辛、辛夷治之。)目痒泪出,面皯瘢疵,(可作面脂。)皮肤燥痒,三经风热之病,及血崩血闭,肠风痔漏,痈疽疮疡,三经湿热之病。活血排脓,(肠有败脓血,淋露腥秽,致脐肠冷痛,须此排之。)生肌止痛,解砒毒、蛇伤。(先以绳扎伤处,酒调下白芷末五钱。又种白芷,能辟蛇。)又治产后伤风,血虚头痛。(自鱼尾上攻,多在日晚,宜四物加辛芷。如气虚头痛,多在清晨,宜芎藁,倍参耆。保寿堂治正、偏头痛,白芷、川芎各三钱,擦牛脑上,加酒顿熟,食尽醉,其病如失。)然其性升散,血热有虚火者禁用。

色白气香者佳。或微炒用。当归为使。得土贝母、瓜蒌,治乳痈;得椿根皮、黄檗,治妇人湿热带下。恶旋覆花。

益母草(一名茺蔚。)

辛、微苦,寒。入手足厥阴经。消水行血,去瘀生新,调经解毒。(瘀血去则经调。)治血风血运,血痛血淋,胎漏产难,崩中带下。(带脉横于腰间,病生于此,故名为带。赤属血,白属气。气虚者,补中益气而兼升提;血虚者,养血滋阴而兼调气。)为经产良药。消疔肿乳痈,(亦取其散瘀解毒。)通大小便。然辛散之药,火盛瞳子散大者忌用。

92.清-本草辑要-林玉友-卷之三-蔓草部

木鳖子

苦、微甘,有小毒。利大肠。治泻痢疳积,瘰疬疮痣,乳痈痞块,消肿退毒,生肌除黚。

核扁如鳖,其仁青绿色。入药去油者。

天花粉

酸能生津,甘不伤胃,微苦,微寒。降火润燥,滑痰解渴,生肌排脓,消肿,行水通经,止小便利。(膀胱热解,则水行而小便不数。)治热狂时疾,胃热疸黄,口燥唇干,肿毒发背,乳痈疮痔。脾胃虚寒者禁用。

即栝楼根,(澄粉食,大宜虚热人。)使畏恶同。得人参、麦冬,治消渴饮水。

93.清-本草辑要-林玉友-卷之四-菜部

葱

生辛散,熟甘温。入手太阴、手阳明经。发汗解肌,以通上下阳气,(仲景白通汤、通脉四逆汤,并加之,以通脉回阳。)益目睛,(白睛属肺。)利耳鸣,通二便。(时珍曰:葱管吹盐入玉茎中,治小便不通及转胞危急者,极效。)治伤寒头痛,时疾热狂,阴毒腹痛。(阴症厥逆,用葱白安脐上熨之。)气通则血和,故治吐血衄血,便血痢血,(《食医心镜》:葱煮粥食,治赤白痢,薤粥亦良。)折伤血出,(火煨研封,止痛无瘢。)乳痈风痹,通乳安胎。(妇人妊娠伤寒,葱白一物汤,发汗而安胎,加生姜亦佳。《删繁方》合香豉、阿胶,治胎动)。通气故能解毒,杀药毒、鱼肉毒,蚯蚓毒、猘犬毒。

芸薹

辛,温。散血消肿,捣贴乳痈丹毒。(孙思邈曰:捣贴丹毒,随手即消,其效如神。)动疾发疮。

蔓菁子(即芜菁。)

苦,辛。泻热解毒,利水明目。(古方治目,用之最多。)治黄疸(捣服)。腹胀,(捣研滤汁饮,或吐或利,腹中自宽,得汗愈。)癥瘕积聚,小儿血痢,(蜜和汁服。)一切疮疽。(凡疮疽捣敷皆良。醋调敷秃疮,盐捣敷乳痈,冬取根用。)傅蜘蛛咬毒。(藏器曰:蔓菁园中无蜘蛛。时珍曰:蔓菁子可升可降,能汗能吐,能利小便,明目解毒,其功甚伟。世罕知用,何哉?)

蒲公英(一名黄花地丁。)

甘,平。入足太阴、阳明经。化热毒,解食毒,消肿核,专治乳痈,(乳头属厥阴,乳房属阳明。同忍冬煎,入少酒服,捣敷亦良。)疔毒,亦为通淋妙品。擦牙,乌髭须。(《瑞竹堂》有还少丹方,取其通肾。故东垣为少阴本经必用之药。)白汁涂恶刺。(凡螳螂诸虫,盛夏孕育,游诸物上,必遗精汁,干久则有毒,人手触之成疾,名狐尿刺,燥痛不眠,百疗难效,取汁厚涂即愈,《千金方》极言其功。)

百合

甘,平。润肺宁心,清热止嗽,益气调中,止涕泪,(涕泪,肺肝热也。《经》曰:肺为涕,肝为泪,心为汗,脾为涎,肾为唾。)利二便。治浮肿胪胀,痞满寒热,疮肿乳痈,伤寒百合病。(行住坐卧不安,如有神鬼状。苏颂曰:病名百合,而用百合治之,不识其义。士材曰:亦清心安神之效耳。二允云:久嗽之人,肺气必虚,虚则宜敛。百合之甘敛,胜于五味之酸收。)

94.清-本草辑要-林玉友-卷之四-果部

乌梅

酸,温,涩。入手足太阴经血分。敛肺涩肠,涌痰消肿,清热解毒,生津止渴,醒酒杀虫。治久嗽泻痢,(梁庄肃公血痢,陈应之用乌梅、胡黄连、灶下土,等分为末,茶调服而愈。曾鲁公血痢百余日,国医不能疗,应之用盐梅肉研烂,合腊茶入醋服,一啜而安。)瘴疟霍乱,吐逆反胃,劳热骨蒸,安蛔厥,(蛔虫上攻而眩仆。虫得酸则伏,仲景有蛔厥乌梅丸。)去黑痣,蚀恶肉。(痈疮后生恶肉,烧梅存性,研末傅之。)多食损齿伤筋。(《经》曰:酸走筋,筋病毋多食酸。)

白梅功用略同。治痰厥僵仆,牙关紧闭,(取肉揩擦牙龈,涎出即开。盖酸先入筋,齿软则易开。若用铁器搅开,恐伤其齿。)惊痫喉痹,傅乳痈肿毒,刺入肉中。(嚼烂罨之即出。疮中努肉,捣饼贴之即收。)

橘皮

广中陈久者良,故名陈皮。(陈则烈气消,无燥散之患。半夏亦然,故同名二陈汤。)治痰咳,童便浸晒;治痰积,姜汁炒;治下焦,盐水炒。得白术,则补脾;得甘草,则补肺;得杏仁,治大肠气闭,亦治脚气冲心;得桃仁,治大肠血闭;得生姜,治呕哕厥冷;得神曲、生姜,治经年气嗽;得麝香,治妇人乳痈。

橘叶

入厥阴,行肝气,消肿散毒。治乳痈肺痈。(《经验方》治肺痈,用绿橘叶洗,捣绞汁一盏服之。吐出脓血即愈。)

青皮

辛、苦,温。疏肝泻肺,(柴胡疏上焦肝气,青皮平下焦肝气。凡泻气药,皆云泻肺。)破滞削坚,除痰消痞。治肝气郁积,胁痛多怒,久疟结癖,(入肝散邪,入脾除痰,疟家必用之品,故清脾饮以之为君。)疝痛乳痈。(丹溪曰:乳房属阳明,乳头属厥阴。乳母或因忿怒郁闷,厚味酿积,致厥阴之气不行,故窍不得出;阳明之血腾沸,故热甚而化脓。亦有其子有滞痰膈热,含乳而睡,嘘气致生结核者。初起便须忍痛揉软,吮令汁透,自可消散。治法以青皮疏肝滞,石膏清胃热,甘草节行浊血,瓜蒌消肿导毒,或加没药、橘叶、金银花、蒲公英、皂角刺、当归,佐以少酒。若于肿处灸三五壮尤促。久则凹陷,名乳岩,不可治矣。)最能发汗,(皮能达皮,辛善发散。)有汗及气虚人禁用。(陈皮升浮,入脾肺治高;青皮沉降,入肝胆治低。炒之以醋,所谓肝欲散,急食辛以散之,以酸泄之,以苦降之也。)

橘之青而未黄者。醋炒用。(古方无用者,宋以后始与陈皮分用。)

95.清-本草辑要-林玉友-卷之五-乔木部

皂角刺

辛,温。搜风杀虫,功同皂荚。但其性锋锐,能直达患处,溃散痈疽。治痈肿妒乳,风疠恶疮,(疠乃营气热胕,风寒客于脉而不去。《经》曰:脉风成为疠。脉与营皆血也。蒸晒为末,大黄汤调下)。胎衣不下。痈疽已溃者禁用,孕妇忌之。

榆白皮

甘,平,滑利。入手足太阳、手阳明经。行经脉,利诸窍,通二便,渗湿热,滑胎产,(或胎死腹中,服汁可下。)下有形留着之物。治五淋肿满,(《备急方》捣屑作粥食,小便利差。)喘嗽不眠,(嵇康《养生论》:榆令人瞑。)疗疥癣秃疮,消赤肿妒乳。(乳痈汁不出,内结成肿,名妒乳。和陈醋溶调,日六七易,效。《十剂》曰:滑可去着,冬葵子、榆白皮之属是也。)

有赤白二种。去粗皮,取白用。(采皮为面,荒年当粮可食。香剂以之调和,黏滑胜于胶漆。)

96.清-本草经疏辑要-吴世铠-卷四-草部下

漏芦

味苦、咸,寒,无毒。主皮肤热毒恶疮,疽,痔疮,湿痹,下乳汁,止遗尿,热气疮疡如麻豆,可作浴汤,耳目聪明,不老延年。

漏芦得地之苦咸,禀天之大寒,苦能下泄,咸能软坚,寒能除热,入足阳明胃经。日华主乳痈瘰疬,金疮,止血,排脓,长肉,通经脉,乃寒而通利之药也。同贝母、连翘、甘草、金银花、橘叶、鼠粪、白芷、山豆根、山慈菇、夏枯草,治乳痈、乳岩。同连翘、生甘菊、紫花地丁、贝母、金银花、甘草、夏枯草,治发背瘰疬,排脓止痛。同黄芪、人参,排脓长肉。加狗蹄、猪蹄汁,能下乳。

妊娠禁用,疮疡阴证,下塌不起发者,真气虚也,法当补托,此性苦寒非所宜也。

蒲公英

味甘,平。主妇人乳痈,散滞气,化热毒,消恶肿、结核、丁肿。

蒲公英得水之冲气,入肝、胃二经,解热凉血之要药。得夏枯草、贝母、连翘、白芷、天花粉、橘叶、甘草、头垢、牡鼠粪、山豆根、山慈菇,治一切乳痈毒肿痛,及疗乳岩为上药。治乳痈外用甚稀。

百合

[批]罨痘毒。

味甘,平,无毒。主邪气腹胀心痛,利大小便,补中益气,除浮肿胪胀,痞满寒热,通身疼痛及乳难,喉痹,止涕泪。杀蛊毒气、胁痈乳痈发背、诸疮肿,保肺止嗽。

百合得土金之气,兼天之清和,微寒,入手太阴肺、手阳明大肠、手少阴心经,清三焦、心部之热。同知母、贝母、天冬、麦冬、百部、桑白皮、薏苡仁、枇杷叶,治肺热咳嗽及吐脓血。同麦冬、白芍、甘草、通草,利大小便。同知母、柴胡、竹叶,治寒热邪气,通身疼痛。同白芍、炙甘草、麦冬、五味子,补中益气。同白芍、茯苓、车前子、桑白皮,治浮肿。同绿豆末捣烂,署痘后遗毒,能移能消。

中寒者勿服。

射干

[批]敷乳痈,喉痈。

味苦,平、微温,有毒。主咳逆上气,喉痹咽痛、不得消息,散结气,腹中邪逆,食饮大热,疗老血在心脾间,咳唾,言语气臭,散胸中热气,降实火,治疟母。久服令人虚。

射干禀金而兼火气,阳之阴也,入手少阳、少阴、足厥阴经。宗奭主肺气喉痹。洁古主胃中痈疮。丹溪主行太阴、厥阴之积痰,使结核自消甚捷。又治足厥阴湿气下流,因疲劳而发为便毒。悉取其泄热散结之功。古方治喉痹咽痛为要药。

仲景《金匮要略》有射干麻黄汤治咳逆上气,喉中作水鸡声。入鳖甲煎丸,治疟母。同萱草根为末,蜜调敷乳痈初肿,神效。

虽能降手少阳、厥阴相火,泄热散结,消肿痛,然无益阴之性。凡脾胃薄弱,脏寒气血虚人,病无实热者,勿用。

山豆根

味甘、苦,寒,无毒。主解诸毒,止痛,消疮肿毒,发热咳嗽。治人及马急黄,杀小虫,解咽喉肿毒。

山豆根得土之冲气,兼感冬寒之令。甘能和毒,寒能除热,为解毒清热之上药。

入散乳毒药中,能消乳岩。醋磨噙之,治喉痈,追涎即愈,或以鸡翎扫入喉中。同白药子等分,水煎噙咽,专治喉风急证,牙关紧闭,水浆不入。

病人虚寒者,勿服。

木鳖子

[批]痔痛肛肿。

味甘,温,无毒。主折伤,消结肿恶疮,生肌,止腰痛,除粉刺黚(黑曾),妇人乳痈,肛门肿痛。

木鳖子禀火土之气,味厚于气,可升可降,阳也。甘温能通行经络,为散血热、除痛毒之要药。《本经》言止腰痛,盖指湿热客于下部所致,非肾虚为病之比也。

独用仁三枚,砂盆擂如泥,入百沸汤,治痔痛肛肿,先熏后洗,日用三次,仍涂少许。刘绩《霏雪录》云有毒,不可食。

必非纯粹者,但宜外用,勿轻内服。

97.清-本草经疏辑要-吴世铠-卷五-木部

皂荚

[批]二便不通,年久瘰疬,大风恶疾。涂癣。

味辛、咸,温,有小毒。主风痹死肌,邪气风头泪出,利九窍,杀精物,疗腹胀满,消谷,除咳嗽,囊结,妇人胞不落。可为沐药。

子:味辛,温,无毒。炒,舂去赤皮,以水浸软,煮熟,糖渍食之,疏导五脏风热壅,治大肠虚秘,瘰疬,恶疮肿毒。

刺:味辛,温,无毒。治痈肿,妒乳,疬风恶疮,胎衣不下,杀虫。

皂荚禀木气而兼火金之性,气味俱厚,浮而散,阳也。入肝、肺、大肠三经气分,禀辛散温通,咸以软坚之性,有开窍横走,宣壅导滞之能。

刺性锐利,能直达疮所,为痈疽、妒乳、丁肿未溃之神药。

桦木皮

[批]乳痈初发,乳痈腐烂。

味苦,平,无毒。主诸黄疸,浓煮汁饮之良。

桦木皮生西北阴寒之地,气味俱薄,降多升少,阴也。入足阳明经。苦平能除湿热,藏器治伤寒热毒疮,宗奭治肺风毒,皆取苦凉能散风邪热毒之义耳。

单用,烧存性,研无灰酒服一钱,治乳痈初发、肿痛结硬欲破,一服即瘥。用靴内年久桦皮烧灰,酒服一钱,日一服,治乳痈腐烂。

脾胃弱易于作泄忌服。

木芙蓉(叶并花)

[批]痈疽腐烂,痈疽围药。

味微辛,平,无毒。主清肺凉血,散热解毒,治一切大小痈疽肿毒恶疮,消肿排脓止痛。

木芙蓉禀夏末秋初之气,味辛气凉,故能凉血解毒。时珍曰:气平而不寒不热,味微辛而性滑涎黏,其治痈肿之功,殊有神效。

单用叶或根、皮或花,或生研或干研末,名铁箍散,又名清凉膏,治一切痈疽发背,乳痈恶疮。不拘已成、未成,已穿、未穿,并用蜜调涂于肿处四围,中间留头,干则频换。初起者即觉清凉,痛止肿消;已成者即脓聚毒出;已穿者即脓出易敛,妙不可言。或加生赤小豆末,尤妙。

水杨叶嫩枝

[批]贴乳痈,浴痘浆紫。

味苦,平,无毒。主久痢赤白,痈肿痘毒。

木白皮及根气味同,枝叶主金疮痛楚,乳痈,诸肿痘疮。

水杨生涯涘之旁,得水土阴气偏多,苦凉之气能散湿泄热,故有如上诸功。魏直《博爱心鉴》云:痘疮数日,陷顶,浆滞不行,或风寒所阻者。宜用水杨枝叶,无叶用枝五斤,流水一大釜,煎汤温浴之。如冷添汤。良久,照见累起有晕丝者,浆行也。如不满,再浴之。力弱者,只洗头而手足。如屡浴不起者,气血败矣,不可再浴。始出及痒塌者,皆不可浴。痘不行浆,乃气滞血涩,腠理闭密,或风寒外阻而然。浴令暖气透达和畅,郁蒸气血通彻,每随暖气而发,行浆贯满,功非浅也。若内服助气血药,藉此升之,其效更速,百发百中。慎勿易之,诚有变理之妙也。根及皮生擂,贴乳痈疮,其热如火,再贴遂平。

98.清-本草经疏辑要-吴世铠-卷六-人兽畜部

头垢

味咸、苦,温,有毒。主淋闭不通,疗噎疾。

头垢,梳上者,名百齿霜。性滑润而下走,入阳明经。

同白芷、贝母、半夏为丸,酒下,治妇人吹乳。同山慈菇、橘叶、鼠粪、人爪、蒲公英、柴胡、山豆根、白芷、连翘、贝母、夏枯草、忍冬藤,治乳岩乳痈神效。

人牙齿

[批]痘疮倒靥,乳痈未溃,阴疽不发。

味甘、咸,热,有毒。主除劳。治疟蛊毒气。入药烧用。

牙齿,乃肾之标,骨之余也。男子三八肾气平,而真牙生,五八肾气衰,而齿槁,以肾主骨也。其主除劳治疟,盖劳乃劳极。疟亦因劳而发,皆肾家亏损,精气乏绝所致。今世稀用,惟以之治痘疮倒靥,乳痈未溃,为必须之药。

独用,煅存性,研末名人牙散。治痘疮方出为风寒外袭,或变黑,或青紫,此倒靥也。宜温肌发散,使热气复行而斑自出。若出不快而黑陷者,獖猪血调下一钱;因误服凉药,血涩倒陷者,入麝香,温酒服之,其效如神。单用,烧,研酥,调敷乳痈未溃。同穿山甲烧炙过,各一分,为末。分作二服,用当归、麻黄煎汤下,治阴疽不发,头凹沉黯,不疼无热,内服补散不起。外以姜汁和面敷之。

时珍曰:近世用人牙治痘疮陷伏,称为神品。然一概用之,贻害不浅。夫痘疮自肾出,方长之际,外为风寒秽气所冒,腠理闭塞,血涩不行,毒不能出,或变黑倒黡,宜用此以酒、麝达之,窜入肾经,发出毒气,使热令复行,而疮自红活,盖劫剂也。若伏毒在心,昏迷不省人事,及气虚色白痒塌,不能作脓,热沸紫泡之证,只宜解毒补虚。苟误用此,则郁闷声哑,反不治之证,可不慎哉!

爪甲

味甘、咸,无毒。爪者,筋之余,肝胆之外候。肝之余气所生,而性带散,故点目能祛翳障。兼散乳痈、乳岩,有效。

牡鼠粪

味甘,微寒,无毒。主小儿痈疾,大腹,时行劳复,男子阴易腹痛,通女子月经,下死胎。研末服,治吹奶乳痈。

牡鼠粪,两头尖者是。古方治男子阴易腹痛,妇人吹乳乳痈,皆取其除热软坚泄结,走肝入胃之功。

除伤寒劳复阴易,及乳痈乳岩外,他用甚稀。

99.清-本草经疏辑要-吴世铠-卷七-禽虫介鱼部

露蜂房

[批]风虫牙痛,喉痹肿痛,妒乳,附骨痈。

味苦、咸,平,有毒。

独用一枚,盐实孔内,烧过,研末,擦风虫牙痛,以盐同细辛煎水漱。烧灰,同僵蚕等分,为末。吹喉痹肿痛,或用乳香汤服半钱。单用,烧灰,研末,每以二钱,水一盏,煎六分去滓温服,治女人乳痈,汁不出,内结成肿,名妒乳。同乱发、蛇壳,烧灰酒服,方寸匕,治恶疽附骨痈,根在脏腑,历节肿出疔肿,恶脉诸毒,皆瘥。

100.清-本草明览-佚名-卷一-草部

益母草

子名茺蔚。味甘、辛,气微温。无毒。专益女科。禁犯铁器。去死胎,安生胎;行瘀血,生新血。治小儿疳痢,敷疔肿乳痈。汁滴耳中,又主聤耳。多服消肿下水,久服益精轻身。子味相同,亦理胎产,善除目翳,能去心烦。按丹溪云:茺蔚子,活血行气,有补阴之功,故名益母。胎前产后,有所恃者,气血也。胎前无滞,产后无虚,以其行中有补耳。(益母有红、白花之分,红者走血分,白者走气分。)

白芷

味辛,气温。气味俱轻,升也,阳也。无毒。通行大肠胃经,又为肺家之引使。乃阳明头痛,中风寒热,解利之要药。炒黑,则为女人漏下,赤白血闭,阴肿之至剂。作面脂,去面瘢,消目痒,止目泪。去肺经风寒,治风通用;疗心腹血痛,止痛须宜。外散乳痈、背疽,内托肠风、痔漏,排脓消毒,长肉生肌,一切疮疡并宜调治。与细辛、辛夷作料,治久患鼻塞如神。

101.**清-本草明览-佚名-卷二-草部**

天花粉

即栝蒌根也。味苦,气寒,味厚,阴也。无毒。主消渴,身热烦满大热。降膈上热痰,除肠胃痼热。补虚安中,除渴润燥,肿毒排脓,溃疡长肉。消乳痈发背诸疮,行绝伤扑损瘀血。驱酒疸,去身面黄;通水道,止小便利。茎、叶治中暍伤暑,捣汁浓煎最效。

102.**清-本草求原-赵其光-卷之一·山草部-黄芩**

内实为条芩、子芩,性降,泻大、小肠火,小腹绞痛,血闭淋露下血,热毒骨蒸,关节烦闷,五淋,皆小肠、膀胱热也,此补膀胱寒水,故治。又安胎,(血热则动。)诸失血,(血热则妄行,一味子芩极妙。)产后养阴退阳,治丁疮、乳痈排脓。

103.**清-本草求原-赵其光-卷之一·山草部-浙贝母**

气平,味苦辛,内开郁结,外达皮肤,功专解毒,兼散痰滞。治疝瘕,喉痹,乳难,金疮,风痉,(方解俱见上。)吹乳作痛,(研,吹鼻。)乳痈,(初起,研酒服;或同白芷、蒺藜服,令人呿之。)项下核及瘤瘿,(同连翘。)一切结核,瘰疬,乳岩,(俱同乙金、橘叶、翘、蒡、花粉、枯草、山豆根、山茨、元参。)妊娠尿难,(同苦参、归。)便痈,(同白芷煎,酒服,渣贴。)紫白癜斑,(同南星,或同百部末,生姜汁调擦。)人面疮,(烧灰油调,或加青黛。)蜘蛛、蛇蝎咬,(缚定咬处,勿令毒行,为末,酒服至醉,疮口出水尽,以末塞之。)敛疮口。(火郁散则敛,应是川贝)。去心用。

104.**清-本草求原-赵其光-卷之一·山草部-山慈姑**(即金灯花根,又名鹿蹄草。)

甘,微辛,小毒。叶,治疮肿,乳痈,便毒,及中溪毒生疮。(同蜜捣涂。)花,治小便血淋涩痛。

105.清-本草求原-赵其光-卷之三·隰草部-冬葵子(葵四时皆有,惟秋葵复种,经冬至春作子者,名冬葵子。春葵不堪用。)

甘,寒,益精;淡,滑,润燥利窍,通营卫经络,能使塞者开。其叶,倾向太阳而护足,又能使通者藏。

《本经》主脏腑寒热,羸瘦,(皆肾精不藏,气脉不滋之病。)癃秘,(窍不利。)久服坚骨,长肌肉,(益精之功。)通乳,(气脉塞。)乳痈,痈肿,(经络滞。)下丹石毒,通大便,消水,止渴,滑胎,治痢,行津液。(皆属久藏而发之病。但发旧病,凡有风疾宿病、犬伤等,食之则有卒中之虞。)

甘,苦,平。散滞气,活血以平肝。治风毒,通血脉,乃阳明冲任之药。通淋,利窍,通小便,(皆肝病。)治风痹,经不调,难产,下乳,(同山甲,或加龙骨、瞿麦、麦冬,酒调下,乳长流。)止痛,止血,治金疮,(止血。)恶疮,(苦泄辛散。)乳岩、乳痈,(同乳、没、山豆根、花粉、青皮。)疗肿,(同蟾酥为丸,酒下。)出竹木刺。孕妇忌之。取苗子蒸,浆水浸用。(洗痔疗,理跌打。)

106.清-本草求原-赵其光-卷之三·隰草部-蒲公英(即黄花地丁)

甘而微苦,平而微寒,补肝、肾、心、胃之血,以合于冲任。化热毒,消恶肿,结核,疗肿,乳痈,(同银花服。)乳岩。(同夏枯、川贝、连翘、白芷、花粉、橘叶、甘草、头垢、两头尖、山豆根、山茨菇,兼治一切疮。乳属肝。)擦牙,乌须发,壮筋骨。(阴干,用盐、香附末腌焙为末擦之,吐、咽任便,皆通肾之功,为肾经所必用,不以前证主治尽也。甘寒解毒,苦泻滞气,犹浅视之矣,疝气圣药。)

107.清-本草求原-赵其光-卷之三·隰草部-雀梅叶(即爵梅)

酸,寒。治乳痈、便毒甚效。如蔷薇叶,生细梅如小豆大。

108.清-本草求原-赵其光-卷之三·隰草部-鸭仔花(即逼柏树)

苦,甘,平。专治乳痈,功胜于蒲公英,同黄糖、酒糟捣敷。

109.清-本草求原-赵其光-卷之四·蔓草部-木鳖子

有二种。有壳者曰土木鳖,生必雌雄相配,而后结子。苦温而甘,故能通达阴阳,流行经络之血郁壅热,消一切痈肿、折伤、瘤病、乳痈,(醋磨涂。)痔痛肛肿,(唾调搽。)止腰痛、疳积痞块,(皆湿热所客之病。)追毒生肌,起倒睫拳毛,(捣烂,帛包塞鼻。)并一切寒湿郁热而为痛风瘫痪,行痹痿厥,脚气,挛症,鹤膝,皆筋脉骨节血不流行之病。同胡连末,入鸡蛋内调蒸食。同款冬末,焚烟吸之,治肺虚久嗽,俟吐涎后,服补肺药。和面烧饼,热覆脐上,冷即易之,治噤口痢。但有毒,外用最宜,内服宜慎。或曰无毒,故古方轻脚丸、飞步丸等多用之。山张狼亦名土鳖,此则核扁如鳖,故名。

110.清-本草求原-赵其光-卷之四·蔓草部-天花粉(即栝楼根)

苦寒,色白。泄心经内外之火,使肺金之气直达于小肠、膀胱。除肠胃痼热,(心中枯痼,非此不除。)生津止渴,(以牛脂或竹沥制煮,治消渴。)除烦热,润燥,滑痰,(同川贝、竹沥、天冬。)时疾热狂黄疸,(取汁顿服,以小便出黄水为度。)虚热咳嗽,(同参末,米饮下。)通经利水,亦止小便利,(肺阴下降入心则血生,血生则经通,经通则水利。古人云:小肠通利,则胸膈血散,膻中血衰,则小肠壅滞。可知心与小肠为表里,心液通润则清化血,浊化水。)安中,(热却液化,则阴气能守中。)续绝伤,(筋脉濡润。)治烦满。(即胸痹。即肾水周于肺,而痰降结解也。)消肿毒发背,乳痈疮痔,生肌排脓。(痈肿疮痒皆发于心液不行耳。按:蒌仁更消痈肿。按:此是金水相滋,凡热化燥、燥化热、津液干涸者宜之。若木火不达,热结本于阳郁及热淫兼于阴湿者勿用。去皮用。)

111.清-本草求原-赵其光-卷之八·乔木部-皂角刺

辛,温,无毒。能出风毒于血中,治风杀虫,(功与荚同,但其锐利直达病所,故异。)破散痈疽恶疮,(已溃勿用。)妒乳,(同蔓荆烧灰为末,酒下。)腹内肠脏生疮,(酒煎,温服,脓血即从小便出。疮肿无头,烧灰酒服即消。)为疠风要药。(取三斤烧灰,蒸一时,为末,食后浓煎大黄汤下一匕,虽眉落鼻崩,不给剂而复生。后人二圣散即皂角、大黄,再造散即二圣散加乙金、白丑,俱云服之便出虫,新虫嘴赤,老虫嘴黑。盖恶血久留,则成风毒,虫亦风木所化,此味温散肝风于荣血中也。)痘疹气滞不起,顶灌脓,(若血滞,又宜山甲。但透表过锐,气虚者用之,反生虚泡。)下胎衣。孕妇勿服。

112.清-本草求原-赵其光-卷之八·乔木部-水杨(枝耎,叶条下垂者为柳;枝硬,条不下垂,可作矢者为水杨。)

根治痘疮顶陷,浆滞不起,(煎浴,或以银花藤代之。然皮腠薄弱者不能堪。)乳痈。(捣贴,其热如火,再贴即平。柳根亦可。)

113.清-本草求原-赵其光-卷之八·乔木部-桦木皮

苦,平。治湿热,疠风痈毒,辟恶杀虫,利水,去黄疸,(煮汁饮。)疮疥瘾疹搔痒,面上风刺、粉刺,乳痈肿痛欲破。(烧存性,酒下。)

114.清-本草求原-赵其光-卷之八·乔木部-榆根白皮

甘,平,滑,无毒。渗湿热,利窍,通二便,行水,治五淋肿满,(煮粥食。)下有形留着之物,滑胎,(死胎可下。)疗疥癣、秃疮,消赤肿,乳结而肿。(名妒乳,醋捣敷。)采皮为面,荒年可充粮。(以之粘物,胜于胶漆。)有赤、白二种,功同。胃虚寒忌之。去粗皮,取白用。

115.清-本草求原-赵其光-卷十二·果部-柑叶(古名橘叶,谓柑大、橘小,误也。)

苦,(入心。)平,(入胃兼平肝。)无毒。治胸膈逆气,行肝胃滞气,消肿散毒,消乳痈,乳吹,乳岩,胁痛。用之行经,治肺痈,(绞汁一盏服,吐出脓血愈。)熨伤寒胸痞。(捣烂,和面熨。)

116.清-本草求原-赵其光-卷十五·菜部-芸薹(即油菜)

辛,温。畅气宣血,散结消肿。捣贴乳痈丹毒。(最效。)煮食,治腰脚痹,血风,血积,难产,(为末,酒下。如无子,用叶妙。)接骨。(同小黄米炒,加龙骨少许,醋调贴之,伤损亦效。)动疾发疮,损阳气,令人腹中生虫,不可多食。(漱炒,同桂各一两,良姜五钱,为末,醋为丸,淡醋下,治血结气块腹痛。)

117.清-本草求原-赵其光-卷十五·菜部-诸葛菜(即蔓菁、芜菁)

苦,温,无毒。治热毒风肿,乳痈寒热。(和盐敷。)

子,能明目。作面脂,令人面白美颜。多食则气胀。

118.清-本草求原-赵其光-卷十七·介部-蟹

蟹爪肉及壳内黄纳金疮,可续断筋。蟹爪破胞,催生下胎,(同甘草、阿胶,东流水煮服,如一手脉活动,一手沉着,是双胎一生一死,服之则死者出,生者安。一方同玉桂、瞿麦、牛膝末,酒下,即堕胎,以爪易脱而又散血也。)止产后血闭。(酒醋煮。)壳煅存性,治崩中腹痛,(米饮下。)冻疮及蜂虿伤,(蜜调涂。)蓄血发黄,胸胁痛而不浮肿者,(黑糖调酒下。若浮肿为气病,不可散血。)儿枕痛,乳痈硬肿,(酒下。)辟虫风。(烧烟熏。)盐蟹汁治喉风肿痛。(细咽之。)螯螱咸,冷,有毒。解河豚毒,取膏涂湿癣疽疮。

119.清-本草求原-赵其光-卷十八·虫部-露蜂房

蜂黄黑,能螫人致死,故房有小毒而能攻毒。且房悬树上,(屋中小蜂房无用。)得风露阴阳交蒸之气,以治阴阳分离之病。味苦咸,(能降阳归阴。)气平。(属金,散阴以扶阳,兼杀虫。)主惊痫癫疾,(阴虚而阳离以上逆,则阴阳相并发为癫痫。)瘈疭寒热,(金平风木以散邪。)邪气鬼精,(阴阳和合则邪鬼自退。)蛊毒,肠痔,(风露之气能涤痰垢,且取其攻毒也。)附骨疽,(根于脏腑之阴虚也。)恶疽,历节肿、疔肿，（皆攻毒之用。）上气，遗尿不禁，（烧灰，酒服。）崩漏无子，（为末，酒服。）阴痿，（烧灰，新汲水服，最兴阳。）阴毒腹痛，（烧灰，同葱白研，放男左女右手，握阴卧，汗出即愈。）瘰疬成瘘，（炙研，猪膏调搽。）牙风肿痛，（酒浸含漱；或以盐实房孔烧过擦之，盐汤漱去。）积痰久嗽，小儿重舌，（酒和，敷舌下。）杀牙虫，（同盐、细辛，水煎含。）治喉痹肿痛，（烧同僵蚕为末吹，或以乳香汤下。）妒乳。（烧灰，水煎二钱，去渣服。）

120.清-本草求原-赵其光-卷十九·禽部-鸡

屎白，（即鸡矢，雄鸡屎乃有白，腊月收之，白鸡乌骨者良。）色白，微寒，无毒。调肺气以通水道，活血平肝，使肝不致于克土。治中风，风痹，破伤风，（同黑豆炒，浸酒食。不为金用，则巽风自化也。）心腹蛊胀，（脾虚热而肝乘，则水液不得下渗，脉沉实而滑。）小儿胀满黄瘦，（俱炒黄，酒下。寒者加丁香，米汤下。凡鼓胀、湿胀、水胀、气胀并治。）转筋入腹，手足直而脉弦，癥瘕，（好食生米者同米炒为散。）石淋，血淋，遗溺，尿秘，乳妒，乳痈，内痈未成，（俱酒调。）鼻衄，（烧灰吹。）白秃疮，（为末，和醋洗。）止牙痛，（和麝擦，或加麻鞋底灰妙。）下死胎，（煮水煮粥食。）耳内疮，（炒敷。）疔肿，（溏屎和石灰涂。）瘰疬。（干矢灰、腊猪脂和敷。）

121.清-本草求原-赵其光-卷十九·禽部-雀

雄雀屎，名白丁香。（头尖而直者为雄。）雀食谷易化而出，故能消烂。苦，温，微毒。治目翳胬肉，（和人乳点。）化疮腐，（不溃者点之即溃。）疝瘕，积胀，痃癖，（同蜜、姜、桂。）急黄欲死，（汤化服。）咽塞口噤，（温水调灌。）风虫牙痛，（绵包塞孔中。）痘靥，（同麝饮下。）吹乳，破伤风，疮作白痂无血，（伤人最急，俱研末，酒下。）喉痹，乳蛾，（砂糖和丸，绵包含咽。）面黚黑，酒皶。（蜜调点。）用漆桌抹微湿，铺雀屎于桌，以箸辗转抄之，则白粉粘于桌上，将黑粪掠去，晒干白粉，以甘草水浸一夜，去水，焙晒用。（亦治风热目痛。）

122.清-本草求原-赵其光-卷二十·兽部-牛

屎，为百草所转化。苦，寒。散热，解毒，利水，故治水肿，霍乱，（绞汁煮食。）黄疸，（面为丸，白汤下。）疳痢，（浸汁饮。）卒死，（酒调灌。）下死胎，（涂腹。）伤损。（炒热包之。）烧灰，则收湿、生肌、拔毒，故治疮疽，痘瘘，一切腐烂，（掺之。又方治疬瘘，同白马屎、白羊屎、白鸡、猪屎灰、漏芦末，以猪膏煎乱发，去渣调涂。）核疬，白秃，乳痈，汤火伤、犬咬。（俱以热屎涂封，或和酒敷。）

123.清-本草求原-赵其光-卷二十·兽部-猪

膏，煎汁，利肠胃，解诸药毒、蛊毒、（同乌梅煎饮即下。）诸肝毒。治肺热卒喑。(和蜜煎。)水煮食,下胎衣。治尿秘,痘疮,便闭,上气,干咳。(和酱、醋食。)酒煮食,治关格,(同姜汁煎。)食发成瘕,(心腹痛,咽间如有虫上下,好食油是。)产后虚汗。(加姜汁、白蜜煮。)同黄连蜜煎汁,治口疮咽塞。皆甘寒润肺,凉血破结,除风热,利血脉之功也。涂疥疮,(煎芫花杀虫。)漆疮,手足唇裂,(或入热酒中洗。)贴吹奶,发背。(冷水浸贴。)猪膏同滚水大饮,通大便燥结,甚效。滴鼻治杂物入目,滴耳治虫蚁蜈蚣入耳。腊月猪膏,涂漏疮不合;和盐涂足,则山行石蛭不著人;(此蛭着人则足穿。)入膏药,治疮杀虫;同生铁煎涂,生毛发。

骨灰,生肌,治诸瘘妒乳,休息痢。

124.清-本草求原-赵其光-卷二十三·土部-梁上尘(即乌龙尾)

轻浮,辛苦,微寒。能散久积气。烟尘气所结而成,故能以气治气病。主噎膈,治霍乱吐下,尿秘,(俱水下。)脱肛,(同鼠屎烧烟熏。)蛾喉,(同枯矾、皂荚盐炒研,吹点。)牙痛,(盐炒研,嗜鼻。)胎动,横生逆产,(俱酒下。)妒乳,(醋和涂。)无名恶疮,(同蚯蚓泥、蜜、葱、涎和涂。)赤丹,(猪脂和涂。)老嗽,(同冬花、月经衣研,水和涂茅上,待干,烧灰吸之,神效。)止诸血。(功同百草霜。)烧令烟尽,筛用。

125.清-本草述-刘若金-卷之五-石部

益元散

又名天水散、太白散、六一散。解中暑伤寒疫疠,饥饱劳损,忧愁思虑,惊恐悲怒,传染并汗后遗热劳复诸疾,兼解两感伤寒,百药酒食邪热毒,治五劳七伤,一切虚损,内伤阴痿,惊悸健忘,癫痫烦满,短气痰嗽,肌肉疼痛,腹胀闷痛,淋闭涩痛,服石石淋,疗身热呕吐,泄泻肠澼,下痢赤白,除烦热,胸中积聚寒热,止渴消畜水,妇人产后损液,血虚阴虚热甚,催生下乳,治吹乳乳痈,牙疮齿疳,此药大养脾肾之气,通九窍六腑,去留结,益精气,壮筋骨,和气,通经脉,消水谷,保真元,明耳目,安魂定魄,强志轻身,驻颜益寿,耐劳役饥渴,乃神验之仙药也。

126.清-本草述-刘若金-卷之八-芳草部上

白芷

[主治]中风寒热,正阳明头痛,肺经风热,解利手阳明头痛及眉棱骨痛,颈项强痛,风邪,久渴呕吐,两胁痛及头风眩晕,疗破伤风及大肠风秘,(以上内外风邪之治,以下和气活血不一之治)水肿积聚,腰痛,行痹痛痹著痹,心腹血刺痛,治女子血风眩晕,漏下赤白,血闭阴肿,寒热沥血,腰痛,补胎漏滑落,破宿血,补新血,治诸疡,外散乳痈背疽,内托肠风痔瘘,排脓消毒,长肉生肌,治目病最多,鼻病齿

耳病亦不少。总之纯阳,故上升以疗诸病,或治风,或和气,或活血,不一。

127.清-本草述-刘若金-卷之九-隰草部下

疗肿乳痈:地黄捣敷之,热即易。性凉,消肿无不效。

蒲公英

江之南北颇多,他处亦有,岭南绝无。小科布地,四散而生,茎叶似苦苣,有细刺,但小耳,断之有白汁,四时常有,花如单菊而大,色黄如金钱,花罢飞絮中有子,落处即生。

苗

气味:甘,平,无毒。东垣曰:苦,寒。丹溪曰:甘。

[主治]妇人乳痈,化一切热毒,消恶肿结核疗肿,擦牙乌发,壮筋骨。

仁

气味:甘,温,无毒。时珍曰:苦微甘,有小毒。

[诸本草主治]疗折伤,消结肿恶疮,肛门痔痛,痔瘤瘰疬,止腰痛,治疝积痞块,妇人乳痈,醋磨消肿毒。方书主治中风腰痛,行痹脚气,鹤膝风挛,悸,耳咽喉。

芸薹

即今油菜。

茎叶

气味:辛,温,无毒。《日华子》曰:凉。

[主治]风游丹肿,(《唐本草》)破癥瘕结血,(《开宝》)煮食治腰脚痹,(藏器)治产后血风及瘀血,(《日华子》)并乳痈,(《唐本草》)捣叶傅女子吹奶。(一切丹毒者,为人身体忽然变赤,如丹之状,故谓之丹毒也。或发手足,或发腹上,如手大)

橘叶

橘叶与柑叶同,但茎间有刺耳。

气苦,平,无毒。

[主治]导胸膈逆气,入厥阴,行肝气,消肿散毒,乳痈胁痛,用之行经。(丹溪)

希雍曰:橘叶能散阳明、厥阴经滞气,妇人妒乳,内外吹,乳岩乳痈,用之皆效,以诸证皆二经所生之病也。

刺

气味:辛,温,无毒。

［主治］痈肿妒乳,风疬恶疮,杀虫,胎衣不下。(时珍)

128.清-本草述-刘若金-卷之二十四-灌木部

木芙蓉

一名拒霜。时珍曰:木芙蓉处处有之,插条即生小木也。

叶并花

气味:微辛,平,无毒。

［主治］清肺凉血,散热解毒,治一切大小痈疽,肿毒恶疮,消肿排脓止痛。(时珍)

时珍曰:芙蓉花并叶,气平而不寒不热,味微辛而性滑涎粘,其治一切痈疽发背,乳痈恶疮,不拘已成未成,已穿未穿,并用芙蓉叶,或根皮,或花,或生研,或干研末,以蜜调,涂于肿处四围,中间留头,干则频换,初起者即觉清凉痛止,肿消已成者即脓聚毒出,已穿者即脓出易敛,效不可言。或加生赤小豆末,尤妙。近时疡医秘其名为清凉膏、清露散、铁箍散,皆是物也。

129.清-本草述钩元-杨时泰-卷九-隰草部

茎根花叶

茎叶味辛微苦,花味微苦甘,根味甘。主胎前胎动下血,及产难产后胎衣不下,血胀、血晕、血风等证。并打扑内损瘀血,二便不通,捣汁服,并敷之,消疔肿乳痈丹游等毒。

130.清-本草述钩元-杨时泰-卷十一-蔓草部

木鳖子

出南中闽广诸郡。种时取子,雌雄相配,红绳扎定,排埋土中。及其生也,则去其雄,方结有子。四月开黄花,六月结实。实中有子数十枚,圆扁碨砢,形状如鳖。一头尖者,雄种也。八月采之。附子类中亦有名木鳖者,即漏蓝子也。

仁:气味甘温。味厚于气,可升可降,阳也。醋磨,主消结肿恶疮,肛门痔痛,痔瘤瘰疬。疗折伤,止腰痛。治痞积痞块,妇人乳痈。方书治中风行痹,脚气,鹤膝风挛悸,耳咽喉。禀火土之气,感长夏暑热之令以生,为散血热除痈毒之要药。(仲淳)

131.清-本草述钩元-杨时泰-卷十五-菜部

芸薹:即今油菜。九、十月下种生叶,冬春采苔心为茹。三月便老不可食,开花结子,皆如芥,炒过榨油,燃灯甚明。

<<<

茎叶：气味辛凉。治风游丹肿,(人体忽然变赤,如丹之状,谓之丹毒。或发手足,或发腹上,如手大,皆风热恶毒所为。)腰脚痹,破癥瘕结血,疗产后血风及瘀血,并乳痈,捣叶敷女子吹奶。(诸本草)丹肿欲发,初觉四体骨肉疼痛,渐见头痛,额角有丹如弹而痛,逾时通肿,目不能开,经日几毙。取芸苔叶捣敷,随手即消,其效如神。亦可捣汁服之。(孙真人)凡丹毒遍身,或连腰腹周匝,百方不能治,惟此辄能治之。风热肿毒,芸苔苗叶根、蔓菁根各三两,为末,鸡子清和,贴之即消。无蔓菁即以商陆根代之,甚效。异痕似痈而小有异,脓如小豆汁,今日去,明日满。用芸苔捣,熟布袋盛,于热灰中煨热,更互熨之,不过三二度瘥。无叶,用干者。

橘叶：与柑叶同形,但橘树有刺,柑树无。

气味苦平,入足厥阴经。主导胸膈逆气,行肝气,消肿散毒,乳痈胁痛,用之行经。(丹溪)散阳明厥阴经滞气,妇人妒乳,内外吹乳岩乳痈,用之皆效。

木芙蓉

一名拒霜,处处有之。插条即生,用叶并花根皮俱可。

味微辛,气平,性滑涎粘。主清肺凉血,散热解毒,治一切痈疽肿毒恶疮,消肿排脓止痛。一切痈疽发背乳痈恶疮,不拘已成未成,已穿未穿。并用芙蓉叶,或根皮,或花,生研或干研末,生蜜调涂肿处四围,中间留头,干则频换。初起者即觉清凉,痛止肿消。已成者即脓聚毒出,已穿者即脓出易敛,效不可言。或加生赤小豆末,尤妙。

鼠

牡鼠粪(两头尖者)：气味甘,微寒,有小毒。(食中误食,令人目黄成疸。)主伤寒女劳复阴易,通女子月经,下死胎,治吹奶乳痈。方书疗中风积聚,及疬风蛊毒。

附方：男子阴易及女劳复。牝鼠屎十四枚,韭根一大把。水二盏,煎一盏,温服,得粘汗为效,未汗再服。妇人吹奶。鼠屎七粒,红枣七枚。去核包屎,烧存性,入麝香少许,温酒调服。乳痈初起。雄鼠屎七枚,研末,温酒服,取汗即散。乳痈已成。用新湿鼠屎、黄连、大黄各等分。为末,以黍米粥清和涂四边,即散。

[论]鼠禀至阴之气,五脏俱全,其矢更由肠胃转化而出。凡阴气受邪者,借其转化而使之不留。阴气大亏者,亦借其转化而使之不竭。是以阴易女劳复所因迥异,而皆得用之。他如中风积聚风湿诸方,用此以导阴气而使之化。而吹奶乳痈,又皆借阴气之能化,为流通精血地,然则触类通之,可以尽臭腐之神奇矣。

— 227 —

蒲公英

主痈肿、结核、乳痈,疔疮。

紫背天葵

味苦、甘,气寒。叶似胡荽,根如香附子,三月采,阴干。伏云母、石钟乳粉、曾青毒。

主内服、外敷,消乳痈。擂汁,治喉痹。

陈皮

附:叶味苦,气平。入肝经气分。主胸膈逆气、肺痈、胁痈、乳痈。

黄雄鸡

妒乳、痈肿,烧灰,酒下之。

露蜂房

又,洗乳痈、蜂疔、喉痹。

牙齿

主除劳,治疟、蛊毒、乳痈、痘疮倒黶。

132.清-本草易读-汪昂-本草易读卷六-芸薹子(二百二十六)

辛,温,无毒。散血行滞,消肿开结。敷丹毒而平乳痈,疗金疮而治血痢。产后诸疾甚良,梦中泄精亦效。

茎叶

辛,温,无毒。散瘀消肿,破症除结。捣涂疗游风丹肿,煮食治腰脚痹木,平乳痈而治瘰疬。产后血风最良,女子吹乳至效。

乳痈红肿,同净花捣烂水煎服。兼外敷亦良。(验方第一。多年恶疮,捣敷。(第二。)蛇伤肿毒。同上。(第三。)

青杨

苦,辛,无毒。金疮乳痈,诸肿痘疮。枝叶治久痢赤白。

133.清-本草易读-汪昂-本草易读卷七-蔓荆子(三百二十八)

头风作痛,渍酒七日服。(验方第一。乳痈初起,炒末酒服,以渣敷之。(第二。)

134.清-本草易读-汪昂-本草易读卷七-全蝎(三百五十四)

小儿一切惊风,炙焦为末,薄荷汤下。(验方第一。)妇人乳痈积乳,没药三钱,乳香二钱,蜈蚣半条,全蝎二个焙焦,为细末,黄酒冲服,发汗。(第二。)

135.**清-本草择要纲目-蒋居祉-寒性药品-天花粉**

[气味]苦寒无毒,阴也。

[主治]解烦渴,行津液。心中枯涸者,非此不能除。与辛酸药为佐使,导肿气乳痈痔瘘疮疖。

136.**清-本草择要纲目-蒋居祉-寒性药品-漏芦**

[主治]下乳汁,消热毒,排脓止血生肌,杀虫,疗乳痈瘰疬,行痘疹热。古方治痈疽发以漏芦汤,尤其功之首称也。

137.**清-本草择要纲目-蒋居祉-平性药品-蒲公英**

[主治]妇人乳痈水肿,散滞气,化热毒,擦牙乌须发,壮筋骨。亦可入阳明太阴经。凡治乳痈,以忍冬藤同煎汤,入酒佐服,服罢欲睡,睡觉微汗,是其效也。

138.**清-本草择要纲目-蒋居祉-平性药品-木芙蓉**

叶花

[主治]清肺凉血,散热解毒,治一切大小痈疽肿毒恶疮,消肿排脓止痛。芙蓉花并叶,气平而不寒不热,味微辛而性滑涎粘,其治痈肿之功,殊有神效。近时疡医,秘其名为清凉膏、清露散、铁箍散,皆此物也。其方治一切痈疽发背,乳痈恶疮,不拘已成未成,已穿未穿,并用芙蓉叶,或根皮,或花,或生研,或干研末,以蜜调涂于肿处四围,中间留头,干则频换,初起者即觉清凉,痛止肿消,已成者即脓聚毒出,已穿者即脓出易敛,妙不可言,或加生赤小豆末尤妙。

蒲公英

[发明]蒲公英茎叶皆似莴苣,吾乡甚多。折其茎叶,有白汁溢出如乳汁,故吴俗呼为"羊奶奶草"。濒湖谓:关中谓之狗乳草,亦此意也。其性清凉,治一切疔疮痈疡红肿热毒诸症,可服可敷,颇有应验。而治乳痈乳疖、红肿坚块,尤为捷效。鲜者捣汁温服,干者煎服,一味亦可治之。而煎药方中,亦必不可缺此。苏恭《唐本草》谓:甘平无毒,治妇人乳痈、水肿,煮汁饮及封之,立消,洵不诬也。丹溪亦谓:解食毒,散滞气,化热毒,消恶肿,

结核疔肿。石顽谓:治乳痈,必鲜者取汁和酒服,服后欲睡,是其功验,微汗而愈。寿颐按:乳痈乳核单方,古法多用酒服,盖欲其迅行及于患处,然此惟坚块初起,其形未大,肌肤亦未变色时,间或可施。而乳症多兼肝胆阳邪,酒能助火,未可概投。若形势渐巨,本欲酿脓者,适以速成其溃耳。自来著内科书者,多不习疡科,所以不知其弊,实则内外两科,理本相通,且内外病之联属者,尤非少数。

不知内科,固万不能治疡;即不知疡科,则治内亦每有养痈贻害之弊。无如长于治内者,辄谓吾是大方专家,彼污秽腥臊之疮疡,又岂肯降格从事。然一遇内外相兼之症,势必束手无措,敷衍了事,扪心清夜,已昧天良。须知治疡虽似小伎,要知非精于治内者,亦不可与语此中神化也。

139.清-本经逢原-张璐-卷二·隰草部-萱草

[发明]萱性下走入阴,故根治砂石淋,下水气及酒瘅大热,衄血。擂酒服治吹乳肿痛。花治酒瘅,利湿热。其花起层者,有毒勿食。

140.清-本经逢原-张璐-卷三·菜部-芜菁

[发明]蔓菁治热毒风肿乳痈寒热,和盐少许生捣涂之,热即易,不过三五次瘥。子能明目。《千金》面脂方用之,令人面洁白悦颜色。但不可久食,令人气胀。

141.清-本经逢原-张璐-卷三·菜部-蒲公英

[发明]蒲公英属土,开黄花,味甘。解食毒,散滞气。然必鲜者捣汁和酒服,治乳痈效速。服罢欲睡是其功验,微汗而愈。

142.清-本经逢原-张璐-卷三·果部-橘叶

[发明]橘叶苦平,导胸膈逆气,消乳痈。捣烂和面熨伤寒胸膈痞满。又治肺痈,绞汁一盏服,吐出脓血愈。

143.清-本经逢原-张璐-卷四·人部-头垢

[发明]头垢乃相火之余气结成,专开郁结之气。乳痈初起,煅灰,酒服即消,以其善祛胃中积垢也。

144.清-本经序疏要-邹澍-卷六-恶疮

莽草,温。主风头瘾肿乳痛,除结气疥瘙。

145.清-神农本草经赞-叶志诜-卷三下经-莽草

味辛温,主风头痛肿,乳痈疝瘕,除结气疥搔,杀虫鱼,生山谷。

146.清-神农本经校注-莫枚士-卷下-莽草

味辛温,主风头痛肿,乳痈疝瘕,除结气疥瘙,杀虫鱼。

147.清-神农本经校注-莫枚士-卷下-天鼠屎

牡鼠矢,煮服治伤寒劳复,阴阳腹痛。研末服治乳痈。烧灰敷疔肿打伤,皆与此相应,当是也。

橘核:治疝气乳痈。

乳痈,发背诸肿毒,猪脂切片,冷水浸贴,热即易,以散尽为度。

妇人无乳及乳痈、发背初起,并以母猪蹄一双,通草同煮食,并饮其汁。

蒲公英(《唐本草》)

主:妇人乳痈。

青皮,未黄而青色者也,其气芳烈(时珍)。治肝胆之病,破坚癖(元素),消乳痈,疝气(时珍)。破滞削坚(明之),是其所长(仲淳)。

妇人吹乳,韭菜地中蚯蚓屎研末,醋调,厚敷,干即易之,三次即愈。

滑石

[主治]滑石,甘、寒,无毒。主身热泄澼,乳痈癃闭。疗五淋,主产难。

远志

一切痈疽。远志酒:用远志,不以多少,米泔浸洗,捶去心,为末。每服三钱,温酒一盏调,澄清服。以滓敷患处,最治吹乳。

丹参

妇人乳痈,用丹参、白芷、芍药各二两,以醋淹一宿,猪脂半斤,熬膏敷之。

妊娠尿难:贝母、苦参、当归为末,蜜丸。每服三丸至十丸。吹奶作痛。贝母末吹鼻中大效。

乳痈初起:白芷、贝母各二钱,为末。温酒服。

天花粉

[主治]天花粉,苦、寒,无毒。主消渴身热,烦满大热,补虚安中,疗八疸,热狂时疾,消肿毒,乳痈。

产后吹乳,肿硬疼痛,轻则妒乳,重则为痈。天花粉一两,乳香一钱,为末。温酒每服二钱。

葛根

处处有之。

治乳痈,忍冬藤二两,地丁一两,捣烂少煎,少酒佐之。服罢欲睡,睡后得汗即安。

妇人吹乳,赤小豆酒研温服。

乳痈初起:葱汁一升,顿服即散。

产后吹奶:陈皮一两,甘草一钱,煎服即散。

妇人乳痈,橘红炒微黄为末,每服二钱,麝香酒调下。未成即散,已成即溃,痛不可忍即不痛,神验。

妇人吹乳,皂荚去皮,蜜炙为末,酒服一钱,即消。

乳痈、乳岩、吹奶,并以穿山甲(炙焦)、木通各一两,自然铜半两,为末。每服二钱,酒下。

乳妒、乳痈:鸡屎白炒研,酒服方寸匕。

牡鼠矢

妇人吹奶:鼠矢七粒,红枣七枚,包矢烧存性,入麝少许,温酒调服。并治乳痈。牡鼠矢同陈石灰捣收,敷金疮神效。

人牙齿

[主治]人牙齿,甘、咸、热,有毒。治乳痈,痘疮。

乳痈未溃:人牙烧研,酥调贴之。

独用将军

辛,无毒。主毒肿、乳痈。捣汁和酒服。又治下痢噤口,取将军草根如豆者,捣汁三匙,以白酒半杯和服。

蒲公英

乳痈红肿:蒲公英一两,忍冬藤二两,捣烂水煎,食前服。服罢即欲睡,睡觉病即去矣。

恶刺入肉,肿痛不可忍。蒲公英罨伤处。孙真人自治有效。

乳痈初发:以北来真桦皮烧存性,研酒服方寸匕。

妇人吹乳:白丁香半两,为末,温酒服一钱。

刺蒺藜

破癥结积聚、喉痹与恶血,治身体风痒、头痛与乳痈。

橘叶

导胸胁之逆气,行肝经之恚怒。乳痈胁痛能消,药中行经至宝。

148.清-药性分类主治-屠道和-上篇药性主治-乳痈

瑞香(《纲目》)

味甘咸。治急喉风。用白花瑞香根,研水灌之。叶,治乳痈肿痛。

蒲公英(《唐本草》)

味甘,气平。色黄属土,入阳明、太阴经。解食毒热毒,散滞气,消肿核。同忍冬藤煎汤,少入酒,治乳痈。服罢即睡,睡觉微汗,病即安矣。有擦牙乌发还少丹,用蒲公英一斤,三四月生平泽中,秋后亦有放花。带根叶取一斤洗净,勿见日，晾干，入斗子。解盐一两，香附子五钱，二味为细末，入蒲公英内淹一宿，分为十二团，用皮纸三四层，裹扎定，六一泥（即蚯蚓粪）如法固济，入灶内焙干。武火煅红为度，冷定取出，去泥为末。早、晚擦牙漱之，吐咽任便，久用方效。能固齿牙，壮筋骨，生肾水。年未八十者，服之须发返黑，齿落更生，至老不衰，此仙方也。

蒲公英

[主治]主妇人乳痈肿，水煮汁服之，又封之，立消。（《本经》）

石膏主中风寒热，口焦舌干不能息；逆气惊喘腹中坚，产乳金疮邪鬼辟。石膏质腻理疏，味辛甘而气寒冷，虽属石类，乃阳明之宣剂凉剂也，故阳明证实热大渴者宜之。又治石乳乳痈，牙疼鼻衄者，皆阳明之热证也。（眉批：直入里而出外。）

蒲公英甘治乳痈，水肿恶疮及疔肿；固齿乌须筋骨坚，出刺能消结核壅。公英苦寒，能解热毒，散滞气，故消肿核有奇功。同忍冬煎汤，入酒佐服，治乳痈，服罢欲睡，是其功也。睡觉微汗，病即安矣。杲曰：少阴肾经君药也。服之须发返黑，齿落更生。又，《千金方》出肉中刺痛。

漏芦咸寒。主皮肤热毒，恶疮疽痔湿痹。下乳汁，洗疮痒。治乳痈瘰疬，解时行痘疹。治历节风痛，金疮扑损。

香蒲甘平。治五脏心下邪气，口中烂臭；坚齿、明目、聪耳。久服轻身耐老。治妬乳乳痈。根捣封之，并煎汁饮。

马鞭草一名龙牙草，苦微寒。主下部䘌疮。癥瘕久疟，破血杀虫，行血活血，鼓胀水肿，疝痛经闭，乳痈喉痹，发背杨梅，白癞恶疮。

白芷辛温香燥，行经发表，散风泻湿，治头痛鼻渊、乳痈背疽、瘰疬痔瘘、疮痍疥癣、风痹瘙痒、肝庖疵瘢之证。兼能止血行瘀，疗崩漏便溺诸血，并医带淋之疾。刀伤蛇咬皆善，敷肿毒亦善。

葱白辛温发散，升陷达郁，行经发表，厥有功焉。其诸主治，下乳汁，散乳痈，消肿痛，止麻痹，疗下血，熨便癃，通淋沥，调泄利。

149.清-长沙药解-黄元御-卷三-栝蒌根

清肺之药，最为上品，又有通达凝瘀，清利湿热之长。其诸主治，下乳汁，通月水，医吹奶，疗乳痈，治黄疸，消囊肿，行扑损瘀血，理疮疡肿痛。

鸡脚草

鸡脚草生建昌。形状如吉祥草而叶不光泽，有直纹如竹，面绿，背黄绿，与茎同色,根如姜而瘠,有须。土医以治劳损、乳毒。劳损取根煎酒服,乳毒蒸鸡蛋食之。

按《南城县志》:夏无踪子名天葵,此草江西抚州、九江近山处有之,即郑樵所谓莵葵,即紫背天葵者。春时抽茎开花,立夏即枯,质既柔弱,根亦微细,寻觅极难,秋时复苗,凌冬不萎。土医皆呼为天葵。南城与闽接壤,故渔仲稔知之。此草既小不盈尺,又生于石罅砌阴下,安能与燕麦动摇春风耶?建昌俚医以敷乳毒,极效。

元宝草

元宝草,江西、湖南山原、园圃皆有之。独茎细绿,长叶上翘,茎穿叶心,分杈复生小叶;春开小黄花五瓣;花罢结实;根香清馥。土医以叶异状,故有相思、灯台、双合合诸名。或云患乳痈,取悬置胸间,左乳悬右,右乳悬左,即愈。《简易草药》有茅草香子,治瘰症极效,按其形状亦即此。

艾叶落得打,花挺高,苗根黑似漆。味苦,微辛。跌打、血晕、气闭,取汁和酒服之,疏通气血,验如奔马。土名赛三七。愚按:花似蒲公英,折断有白汁。但公英叶皆塌地,花苗三、四寸,极高者尺许,无岐。消乳痈之圣药,散瘰疬之灵丹,美名黄花地丁草是也。(壬寅,陆澍)

150.清-奇效简便良方-丁尧臣-卷三-妇女

内外吹乳:旧葵扇(俗呼芭蕉扇)去筋烧灰(扇风炉多年者尤妙),热黄酒冲服。

乳痈久不收口:茅屋上陈年旧茅草剪尾一束,研末,加顶上冰片少许敷。

乳痈溃烂见心:猫腹下毛(要多),干锅内煅存性,末干掺。或清油调,入轻粉少许敷。

乳吹乳痈:葱一握,连根捣烂敷患处,用瓦罐盛炭火盖葱上一时,蒸热出汗消。

又方:槐花(用子亦可)炒为末,每服三钱,黄酒下。或鹅毛煅为末,酒下。

乳痈(红肿痛者是,男女皆有此症):豆腐店桌上做豆腐淋下之水一桶,入锅熬干成膏,冷透厚敷,干即换。(并治乳岩)

乳痈多至二三百头者,柳树根去皮捣烂,蒸热用布包熨,冷即换。

乳痈日久不愈:虾酱,用好醋蒸热敷之,奇效。

疔肿乳痈:生地捣敷,热即换。

又芝麻炒焦捣烂,以灯盏内油脚调敷。

又方:初起时以玉簪花根擂酒服,以渣敷之。

乳痈初起:水杨柳根生捶碎,贴患处,其热如火,再贴即平。此葛仙方也。

乳痈并乳头破裂:白鸡屎炒研,酒服一茶匙,三服愈。

产后勒乳成痈:益母草末水和涂。

乳痈初起:芙蓉根切碎,酒煎,尽量饮之。

又牛屎和酒敷。

又服葱汁一碗。

治妒乳方:以葵茎灰捣筛,饮服方寸匕,日三,即愈。(《集验方》直捣为散,不为灰。)

治乳痈二三百日,众疗不瘥,但坚紫色,青柳根熨方:

以柳根削取上皮,捣令熟,熬令温,盛著练囊中,熨乳上,干则易之,一宿即愈。

治妒乳乳痈肿方:取研米槌二枚,炙令热,以絮及故帛擒乳上,以槌更互熨之,瘥止,已用立效。

治乳痈坚方:以水罐中盛醋泔清,烧石令热纳中沸止,更烧如前,少热纳乳渍之,及冷更烧石纳渍,不过三度烧石愈。

151.清-寿世简便集-林清标-增补救急良方

妇人乳痈:用蒲公英一把,煎黄酒服,外用渣敷之即消。

乳毒:龟板烧研酒服,四服。

乳疮:脂麻炒焦研末,灯盏油调涂。

152.清-万全备急方-王翙-妇人乳部

患吹乳,皂荚去皮,蜜炙为末,酒服一钱。

乳痈初起:广胶五钱,切炒,将老酒化开,尽量饮之。

内吹乳痈:用木梳上头垢,用无根水为丸如鸡头大,日服二三丸,无根水吞,左乳左卧,右乳右卧,取汗。(无根水,吊桶内水也。)

又方:生蒲公英,捣烂冲酒服,渣敷乳上,略睡片时,数次即愈。此为乳痈圣药,屡著神奇,不可轻视。

乳痈肿及头面:照卷十五瘟疫门大头瘟蚯蚓方治之,其效如神。

乳痈日久肿痛不愈:虾酱,用好醋蒸热,敷之。诸药不效者,治之奇效。

153.清-疑难急症简方-罗越峰-卷四-外科

产后乳头生疮,名妒乳,梁上尘醋和敷。

乳痈并治一切痈疡（随山宇）：鲜蒲公英（连根取汁），温酒冲服，渣敷患处，干者酒煎亦可。

又熨法膏秘方（古今）：治吹乳乳痈，登时立消，葱（连根杵烂）铺乳患上，用瓦罐盛灰火，盖葱上，一时蒸热出汗，即愈。（择妙手熨。）

乳痈并乳头破裂：白鸡屎（炒研），酒服（一茶匙），三服愈。

乳痈已成未破（丁氏）：牛牙（二个，煅末），酒冲三五服。

妇人吹乳，用头垢以无根水丸梧子大，每三丸，食后，用屋上倒流水下，随左右暖卧，取汗，甚效。或以胡椒七粒，同头垢和丸，热酒下，得汗，立愈。（《卫生》）

妇人妒乳，内外吹乳，乳岩，乳疮，乳痈，用橘叶入药，皆效，以叶能散阳明厥阴经滞气也。

乳痈奶疖：活螃蟹十余只，取脚爪尖，约七八钱，阴阳瓦炙黄研末，陈酒送下，出汗即愈。

治乳痈癣疬疬敷药：用野花椒叶晒干为末，鸡子清调敷立愈，痈尤效。

妇人乳肿，不论内外吹，名必消散。

取五谷大杨树上木耳菌，拭净，瓦上炙焦存性为末，每服三钱，沙糖调陈酒送下即消。

治乳痈初起肿痛，乳管闭塞，用多年老羊角一对，烧灰存性，为细末，每服三五钱，热酒调服，每要饿腹服之可也。

又外熏方：纸拍火入米升内，套乳头上，熏即散。

又一方：止用鹅喉管，烧灰存性，为细末，热酒调服，每服止用一条为度。

吹乳将痈，马肠涂之，内用蔓荆子捣烂，酒服，以渣敷患处

妒乳

乳头小疮，黄汁浸淫，经来累月，名妒乳，赤龙皮汤（槲皮三升，切碎，水十碗，煎五碗，洗之）。

天麻汤

天麻草五升，切以水斗半，煎取一斗，随寒温分洗乳。此草叶如麻叶，冬生夏着花，赤如鼠尾，花亦可以洗浸，淫黄烂热，疮痒疮湿，阴蚀疮，小儿头疮，洗毕传之。又有妇人乳头裂痛，取秋后冷落茄子花裂开者，阴干烧存性，水调敷之。

一方：吹乳作痈，用葵茎及子，捣为末，酒调服方寸匙。

又验方：血管鹅毛根（断，七根，炙枯研末），用猪小肠内勒下秽物调敷肿处，立刻止痛。

154.清-女科秘要-静光禅师-女科秘要卷二-胎前乳肿

胎前两乳肿,生寒作热,名内吹乳。

皂角散

皂角(一条,烧灰),酒调服。

蒲公英酒,治乳痈、吹乳,不问已成未成,皆可用蒲公英一握捣烂,入酒半钟,取酒温服,渣敷患处,甚者不过三五服,即愈。

远志酒能托散诸毒,治女人乳痈尤效。远志不拘多少用米泔浸洗,槌,去心,为末,每服三钱,用好酒一盏调,迟少顷,澄清饮之,以滓敷患处。

蒲公英

味甘苦,性寒。入脾、胃、肾。擦牙乌髭发,通淋称妙品。溃坚肿,消结核,屡着奇功。解食毒,散滞气,每臻神效。(蒲公英五两,同金银花或藤,取汁入酒,日三服尽,治乳痈。)

益母草(紫红花者佳,白花不堪入药,去老干。)

味辛苦,气寒,性滑利。调妇人经胎产诸证,故有益母之名。安生胎,落死胎,生新血,行瘀血,消乳痈,散热毒,除小儿疳痢。(水煎五钱,入蜜和服。)

青、陈皮(皆橘子皮也。)

陈皮味苦,气辛气实,痰滞必用。留白味甘缓,去白味辛速。泻脾胃浊痰,散心腹滞气,饱逆胀满堪除,呕吐恶心皆效。解酒除烦,利水破积,通达上下,统治百病,皆理脾燥湿之功。橘核治疝气,橘叶散乳痈。(橘叶七片,青皮二钱,石膏八钱,甘草节一钱八分,瓜蒌实一枚,酒煎服。一方加蒲公英三钱,金银花三钱,连翘二钱,川芎钱半,并治吹乳寒热交错者。)青皮即橘之嫩小者,苦能去滞,辛能散气,酸能入肝,又入三焦、胆。消坚癖除胁疼,驱恶疟散乳痈,解郁怒劫疝疏肝,破滞气宽胸消痰。肝虚者忌之。盖有滞气则破滞气,无滞气则损真气也。

苍耳子(去刺,酒蒸。)

味甘苦,气温,善发汗散风湿,通脑顶行足膝,达皮毛。治头疼目暗,鼻渊肢挛,乳痈瘰疬瘙痒之证。(苍耳散,治鼻渊。苍耳子二钱,薄荷四钱,辛夷四钱,白芷八钱,为末,任调下)。

牙皂

味辛咸,性温,有小毒。入肝、肾。主风痹死肌,头风目泪,通关窍,理痈疽,(妇人吹乳及乳痈,牙皂烧灰同蛤粉研末,调服二钱。)

鲜橘叶:行肝气,消肿散毒。治乳痈、胁痛、肺痈。

芜蔚:消水行血调经。治血晕、血痛、血淋、消疔肿乳痈。

百合:甘淡气平,功缓,益气润肺,除嗽,解喉乳痛,润大小便。又有一种味苦者忌用。

《内经》云:乳头属足厥阴肝经,乳房属足阳胃经。若乳房忽然肿痛,数日之外,焮肿而溃,稠脓涌出,脓尽则愈。此属胆胃热毒,气血壅滞所致,名曰乳痈。治方列后。

乳痈初起未成脓者,用生蒲公英数两,石臼内捣烂,热酒冲服,渣敷患处,略睡片时,二三次即愈。

又方:乳痈初起,敷之即时消散。用生香附一两,研末,正麝香二分,上二味和匀,以生蒲公英二两,如无生者,干的亦可,好酒浓煎,去渣,以酒调药,如稠糊乘热敷患处即消,随后请名医调理气血为要。

夏枯草:苦、微辛,独入厥阴,善解肝气,消瘰疬,散结气,止目珠痛,开郁疗乳痈,并非治喉之品。

百合:甘、淡,气平,功缓。益气润肺,除嗽,解喉痹、乳痈,润大小便。又一种味苦者,不宜用。

一山药(原名薯蓣):甘、平而淡,微涩。补脾肺,益肾涩精,养心神除烦热,治诸虚百损,须选淮山药之肥白者乃佳。其建山药,味苦气烈,不合于用,尤不宜于白腐。

一甘草:气平味甘之品,合土之德,故独入脾胃。稼穑作甘,土之正味,盖土居中而能兼运乎五行,可升可降,可内可外,有和有缓,有生有克,有承有制,有补有泻,善于解诸毒,祛热邪,坚筋骨,建脾胃,长肌肉,随气药入气,随血药入血,无往而不可,故称为国老。凡生用则凉,炙用则温,尤能助熟地,疗阴虚之危。

一金钗斛:甘、淡而力薄,性轻清和缓,有从容分解之妙。能养阴退火,除烦清肺,逐邪热,平脾胃之火,去嘈杂善饥。

一沙苑蒺藜:甘,温,入肝、肾二经。益精补肾,止腿痛遗泄。凡喉患后用佐调理甚良。

一黑芝麻(即巨胜子):甘,平。补中益气,养肺润肠,逐风湿,填脑髓,久服延年,疗白缠喉最妙。

155.清-古今医诗-张望-第二十八卷-妒乳乳痈乳头裂治法诗

妒乳乳痈乳头裂,三病却只一方选。(乌骨)雄鸡屎白炒而擂,一匙酒下日三转。乳裂秋茄已绽开,阴干烧末水敷满。

156.清-古今医诗-张望-第二十九卷-止崩诗(五条)

漏下崩中五色错(交杂也),(别证)乳痈断汁小儿饿。露蜂房末吃三钱,温酒传之愈一个。

单方:治乳痈溃烂见心者。

用猫儿腹下毛煅存性为末,合轻粉少许青油调搽。

缪仲淳云:妒乳、内外吹乳、乳岩乳痈,不外阳明、厥阴二经之病,橘叶最妙。又用生半夏一个研末,生葱头一段研裹,左右互塞鼻,神验。又于山中掘野芥菜(去叶用)根,洗净捣烂,无灰酒煎数滚,饮一二次,即以渣遍患处,凡乳痈未成,或肿或硬,或胀痛者,无不立消,屡治经验。野芥菜,一名天芥菜,又名鹦哥草,似芥菜而略矮小,其根数出如兰根,用以治乳,想其形似乳囊也,故用有验。(春圃附载。)

乳痈已成

胡桃隔瓦上焙燥研末,每服三钱,红糖调匀,温酒送下三服,无不全愈。

又于山中掘野芥菜(去叶用)根,洗净捣烂,无灰酒煎数滚,饮一二次,即以渣遍患处。凡乳痈未成,或肿、或硬、或胀痛者,无不立消,屡治经验。野芥菜,一名天芥菜,又名鹦哥草,似芥菜而略矮小。其根数出如兰根,用以治乳,想其形似乳囊也,故用有验。

157.清-沈氏女科辑要笺疏-沈又彭-卷下-乳痈已成

胡桃膈上焙燥研末,每服三钱,红糖调匀,温酒送下三服,无不全愈。

笺疏:既曰已成,则内有脓矣。非针之使溃,尚何有退消之法?此条二方仍是单方耳,轻症初起成能小效,必曰可退,断不足恃,且更有一大弊。在乳痈皆是阳症,成溃最迅,酒之通经活血,能使外疡消肿软坚,止可治以阴发坚硬木肿之症。若阳发,饮酒是为厉阶以治乳痈,尤其抱薪救火。吾乡俗传,治此症尚有一单方,用生鹿角研末,热陈酒冲服,或谓鹿角霜。皆是温散治法,万无可消阳发之理。而传者皆言其神妙,用者乃无一成,无一不溃,而亦无一不大痛三四日。所见所闻,不可偻指,当与是条二方鼎足成三,彼此辉映。

妒乳者,因无儿饮乳,或儿未能饮,余乳蓄结作胀;或妇人血气方盛,乳房作胀,以致肿痛、憎寒、发热;不吮通之,必致成痈。若肿不消,用麦芽二、三两,炒热煎服,立消。(《景岳全书》)

又方:黛赭石,以胭脂水磨涂颊上,数次即愈。

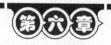

乳痈的针灸法

1.宋-针灸资生经-王执中-第七-乳痈

膺窗治乳痈寒热,卧不安(《铜》)。临泣治乳痈(见月事)。神封治乳痈洒淅恶寒(《明》同)。乳根治乳痈凄惨寒(《千》有热字)痛,不可按。

《千金》论曰:女人患乳痈,四十以下,治之多瘥,四十以上,治之多死,不治,自终天年。予有亲年七十,生乳痈,不信此论,令外科用刀伏开时暂虽快,未几而殂,方知《千金》独信也。有捣地黄汁敷。有捣蔓菁叶或根敷,热即易之。有用白芷末温汤调敷效。

2.明-胡刻医书-胡文焕-新刻《华佗内照图》(全)-夫医者非今

佗云:疗五劳羸瘦,七伤虚乏,胸中瘀血,乳痈。

《外台》《明堂》:人年三十以上,若不灸三里,令气上冲目,可灸三壮,针入五分。

妇人乳痈肿痛,不忍欲死者,三里穴下针,其痛立止。

又方:治乳痈肿痛,诸药不能止痛者。

三里一穴,针入五分,其痛立止,如神也。三里穴,在膝下三寸,胻骨外廉两筋间,举足取之。

3.明-外科理例-汪机-卷一-竹马灸四十九

丹溪曰:诸项灸法皆好,惟骑竹马灸法尤为切要,此消患于未形也。先令病人以肘凭几,竖臂腕,腰直,用篾一条自臂腕中曲纹尽处,男左女右,贴肉量起,直至中指尖尽处为则,不量指甲,却用竹杠一条,令病人脱衣骑定,令身正直,前后二人扛起,令脚不着地,又令二人扶定,勿令僵仆,却将所量臂腕,篾从竹扛坐处尾骶骨尽处,直竖竹上贴脊背,量至篾尽为则,用墨点。此只是取中,非灸穴也,另用薄篾,量病人中指节,相去两横为则,男左女右,截为一则,就前所点记处两边,各量开尽处,即是灸穴,两穴各灸五壮或七壮,不可多灸。不问痈在何处及乳痈,并用此法灸之,无不愈者。一云:疽发于左,灸左;发于右,灸右;甚则左右皆灸。盖此二穴,心脉所过处。经曰:诸痛痒疮疡,皆属心火。又云:心主血,心气滞则血不行,故逆于肉理而生痈。灸此穴使心火调畅,血脉流通,即能奏效,起死回生。

4.明-外科理例-汪机-卷四-乳痈一百零七(附乳岩无乳并男子乳痈)

一妇乳痈脓成,针刺之及时,不月而愈。

一妇乳痈,气血颇实,但疮口不合,百法不应,与神效瓜蒌散四剂少可,更与数剂,及豆豉饼灸而愈。(此因人因治而处也。)

5.明-简易普济良方-彭用光-附痈疽神妙灸经

乳痈之发,其证不一,有发正于乳上曰乳气,乳左曰侵囊,乳右曰乳疽,乳下曰乳岩,当乳头所发曰乳毒。俱当灸足三里并肩髃各二十七壮,疏滞而痊也。

6.明-证治准绳·疡医-王肯堂-卷之三-手部(八)

乳痈针乳中穴(在乳下中,针入,分沿皮向后一寸半,灸泻。)

(甲)乳痈寒热,短气卧不安,膺窗主之。乳痈凄索寒热,痛不可按,乳根主之。大惊乳痛,梁丘主之。乳痈有热,三里主之。(乳痈诸药不能止痛者,三里针入五分,立止。)女子乳痈惊,巨虚、下廉主之。(《千金要方》云:臂肿重,足蹈不收,跟痛。)乳痈,太冲及复溜主之。妒乳,太渊主之。妇人乳馀疾,盲门主之。

7.明-类经图翼-张景岳-四卷-附针灸诸赋

肩井乳痈而极效,商后痔漏而尤良。脱肛趋百会尾骶之所,无子收阴交石关之乡。中脘主乎积利,外丘收乎大肠。寒疟兮,商阳太溪验;疭癖兮,冲门血海强。夫医乃人之司命,非智士而莫为;针又理之玄微,须至人之指教。先究其病原,后详其穴道。随手见功,应针取效。

8.明-类经图翼-张景岳-六卷-经络(四)

下廉:在曲池下四寸,辅骨下,去上廉一寸,辅兑肉其分外斜。刺五分,留五呼,灸三壮。

主治劳瘵狂言,头风痹痛,飧泄,小腹满,小便血,小肠气,面无颜色,疭癖腹痛不可忍,食不化,气喘涎出,乳痈。此穴主泻胃中之热,与气冲、三里、巨虚上廉治同。

膺窗:在屋翳下一寸六分,巨骨下四寸八分,去中行四寸陷中,仰而取之。刺四分,灸五壮。

主治胸满短气不得卧,肠鸣注泄,乳痈寒热。

三里(即下陵,出本输篇):在膝眼下三寸,胻骨外廉,大筋内宛宛中,坐而竖膝低跗取之。极重按之,则跗上动脉止矣。足阳明所入为合。刺五分,留七呼,灸三壮。《千金》云:灸二百壮至五百壮。一云小儿忌灸三里,三十外方可灸,不尔反生疾。秋月不宜出血,恐土虚也。

主治胃中寒,心腹胀痛,逆气上攻,藏气虚弱,胃气不足,恶闻食臭,腹痛肠鸣,食不化,大便不通,腰痛膝弱不得俯仰,小肠气。此穴主泻胃中之热,与气冲、巨虚上下廉同。

秦承祖曰:诸病皆治,食气水气,蛊毒痃癖,四肢肿满,膝胻酸痛,目不明。

华佗云:疗五劳七伤。羸瘦虚乏,瘀血乳痈。

下巨虚(一名巨虚下廉):在上廉下三寸,两筋骨陷中,蹲地举足取之。巨虚下廉,足阳明与小肠合。又为冲脉下输。刺三分,灸三壮。一曰刺八分。

主治胃中热,毛焦肉脱,汗不得出,少气不嗜食,暴惊狂言,喉痹,面无颜色,胸胁痛,飧泄脓血,小肠气,偏风腿痿,足不履地,热风风湿冷痹,胻肿足跗不收,女子乳痈。此穴主泻胃中之热,与气冲、三里、上巨虚同。

9.明-类经图翼-张景岳-七卷-经络(五)

神封:在灵墟下一寸六分,去中行二寸,仰而取之。刺三分,灸五壮。

主治胃胁满痛,咳逆不得息,呕吐不食,乳痈,洒淅恶寒。

10.明-类经图翼-张景岳-八卷-经络(六)

席弘赋云:针肩井,须针三里,方可使气调。

百证赋云:治乳痈极效。

临泣:在足小指次指本节后间陷中,去侠溪一寸五分。足少阳所注为腧。刺二分,留五呼,灸三壮。

主治胸满气喘,目眩心痛,缺盆中及腋下马刀疡,痹痛无常,厥逆,痃疟日西发者,淫泺胻酸,洒淅振寒,妇人月经不利,季胁支满,乳痈。

地五会:在足小指次指本节后陷中,去侠溪一寸。刺一分,禁灸。《甲乙经》曰:灸之令人瘦,不出三年死。

主治腋痛,内损吐血,足外无膏脂,乳痈。

11.明-类经图翼-张景岳-十卷-经络(八)

乳上穴:《千金翼方》云:治乳痈妒乳,以绳横度口,以度从乳上行,灸度头二七壮。

骑竹马灸法：主治一切痈疽恶疮发背，妇人乳痈，皆可治之。

量法，用薄篾一条，以男左女右手臂腕中，自尺泽穴横纹起，比至中指端，齐肉尽处，截断为则。却用竹杠一条，令病者脱去上衣，正身骑定，使两人前后杠起，令病人脚不着地，仍令二人扶之，勿使伛偻摇动。却将前所量篾，从竹杠坐处尾骶骨下，着杠比起，贴脊直上，至篾尽处点记之，此是取中，非灸穴也。更用薄篾量手中指，用同身寸法，取定二寸，平放于脊中墨点上，各开一寸是穴（一本作各开二寸），灸五七壮。一曰疽发于左则灸右，疽发于右则灸左，甚则左右皆灸。盖此二穴，乃心脉所过之处。凡痈疽皆心火留滞之毒，灸此则心火流通而毒散矣。起死回生之功，屡试屡验。

12.明-类经图翼-张景岳-十一卷-针灸要览

［乳痈、乳疽、乳岩、乳气、乳毒侵囊］近膻中者是。

肩髃灵道（二七壮），温溜（小人七壮，大人二七壮），足三里条口（乳痈），下巨虚（各二七壮）。

阳跷申脉穴（图6-1）主治歌：腰背脊强足踝风，恶风自汗或头疼，手足麻挛臂间冷，雷头赤目眉棱痛，吹乳耳聋鼻衄血，癫痫肢节苦烦疼，遍身肿满汗淋漓，申脉先针有奇功。

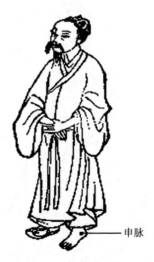

——申脉

图6-1　阳跷申脉穴

［注］腰背脊强，不能俯仰也。足内踝红肿，名绕踝风也。足外踝红肿，名穿踝风也。恶风自汗与雷头风痛，暴发火眼，眉棱骨痛，手足麻木拘挛，臂冷，及妇

人吹乳,乳房红肿(未产者名内吹,已产者名外吹也),耳聋鼻衄,癫痫抽搐,肢节烦疼,遍身肿满,头汗淋漓等证,此皆风热痰饮,流注攻冲为病。并宜先针申脉,立时有功。

膺肿乳痈灸乳根,小儿龟胸灸亦同,呕吐吞酸灸日月,大赫专治病遗精。

[注]乳根穴,主治胸前肿,乳痈,小儿龟胸等证。针三分,灸三壮。

13.明-刺灸心法要诀-吴谦-卷一-八脉交会八穴歌

腰背脊强足踝风,恶风自汗或头疼,手足麻挛臂间冷,雷头赤目眉棱痛,吹乳耳聋鼻衄血,癫痫肢节苦烦疼,遍身肿满汗淋漓,申脉先针有奇功。

[注]腰背脊强,不能俯仰也。足内踝红肿,名绕踝风也。足外踝红肿,名穿踝风也。恶风自汗与雷头风痛,暴发火眼,眉棱骨痛,手足麻木拘挛,臂冷,及妇人吹乳,乳房红肿(未产者名内吹,已产者名外吹也),耳聋鼻衄,癫痫抽搐,肢节烦疼,遍身肿满,头汗淋漓等证,此皆风热痰饮,流注攻冲为病。并宜先针申脉,立时有功。

阴跷照海穴(图 6-2)主治歌:喉闭淋涩与胸肿,膀胱气痛并肠鸣,食黄酒积脐腹痛,呕泻胃翻及乳痈,便燥难产血昏迷,积块肠风下便红,膈中不快梅核气,格主照海针有灵。

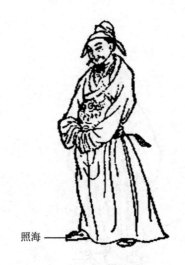

图 6-2　阴跷照海穴

[注]上焦火盛,咽喉闭塞不通;下焦热结,膀胱气痛,小便淋涩,胸中肿痛;或食积酒积,内蓄伤脾,发黄;或脐腹痛;或呕泻,胃翻吐食,乳痈,大便燥结,及妇人生产艰难,瘀血块痛,昏迷,肠风下血不已;或隔中之气,怏怏不快,如梅核气格塞

咽喉之间,咯之不出,咽之不下等疾,急刺照海穴,则诸证自散。

14.明-刺灸心法要诀-吴谦-卷七-胸腹部主病针灸要穴歌

中极穴,主治下元寒冷虚损,及妇人月事不调,赤白带下。针八分,留十呼,灸三壮。孕妇不可灸。

膺肿乳痈灸乳根,小儿龟胸灸亦同,呕吐吞酸灸日月,大赫专治病遗精。

[注]乳根穴,主治胸前肿,乳痈,小儿龟胸等证。针三分,灸三壮。

15.明-刺灸心法要诀-吴谦-卷七-足部主病针灸要穴歌

颈漏腹下马刀疮,连及胸胁乳痈疡,妇人月经不利病,下临泣穴主治良。

[注]临泣穴,主治颈漏,腋下马刀,连及胸胁,妇人乳痈,月信不调等证。针二分,灸三壮

16.明-神应经-陈会-妇人部

乳痈:下廉、三里、侠溪、鱼际、委中、足临泣、少泽。

17.明-针方六集-吴昆-卷之五纷署集-胸自输府夹任脉两旁各二寸下至步廊凡十二穴第十五

或中二穴,主嗽喘痰涎,胸痛不能食,及乳痈之近少阴者。

18.明-针方六集-吴昆-卷之五纷署集-胸自气户夹输府两旁各二寸下行至乳根凡十二穴第十六

气户二穴,治咳逆上气,肩息咳嗽,胸胁胀满,背痛,不知食味,乳痈。

膺窗二穴,主胸胁满,乳痈寒热,肠鸣注泄。

乳根二穴,主咳嗽气急,哮喘,胸下满痛,膈气食噎,乳痈寒热。

19.明-针方六集-吴昆-卷之五纷署集-手太阳凡一十六穴第二十八

少泽二穴,主目翳肿痛,喉痹,舌强口干,项强,瘛疭,咳嗽涎吐,疟疾寒热汗不出,妇人无乳及乳痈痛,乳汁不通。一方治鼻衄不止,左出灸右,右出灸左,都出齐灸之,三五壮止。

20.明-针方六集-吴昆-卷之五纷署集-足阳明及股凡三十穴第三十二

历兑二穴,治尸厥口噤,状如中恶,面目肿,喉痹齿痛,鼻不利,口喎唇胗,颈肿,腹胀不

巨虚下廉二穴,治小腹痛引睾丸,耳前热,肩上热,飧泄,足大指间痛,足跟痛,汗不出,毛发焦枯,脱肉少食,面无颜色,胃热不嗜饮食,唇干,涎出不觉,便血,暴惊,狂言,喉痹,胻骨肿,风痹不遂,妇人乳痈。

三里二穴,治胃气不足,恶闻食臭,喉痹,膈咽不通,心腹胀满,上支两胁,饮食不化,肠鸣腹痛,霍乱,食气水气,蛊胀疾癖,四肢肿,膝胻酸。华佗云:主五劳七伤,胸中瘀血,女子乳痈。《外台》云:凡人过三十以上,能灸此穴,则热气下眼目增明。秦承祖云:诸病皆治。

21.明-针方六集-吴昆-卷之五纷署集-足少阳及股并阳维四穴凡二十八穴第三十三

地五会二穴,禁灸。主腋痛,内损吐血,五指肿痛,乳痈。

22.明-针方六集-吴昆-卷之六·兼罗集-妇人吹乳(五十)

妇人吹乳肿难熬,吐得风涎拥便消,

少泽,穴在手小指外侧端,去爪甲角如韭叶。刺入一分,沿皮向后三分。乳痈,单泻;鼻衄,单补为效。

23.明-针灸大成-杨继洲-卷三-玉龙歌(杨氏注解)

妇人吹乳痛难消,吐血风痰稠似胶,少泽穴内明补泻,应时神效气能调(刺沿皮向后三分)。

24.明-针灸大成-杨继洲-卷六-手太阴经穴主治

鱼际:大指本节后,内侧白肉际陷中。又云:散脉中。肺脉所溜为荥火。针二分,留二呼,禁灸。

主酒病,恶风寒,虚热,舌上黄,身热头痛,咳嗽哕,伤寒汗不出,痹走胸背痛不得息,目眩,心烦少气,腹痛不下食,肘挛肢满,喉中干燥,寒栗鼓额,咳引尻痛,溺血呕血,心痹悲恐,乳痈。东垣曰:胃气下溜,五脏气皆乱,在于肺者,取之手太阴鱼际,足少阴俞。

25.明-针灸大成-杨继洲-卷六-手阳明经穴主治

下廉:辅骨下,去上廉一寸,辅脱肉分外。《铜人》斜针五分,留五呼,灸三壮。

主飧泄,劳瘵,小腹满,小便黄,便血,狂言,偏风热风,冷痹不遂,风湿痹,小肠气不足,面无颜色,疾癖,腹痛若刀刺不可忍,腹胁痛满,狂走,侠脐痛,食不化,喘息不能行,唇干涎出,乳痈。

26.明-针灸大成-杨继洲-卷六-足阳明经穴主治

膺窗:屋翳下一寸六分陷中,去中行各四寸。《铜人》针四分,灸五壮。

主胸满短气卧不安,唇肿,肠鸣注泄,乳痈寒热,卧不安。

乳根:乳中下一寸六分陷中,去中行各四寸,仰而取之。《铜人》灸五壮,针三分。《素注》针四分,灸三壮。

主胸下满闷,胸痛膈气,不下食,噎病,臂痛肿,乳痛,乳痈,凄惨寒热痛不可按抑,咳逆,霍乱转筋,四厥。

下廉(一名下巨虚):上廉下三寸,两筋骨罅中,蹲地举足取之。《铜人》针八分,灸三壮。《素注》针三分。《明堂》针六分,得气即泻。《甲乙》灸日七七壮。

主小肠气不足,面无颜色,偏风腿瘦,足不履地,热风冷痹不遂,风湿痹,喉痹,脚气不足,沉重,唇干,涎出不觉,不得汗出,毛发焦,肉脱,伤寒胃中热,不嗜食,泄脓血,胸胁小腹控睾而痛,时窘之后,当耳前热。若寒甚,若独肩上热甚及小指次指间热痛,暴惊狂,言语非常,女子乳痈,足跗不收,跟痛。

27.明-针灸大成-杨继洲-卷六-足少阴经穴主治

神封:灵墟下一寸六分陷中,去胸中行各二寸,仰而取之。《素注》针四分。《铜人》针三分,灸五壮。

主胸满不得息,咳逆,乳痈,呕吐,洒浙恶寒,不嗜食。

28.明-针灸大成-杨继洲-卷七-足少阳经穴主治

临泣:足小指次指本节后陷中,去侠溪一寸五分。足少阳所注为俞木。《甲乙》针二分,留五呼,灸三壮。

主胸中满,缺盆中及腋下马刀疡瘘,善啮颊,天牖中肿,淫泺,胻酸,目眩,枕骨合颅痛,洒浙振寒,心痛。周痹,痛无常处。厥逆,气喘不能行,瘖疟日发,妇人月事不利,季胁支满,乳痈。

地五会:足小指次指本节后陷中,去侠溪一寸。《铜人》针一分,禁灸。

主腋痛,内损唾血,不足,外无膏泽,乳痈。

29.明-针灸大成-杨继洲-卷七-治病要穴(《医学入门》)

乳根主膺肿,乳痈,小儿龟胸。

30.明-针灸大成-杨继洲-卷八-妇人门

乳痈:下廉、三里、侠溪、鱼际、委中、足临泣、少泽。

乳肿痛:足临泣。

31.明-针灸大成-杨继洲-卷九-治症总要(杨氏)

第一百三,乳痈(针乳疼处):膻中、大陵、委中、少泽、俞府。

32.明-针灸大全-徐凤-卷之四-窦文真公八法流注

少泽二穴,大陵二穴,膻中一穴。

（乳痈红肿痛，小儿吹乳。）

少泽二穴，大陵二穴，膻中一穴，关冲二穴。

（乳头生疮，名曰妳乳。）

33.明-针灸聚英-高武-卷之一-手阳明经脉穴

下廉，辅骨下，去上廉一寸，辅锐肉分外。《铜人》：斜针五分，留二呼，灸三壮。主飧泄，劳瘵，小腹满，小便黄，便血，狂言，偏风热风，冷痹不遂，风湿痹，小肠气不足，面无颜色，痎癖，腹痛若刀刺不可忍，飧泄。腹胁痛满，狂走，夹脐痛，食不化，喘息不能行，唇干涎出，乳痈。

上廉，三里下一寸，其分独抵阳明之会外。《铜人》：斜针五分，灸五壮。主小便难、黄赤，肠鸣，胸痛，偏风半身不遂，骨髓冷，手足不仁，喘息，大肠气，脑风头痛。

34.明-针灸聚英-高武-卷之一-足阳明经脉穴

膺窗，屋翳下一寸六分陷中，去中行各四寸。《铜人》：针四分，灸五壮。主胸满短气，不得卧，肠鸣注泄，乳痈寒热。

乳根，乳中下一寸六分陷中，去中行各四寸，仰而取之。《铜人》：灸五壮，针三分。《素注》：针四分，灸三壮。主胸下满闷，胸痛膈气，不下食，噎病，臂痛肿，乳痛，乳痈，凄凄寒热，痛不可按，咳逆，霍乱转筋，四厥。

三里，膝下三寸，胻骨外廉大筋内宛宛中，两筋肉分间，举足取之，极重按之，则跗上动脉止矣。又云：犊鼻下三寸。足阳明胃脉所入为合土。《素注》：刺一寸，留一呼，灸三壮。《铜人》：灸三壮，针五分。《明堂》：针八分，留十呼，泻七吸，日灸七壮，止百壮。《素注》：刺一寸。《千金》：灸五百壮，少亦一二百壮。主胃中寒，心腹胀满，肠鸣，脏气虚惫，真气不足，腹痛食不下，大便不通，心闷不已，卒心痛，腹有逆气上攻，腰痛不得俯仰，小肠气，水气蛊毒，鬼击，痎癖，四肢满，膝胻酸痛，目不明，产妇血晕，不省人事。

秦承祖云：诸病皆治。华佗云：主五劳羸瘦，七伤虚乏，胸中瘀血，乳痈。《千金翼方》云：主腹中寒，胀满，肠中雷鸣，气上冲胸，喘不能久立，腹痛，胸腹中瘀血，小腹胀皮肿，阴气不足，小腹坚，伤寒热不已，热病汗不出，喜呕口苦，壮热，身反折，口噤鼓颔，肿痛不可回顾，顾而有所见，喜悲上下求之，口僻，乳肿，喉痹不能言，胃气不足，久泄利，食不化，胁下支满，不能久立，膝痿寒热，中消谷苦饥，腹热身烦，狂言，乳痈，喜噫，恶闻食臭，狂歌妄笑，恐怒大骂，霍乱，遗矢失气，阳厥，凄凄恶寒，头眩，小便不利，喜哕，脚气。《外台秘要》云：人年三十以上，若不灸三里,令人气上冲目。东垣曰:饮食失节,及劳役形质,阴火乘于坤土之中,致谷气、荣气、清气、胃气、元气不得上升滋于六腑之阳气,是五阳之气,先绝于外,外者天也,下流入于坤土阴火之中,皆由喜、怒、悲、忧、恐为五贼所伤,而后胃气不行,劳役饮食不节,继之则元气乃伤,当于胃合三里穴中推而扬之,以伸元气。又曰:气在于肠胃者,取之足太阴、阳明;不下者,取之三里。又曰:气逆霍乱者,取三里,气下乃止,不下复治。又曰:胃病者,胃脘当心而痛,上支两胁,膈噎不通,饮食不下,取三里以补之。脾胃虚弱,感湿成痿,汗大泄,妨食,三里、气街以三棱针出血;若汗不减不止者,于三里穴下三寸上廉出血,禁酒湿面。又曰:六淫客邪,及上热下寒,筋骨皮肉血脉之病,错取于胃之合(三里)大危。又曰:有人年少气弱,常于二里、气海灸之,节次约五七十壮。至年老热厥头痛,虽大寒犹喜风寒,痛愈恶暖处、见烟火,皆灸之过也。

巨虚下廉(一名下巨虚),上廉下三寸,蹲地举足取之。足阳明胃与手太阳小肠合。《铜人》:针八分,灸三壮。《素注》:针三分,《黄帝明堂经》:针六分,得气即泻。《甲乙》:灸日七七壮。主小肠气不足,面无颜色,偏风腿痿,足不履地,热风冷痹不遂,风湿痹,喉痹,脚气不足,沉重,唇干涎出不觉,不得汗出,毛发焦肉脱,伤寒胃中热,不嗜食,泄脓血,胸胁小腹控睾而痛,时窘之后,当耳前热,若寒甚,若独肩上热甚,及小指次指之间热痛,暴惊狂,言语非常,女子乳痈,足跗不收,跟痛。

35.明-针灸聚英-高武-卷之二-治例

《卫生宝鉴》曰:一妇病伤寒,遇夜则见鬼。许学士曰:得病之初,曾值月经来否? 其家人曰:经水方来,而病作而遂止。曰:此热入血室,小柴胡已迟,刺期门。请善针者治之而愈。

乳痈肿痛,针三里穴五分,其痛立止。乳痈、喉痹、腑肿、足跗不收,灸下廉三壮。

36.明-针灸聚英-高武-卷四下-八法八穴歌

吹乳耳聋鼻衄,痫癫肢节烦憎,遍身肿满汗头淋,申脉先针有应。死胎不下膈中寒,列缺乳痈多散。

37.明-脉微-施沛-卷之上-右手关上脾胃脉候(并候中焦)

足阳明经脉证

右关阳实者,足阳明经也。病苦腹中坚痛而热,汗不出,如温疟,唇口干,善哕,乳痈,缺盆腑下肿痛。

38.明-重刻万氏家传济世良方-万表-卷之四-痈疽

乳痈结核于初起时,便须忍痛,搓令稍软,吮令汁透,自可消散,失此不治必成痈疖。以艾灸两三壮于肿处,其效尤捷。不可辄用针刀。

39.明-订补明医指掌-皇甫中-卷之八杂科-痈疽(六)

乳痈,由忿怒所逆,郁闷所遏,厚味所酿。盖乳房,阳明所经;乳头,厥阴所属。厥阴之气不通,而汁不出;阳明之热沸腾,故热甚而化脓。亦因乳子膈有痰滞,口气燉热,含乳而睡,热气所吹,遂生结核。初起须忍痛,揉令稍软,吮令汁透,自可消散,失此必成痈。故用青皮疏厥阴之滞;石膏清阳明之热;当归、川芎、甘草节行污浊之血;瓜蒌、没药、橘叶、皂角刺、金银花消肿导毒;少佐以酒,行药力也,更以艾灸二、三壮尤捷。若有不得于夫,不得于舅姑者,忧怒郁闷,朝夕累积,遂成隐核如棋子,不痛不痒,数十年后为陷空,名曰乳癌,其疮形凹嵌如岩穴,难治。

40.明-简明医彀-孙志宏-卷之八-骑竹马灸法

治一切痈疽肿毒,按诸项灸法皆好,惟此尤能消患于未形。诸师首取,惜乎近世少用,是不知其妙也。其法令患人以肘凭几案,竖臂腕,腰直,用篾一条,自臂腕中曲纹尽处,男左女右,贴臂肉量起,直至中指尖,不连指甲。用竹杠一条,患人脱衣骑定,身正直前行,二人扛起,令脚不着地,使二人扶定,勿令仰覆。将量臂腕篾,从竹杠坐处尾骶骨尽边,直竖竹杠上,贴脊背量至篾尽为则,用墨点记,此只是取中,非灸穴也。另用薄篾量病人中指中节,相去两横纹尖为则,截为一寸,就前所点记处,两边各量开指篾尽处,乃是灸处。两穴各灸五壮或七壮,不可多灸。不问痈生何处,及乳痈,并用此法灸之,无不愈者。如疽发身左,灸左;发身右,灸右;甚者,左右皆灸。盖此二穴,心脉所过。《经》曰:诸痛痒疮疡,皆属心火。又云:心主血,心气滞则血不行,故逆于肉理而生痈。灸此使心火调畅、血脉流通,即能奏效,起死回生。

41.明-外科心法-薛己-卷六-灸法总论

又方:一切痈疽发背,妇人奶痈,皆可即用后法灸之,无有不愈。其法先令病人以肘凭几,竖臂腕,腰直,用篾一条,自臂腕中曲纹尽处,男左女右,贴肉量起,直至中指尖尽处为则,不量指甲。却用竹杠一条,令一人脱衣骑定,令身正直,前后用二人扛起,令脚不到地。又令二人扶定,勿令僵仆。却将所量臂腕篾,从其扛坐处尾骶骨尽处,直竖竹上,贴脊背量至篾尽处,则用墨点定。此只是取中,非灸穴也。却用薄篾作则子,量病人中指节,相去两横纹为则,男左女右,截为一则,就前所点记处,两边各量开一则尽处,即是灸穴。两穴各灸五壮或七壮,不可多灸。不问痈生何处,并用此法灸之,无不愈者。

42.明-万氏秘传外科心法-万全-卷之四-面图形十二症(一)

乳发

乳发生于两乳之上,乃厥阴、阳明经所属也。有内吹外吹之别,惟妇人多生此病,因二经风热壅塞,血气凝滞而生。内吹者,因胎中小儿气吹,故生此病。初起觉以艾叶灸并火罐燎之效。外吹初觉捏发乳出,亦可消。若内吹至产后自愈。若外吹不治,必致穿胸走胁而毙矣。先服一醉忍冬花酒(方见前),随服十六味败毒流气饮、定痛乳香汤,外用万灵膏、生肌散敷之。

43.明-万氏秘传外科心法-万全-卷之八-面图形十五症

乳痈生于正乳之上,乃厥阴阳明经之所属也。初起必痒,用艾灸十余壮可消。若成大毒,法同乳吹。何谓乳癖,盖硬而不痛,如顽石之类,经三、四月而成。

灸乳肿妙方

治气恼劳伤,或寒热不调,乳内忽生肿痛。用碗一只,内用粗灯草四根,十字排匀,碗内灯草头各露寸许,再用平山粗纸裁成一寸五分阔纸条,用水湿纸贴盖碗内灯草上,纸与碗口相齐。将碗覆于肿乳上,留灯草头在外,将艾大圆放碗足底内,点火灸之。艾尽再添,灸至碗口流出水气,内痛觉止方住,甚者次日再灸一次必消。

乳痈针乳中穴(在乳下中,针入,分沿皮向后一寸半,灸泻。)

(甲)乳痈寒热,短气卧不安,膺窗主之。乳痈凄素寒热,痛不可按,乳根主之。大惊乳痛,梁丘主之。乳痈有热,三里主之。(乳痈诸药不能止痛者,三里针入五分,立止。)女子乳痈惊,巨虚、下廉主之。(《千金》云:臂肿重,足蹈不收,跟痛。)乳痈,太冲及复溜主之。妬乳,太渊主之。妇人乳馀疾,盲门主之。

44.明-针方六集-吴昆-卷之五·纷署集-胸自云门夹气户两旁各二寸下行至食窦凡十二穴第十七

中府二穴,主胸中痛,噎闭,气攻喉项,腹胀,四肢肿,肩背痛风,汗出,皮痛面肿,胸满寒热,上气,咳唾痰沫,面肿,少气不得卧,飞尸遁疰,妇人乳痈,瘿瘤。

周荣二穴,主胸胁支满,不得俯仰,食不下,喜饮,咳唾稠脓,及乳痈之近太阴者。

45.明-针方六集-吴昆-卷之五·纷署集-手厥阴心主及臂凡一十六穴第二十四

大陵二穴,主热病汗不出,手心热,肘臂挛痛,腋肿,心中痛闷,烦渴狂惑,喜笑不休,悲泣惊恐,面赤目黄,小便如血,呕哕无度,喉痹口干,身热头痛,短气,腹中尽痛,脓疮疥癣,妇人乳痈。手痛破裂者,灸此穴良。

46.明-针方六集-吴昆-卷之五·纷署集-手阳明大肠凡二十八穴第二十六

下廉二穴,主飧泄,瘰疬,小腹满,小便黄,便血,狂言,偏风冷痹不遂,夹脐腹痛若刺,食不化,喘息不能行,唇干涎出,乳痈。

47.明-针灸大成-杨继洲-卷二-百症赋(《聚英》)

肩井乳痈而极效,商丘痔瘤而最良。

48.明-针灸大成-杨继洲-卷五-八脉图并治症穴

阳跷脉

见图 6-3。

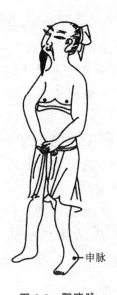

图 6-3　阳跷脉

考穴:申脉二穴,膀胱经。足外踝下陷中,赤白肉际,直立取之。针一寸,主四肢风邪及痈毒病,与后溪主客相应。

治病:(西江月)腰背屈强腿肿,恶风自汗头疼,雷头赤目痛眉棱,手足麻挛臂冷。吹乳耳聋鼻衄,痫癫肢节烦憎,遍身肿满汗头淋,申脉先针有应。

任脉

考穴:列缺二穴,肺经。手腕内侧一寸五分,手交叉盐指尽处骨间是。针八分,主心腹胁肋五脏病,与照海主客相应。

治病:(西江月)痔疟便肿泄痢,唾红溺血咳痰,牙疼喉肿小便难,心胸腹疼噎咽。产后发强不语,腰痛血疾脐寒,死胎不下膈中寒,列缺乳痈多散。

乳痈肿痛,小儿吹乳:中府、膻中、少泽、大敦。

乳头生疮,名曰妒乳:乳根、少泽、肩井、膻中。

49.清-千金方衍义-张璐-卷三十针灸下(凡八类)-妇人门第八

乳痈,惊,痹,胫重,足跗不收,跟痛,刺下廉,入三分,灸三壮,在上廉下三寸。

三里,主乳痈有热。

神封、膺窗,主乳痈寒热,短气卧不安。

乳根,主膺肿乳痈凄索寒热,痛不可按。

大豁、侠豁,主乳痈肿溃。(又云:侠豁主小腹肿痛,月水不通。)

大泉,主妒乳,膺胸痛。

50.清-神灸经纶-吴亦鼎-卷之四-外科证治

骑竹马灸法,主治一切痈疽、恶疮、发背、妇人乳痈。其法:用薄蔑一条,以男左女右手臂腕中,自尺泽穴横纹量起,至中指端尽处,截断为则。却用竹杠一条,令病者脱去上衣,正身骑定,使两人前后扛起,令病人脚不着地,仍令二人扶之,勿使伛偻摇动,却将前所量蔑从竹杠坐处尾骶骨下着扛量起,贴脊直上,至蔑尽处用墨点记,此非灸穴。更用薄蔑量手中指同身寸二寸,平于脊中墨点处,各开一寸是穴,灸五七壮。一曰疽发于左则灸右,发右则灸左,甚则左右皆灸。盖此二穴乃心脉所过之处,凡痈疽皆心火留滞之毒,灸此则心火流通而毒散矣,起死回生之功,屡试屡效。

左右搭手兼灸会阳。

脑顶后疽,一名天疽,俗名对口。

男左女右,脚中趾下俯面第三纹正中,用蕲艾灸七壮。

51.清-传悟灵济录-张衍恩-下卷-胸腹部主病针灸要穴歌

[注]乳根穴,治胸前肿,乳痈,小儿龟胸等证。针三分,灸三壮。日月穴,治呕吐吞酸。针七分,灸五壮。大赫穴,治遗精。一针三分,灸五壮。

颈漏腹下马刀疮,连及胸胁乳痈疡;

[注]临泣穴,治颈漏,腋下马刀,连及胸胁,妇人乳痈,月信不调等证。针

二分,灸三壮。

52.清-传悟灵济录-张衍恩-下卷-诸证灸法诸穴主治

乳痈、乳疽、乳岩、乳气、乳毒侵囊(近膻中者是)

肩髃,灵道(二七壮),温溜(小儿七壮,大人二七壮),足三里,条口(乳痈),下巨虚(各二七壮)。

53.传悟灵济录-清-张衍思-下卷坤集-胸背腹胁部

乳上穴(以绳横度口角,将绳从乳上行尽处是)治乳痈妬乳(灸二七壮)。

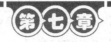

乳痈的病案

1.明-证治准绳·疡医-王肯堂-卷之三-胸部(九)

兵部手集方,治疬乳硬欲结脓,服此即消。

用鹿角于粗石上磨,取白汁涂之,干又涂,不得近手。并以人吮却黄水,一日许即散。或用鹿角锉为极细末,酒调二三钱服亦效。孕妇忌服。

乳痈初发方

时康祖为广德宰,事张王甚谨,后授温倅,左乳生痈,继又胸臆间结核,大如拳,坚如石,荏苒半载,百疗莫效。已而牵制臂腋彻于肩,痛楚特甚。亟祷王祠下,梦闻语曰:若要安,但用姜自然汁,制香附服之。觉呼其子,检《本草》视之,二物治证相符,访医者亦云有理。遂用香附去毛,姜汁浸一宿,为末。二钱,米饮调。方数服,疮脓流出,肿硬渐消,自是获愈。一妇人,禀实性躁,怀抱久郁,左乳内结一核,按之微痛,以连翘饮子二十馀剂少退;更以八珍加青皮、香附、桔梗、贝母,二十馀剂而消。

简易独圣散,治妇人吹奶。

白丁香(半两,捣罗为末),每服一钱匕,温酒调服无时。

(云岐)治妇人吹乳,皂角散。

歌曰:妇人吹乳意如何,皂角烧灰蛤粉和;暖酒一盏调一字,顷间揉散笑呵呵。

一儒者两乳患肿,服连翘饮,反坚硬食少,内热,胸胁作痛,日晡头痛,小便赤涩,此足三阴虚而兼郁怒,前药复损脾肺。先用六君加芎、归、柴胡、山栀,四十馀剂,元气复而自溃。仍作痛,恶寒,此气血虚也,用十全大补汤、六味丸而愈。封君袁阳泾,左乳内结一核,月馀赤肿,此足三阴虚,兼怒气所致。用八珍汤加柴、栀、丹皮,四剂赤肿渐退,内核渐消;又用清肝解郁汤而愈。时当仲秋,两目连劄,肝脉微弦,此肝经火盛而风动也,更加龙胆草五分,并六味地黄丸而愈。若用清热、败毒、化痰、行气,鲜不误者。一儒者,两胁作胀,两乳作痛,服流气饮、瓜蒌散半载后,左胁下结一块如核,肉色不变,劳则寒热,此郁结气伤而为患,虚而未能溃也,八物加柴胡、远志、贝母、桔梗月馀,色赤作痛,脓将成矣。又服月馀,针之出脓碗许,顿然作呕,此胃气虚而有痰也,令时啖生姜,服六君子汤,呕止加肉桂而疮愈。彼后出宰,每伤劳怒,胸乳仍痛,并发寒热,用补中益气,加炒山栀愈。一妇人久郁,右乳内肿硬,用八珍汤加远志、贝母、柴胡、青皮,及隔蒜灸,兼服神效瓜蒌散,两月馀而消。一妇人,左乳内肿如桃,不痛不赤,发热渐瘦,用八珍加香附、远志、青皮、柴胡百馀剂,又兼服神效瓜蒌散三十馀剂,脓溃而愈。

一妇人,因怒左乳作痛,发热,表散太过,肿热益甚,用益气养荣汤数剂,热止脓成。不从用针,肿胀热渴,针脓大泄,仍以前汤月余始愈。此证若脓未成未破,有薄皮剥起者用代针之剂,其脓自出,不若及时用针,不致大溃。若脓血未尽,辄用生肌,反助其邪,慎之。一妇人,脓清肿硬,面黄食少,内热晡热,自汗盗汗,月经不行,此肝脾气血俱虚,用十全大补加远志、贝母,及补中益气各三十馀剂,外用葱熨患处,诸证寻愈。一妇人,脓成胀痛,欲针之不从。数日始针出败脓三四碗许,虚证蜂起,几至危殆,用大补两月馀而安。若元气虚弱不作脓者,用益气养荣汤补之,脓成即针。若肿痛寒热,怠惰食少,或至夜热甚,用补中益气兼逍遥散补之,为善。一妇年二十有五,素虚弱,多郁怒,时疫后脾胃愈虚,饮食愈少,又值气忿,右乳胁下红肿,应内作痛,用炒麦麸熨之,肿虽稍散,内痛益甚,转侧胸中,如物悬坠,遂与加减四物汤。内肿如鹅卵,外大如盘,胸胁背心相引而痛,夜热势甚,时治者皆以攻毒为言。薛云:此病后脾弱,而复怒伤肝,治法惟主于健脾气,平肝火,则肿自消而病自愈矣。定方以八物加陈皮、黄芩、柴胡、山栀、白芷,服八剂病减六七,去白芷,加青皮、木香、桔梗,又六剂而全愈。若用攻毒之剂,病胡能瘳。

2.明-外科发挥-薛己-卷八-乳痛(附乳岩,并男子乳痛)

暴怒或儿口气所吹肿痛者,疏肝行气。焮痛发寒热者,发散表邪。肿焮痛甚者,清肝消毒。未成脓,疏肝行气。不作脓,或不溃,托里为主。溃而不敛,或脓清者,宜大补气血。

一妇人因怒,两乳肿,兼头痛寒热,以人参败毒散,二剂表证已退;以小柴胡汤加芎、归、枳壳、桔梗,四剂而消。

一妇人郁久,右乳内肿硬,以八珍汤加远志、贝母、柴胡、青皮,及隔蒜灸,兼服神效瓜蒌散,两月余而消。

一妇人左乳内肿如桃,许久不痛,色不变,发热渐消瘦,以八珍汤加香附、远志、青皮、柴胡百余剂,又间服神效瓜蒌散三十余剂,脓溃而愈。尝见患者,责效太速;或不戒七情,及药不分经络虚实者,俱难治。大抵此症,四十以外者尤难治,盖因阴血日虚也。

一妇人因怒,左乳内肿痛发热,表散太过,致热益甚。以益气养荣汤数剂,热止脓成,欲针之。彼不从,遂肿胀大热,发渴,始针之,脓大泄,仍以前汤,月余始愈。大抵乳房属阳明胃经,乳头属厥阴肝经,若忿怒伤肝,或厚味积热,以致气不行,窍不通,乳不出,则结而为肿为痛。阳明之血热甚,则肉腐为脓。若脓一成,即针之,以免遍溃诸囊之患。亦有所乳之子,膈有滞痰,口气焮热,含乳而睡熟,热气所吹,遂成肿痛。于起时须吮咂通,或忍痛揉散,失治必成痈患。宜青皮以疏厥阴之滞,石膏以清阳明之热,甘草节以行污浊之血,瓜蒌子以消肿道毒,或加没药、橘叶、皂角针、金银花、当归;更宜随症消息,加减而服,少酒佐之;更隔蒜灸之,其效尤捷。若有脓即针之,否则通溃,难于收敛。

一妇人发热作渴,至夜尤甚,两乳忽肿,服败毒药,热反炽。诊之肝脉洪数,乃热血入室也,以加味小柴胡汤治之,热止肿消。

一妇人因怒,左乳作痛,胸膈不利,以方脉流气饮加木香、青皮,四剂而愈。

一妇人脓成,不溃胀痛,余欲针之,使毒不侵遍。彼不从,又数日痛极,始针,涌出败脓三四碗,虚症蜂起几殆。用大补药,两月余而始安。夫乳之为物,各有囊橐,若一有脓,即针之,否则遍溃诸囊矣,少壮者得以收敛,老弱者多致不救。

一妇人肿而不作脓,以益气养荣汤加香附、青皮,数剂而脓成,针之旬日而愈。

一妇人右乳肿,发热,怠惰嗜卧,无气以动,至夜热亦甚,以补中益气汤兼逍遥散治之而痊。

一产妇因乳少,服药通之,致乳房肿胀发热作渴,状伤寒,以玉露散补之而愈。夫乳汁乃气血所化,在上为乳,在下为经。若冲任之脉盛,脾胃之气壮,则乳汁多而浓;衰则少而淡,所乳之子,亦弱而多病,此自然之理。亦有屡产有乳,再产却无,或大便涩滞,乃亡津液也。《三因论》云:产妇乳脉不行有二,有血气盛,闭而不行者;有血气弱,涩而不行者。虚当补之,盛当疏之。盛者当用通草、漏芦、土瓜根辈;虚者当用炼成钟乳粉、猪蹄、鲫鱼之属。概可见矣。亦有乳出不止等症,见《外科心法》

一男子左乳肿硬痛甚,以仙方活命饮二剂而止,更以十宣散加青皮四剂脓成,针之而愈。若脓成未破,疮头有薄皮剥起者,用代针之剂,点起皮处,以膏药覆之,脓亦自出;不若及时针之,不致大溃。如出不利,更纤搜脓化毒之药。若脓血未尽,辄用生肌之剂,反助邪气,纵早合必再发,不可不慎也。

一男子因怒,左乳肿痛,肝脉弦数,以复元通气散二服少愈,以小柴胡汤加青皮、芎、归数剂而消。

3.明-赤水玄珠-孙一奎-第二十四卷-乳痈乳岩

一妇内热胁胀,两乳不时作痛,口内不时辛辣,若卧而起急,则脐下牵痛,此带脉病也。小柴胡加青皮、黄连、山栀,二剂而安。

一妇先热渴,至夜尤甚,后两乳忽肿,肝脉洪数,乃热入血分,用加味小柴胡汤而愈。

一妇脓清肿硬,面黄少食,内热晡热,自汗盗汗,月经不行,此肝脾气血俱虚也。用十全大补加远志、贝母及补中益气,各三十余剂,外用葱熨法而消。

一妇久郁,左乳内结核如杏,三月不消,心脉涩,脾脉大,按之无力。此肝脾气血亏损。以八珍加贝母、远志、香附、柴胡、青皮、桔梗,五十余帖而消。

一妇右乳内结三核,年余不消。朝寒暮热,饮食不甘。此肝脾气血亏损,内服益气养荣汤,外以木香饼熨之,年余血气复而消。

一妇乳内结核年余,晡热食少,此血气不足,欲用益气养荣汤,彼欲效速,另服行破之剂,溃出清脓而殁。

一妇乳内结核如栗,亦服前药,大如覆碗,坚硬如石,出血水而殁。

4.明-寿世保元-龚廷贤-庚集七卷-乳病

一治吹乳法:入患家门,房上或墙上地上掐草四指长,以手捻,默念:我佛面前一棵莲,结下子来献西方,金头娘子害吹奶。明问左边右边,患者应人实告。再说:吹口气来。医即出,不可回顾,将草手心紧捻,出,放在墙缝,以土厚盖,不可透风,即能止痛消肿,妙哉。

一治乳劳乳痈,已成化脓为水,未成即消,治乳之方甚多,独此神效。瘰疬疮毒尤效无比。

神效瓜蒌散:瓜蒌(大者两个,捣),当归(酒洗)、甘草(各五钱),乳香、没药(另研,各一钱),上作二剂,用酒三碗,煎至二碗,分三次饮之,更以渣敷于患处,一切痈疽肿毒便毒皆效。

5.明-寿世保元-龚廷贤-庚集七卷-乳岩

一治妇人乳痈或乳岩初起,先服荆防败毒散一剂以败其毒,次进蒲公英连根叶捣汁,入酒饮之,将渣敷患处,立消。其败毒散即人参败毒散去人参,加防风、荆芥、连翘是也。

一妇人患乳痈,气血颇实,但疮口不合,百法不应。予与瓜蒌神效散四剂,少可,更与数剂,及豆豉饼灸之而愈。又一妇人患此未溃,亦与此方三剂而消。良甫云:如有乳劳,便服此药,可杜绝病根,如毒已成,能化脓为水,毒未成者,则从大小便中散之。

6.明-外科理例-汪机-乳痈一百零七(附乳岩无乳并男子乳痈)

一妇乳痈,寒热头痛,与荆防败毒散一剂,更与蒲公英一握,入酒二三盏,再捣,取酒热服,渣热罨患处而消。此因头痛发热,乃表症也,故用表散。

7.明-外科正宗-陈实功-卷之三·下部痈毒-乳痈论第二十六(附乳岩)

乳痈治验

一妇人因怒左乳肿痛,寒热交作。以人参败毒散一剂,表症已退;又以牛蒡子汤,二服肿消,渐渐而安。

一妇人忧思过度,久郁成痨,左乳结核如桃半年。似痛非痛,咳嗽生痰,身发潮热,诊之脉微数而无力,此真气虽弱,而邪火尚未有余,如用药合理,亦堪调治。先用逍遥散加香附、贝母,十余服而咳嗽渐止,寒热间作;又以八珍汤加香附、牡丹皮、柴胡、远志十余服,身热去其八九;又以益气养荣汤加青皮、木香两月余,其胸膈得利,嗳气得舒,饮食渐进,肌肤渐泽,外肿以阿魏化痞膏贴之,半年余而消。

一妇人右乳疼痛,肿如覆碗,诊之脉数有力,此有余症,欲作脓也。以托里消毒散,数服而胀痛,即针之出脓碗许,又以十全大补汤加香附十余服而安。

一妇人暴怒,左乳结肿疼痛,自服仙方活命饮二服,疼痛稍止,结肿不消;仍服清凉败毒之剂,肿痛反作,形体日弱。予诊之,脉浮数而无力,此属真气虚而邪气实也,非补不可,以益气养荣汤四五服,其肿始高,寒热亦退;又十余服而脓溃,兼以十全大补汤,两月而痊。此非纯补之功,其疾岂能得愈。

一妇人左乳结核,三年方生肿痛,诊之脉紧数而有力,此阳有余而阴不足也。况结肿如石,皮肉紫色不泽,此乳岩症也。辞不治。又一妇左乳结肿,或小或大,或软或硬,俱不为痛,已半年余,方发肿如覆碗,坚硬木痛,近乳头垒垒遍生疙瘩,时痛时痒,诊之脉弦而数,肿皮惨黑不泽,此气血已死,辞不可治。又一妇已溃肿如泛莲,流血不禁,辞后果俱死。

一男子年过五旬,因妻丧子不成立,忧郁伤肝,左乳结肿,半年痛甚作腐,肝脉弦数。先以小柴胡汤加青皮、山栀、远志、贝母,数服而肝脉稍平;又以八珍汤仍加前药十余服,其肿渐腐为脓;更服益气养荣汤,庶保收敛。彼为内医所惑,谓郁怒伤肝,肝经有火,不必用补,更服降火、流气、宽中等剂,致食少便秘,发热作渴,复请予治。肝脉复弦,口干作渴,邪火内淫;饮食减少,脾土受伤;便秘发热,阴血竭而为燥为热。已上俱内损症也,辞不治。后月余果死。

8.明-景岳全书-张景岳-卷之三十九人集·妇人规(下)乳病类-吹乳妬乳(六十四)

一妇人患乳痛,寒热头痛,与荆防败毒散一剂,更与蒲公英一握,捣烂入酒二三盏,再捣,取汁热服,相热罨患处而消。丹溪云:此草散热毒,消肿核,又散滞气、解金石毒之圣药。

一妇人左乳内肿如桃,不痛色不变,发热渐消瘦,以八珍汤加香附、远志、青皮、柴胡百余剂,又间服神效瓜蒌散三十余剂,脓溃而愈。常见患者责效太速,或不解七情,及药不分经络虚实者俱难治。大抵此证四十以外者尤难治,盖因阴血日虚也。

一妇人因怒,左乳内肿痛发热,表取太过,致热益甚,以益气养营汤数剂,热止脓成,欲用针,彼不从,遂肿胀大热发渴,始针之,脓大泄,仍以前汤,月余始愈。

一男子左乳肿硬痛甚,以仙方活命饮二剂而痛止,更以十宣散加青皮,四剂脓成,针之而愈。此证若脓成未破,疮头有薄皮剥起者,用代针之剂点起皮处,以膏药贴之,脓亦自出,但不若及时针之,则不致大溃。如脓出不利,更纴入搜脓化毒之药;若脓血未尽,辄用生肌之剂,反助邪气,纵早合,必再发,不可不慎也。

一产妇因乳少服药通之,致乳房肿胀,发热作渴,状类伤寒,以玉露散补之而愈。夫乳汁乃气血所化,在上为乳,在下为经。若冲任之脉盛,脾胃之气壮,则乳汁多而浓,衰则少而淡,所乳之子亦弱而多病,此自然之理。亦有屡产有乳,再产却无,或大便涩滞,乃亡津液也。《三因论》云:产妇乳脉不行有二,有血气盛闭而不行者,有血气弱涩而不行者。虚当补之,盛当疏之。盛者当用通草、漏芦、土瓜根辈,虚者当用炼成钟乳粉、猪蹄、鲫鱼之属,概可见矣。(俱薛按)

9.明-新刊医学集成-傅滋-卷之十-乳痈一百二十三

一妇形脉稍实,性躁,难于后姑,乳生隐核。以单味青皮汤,间以加减四物汤,加行经络之剂,服二月而安。

一后生,作劳受风寒,夜发热,左乳痛,有核如掌。脉细涩而数,此阴滞于阳也。询之,已得酒。遂以瓜蒌子、石膏、干葛、台芎、白芷、蜂房、生姜同研,入酒饮之,四贴而安。

10.明-慎柔五书-胡慎柔-卷五-医案第五

壬寅九月间,六妹,年二十一岁。缘家贫忧闷,忽患乳痈,不信服药,渐至胀长尺许,极为可骇。予思石山先生微义,大都人患疮痈,畏针不早开脓,致大伤阳气,后难收复,即以神效瓜蒌散二剂与服之,脓即射出,厥后果然疮口不收,汗出如珠,至日西则昏愦不省人事。予曰:虽脓已出,阳气终损,第未全脱耳。诊之,脾胃命门脉细弦,余浮无沉,按无力,此阳气虚也,以十全大补及补中益气出入服之,数十剂方愈,仍令再服八味丸数斤,无后患,不则,阳气终难恢复。以急惰不如所言,来年十月间,前阳虚之症复作,流汗如珠,拭去复有。予曰:此少服八味丸之故。以补中益气加吴茱萸、破故纸、干姜,二三贴即减,数十贴而安。复教以服前丸,妹犹未果。又来年七月患伤风状,来告予欲药。予曰:此阳虚不卫外之故,以补中益气二贴服之。缘中气寒极,不甚应病,已十二、三日矣。复召予视之,汗出流水,面赤,舌出不收,呕恶吐痰吐酸,昼夜不知人事,下泻清水,满口皆碎,膈中隔塞不通。诊其脉,十至余,有影无形,浮中沉俱无力,脉状难定,明知前症之虚寒,寻思东垣《此事难知》之旨,上吐下泻,此中气不和,脾胃虚寒之症也。即投理中汤加吴萸、姜汁炒山栀。一贴,上下皆通,舌收、喘定、痰止,遂索汤水,惟昏愦如故。再一贴,口疮尽愈。与十全大补汤,并服加减八味丸,二十剂余,两太阳各生小疖一、二枚,前数脉尽退,方识人。自云:向昼夜如梦,今日方醒。九月尽,再诊之,豁大难明之脉已退,惟细弦耳,尚呃逆吐痰,重以六君加吴萸、干姜、砂仁、煨姜,一二剂呃止。复以异功散加干姜、吴萸及前二丸而愈。

邱子明,年五十外。左乳上发一肿,服消毒药,且不戒劳,又兼远行,遂肿大如盘,高一寸,而钱、姜、桂各五分。一剂,至晚即睡,不觉天明,肿遂平,呕恶减半。再剂,呕恶去,饮食顿增。复用八珍汤去地黄,加芪、桂、姜如前,腐如瓜瓢,此阳气尚能作腐,可医之兆。予适他往,瘀死之肉剪迟,疮面连结,色黑如墨,重发热攻开。一方医为割之,热透遂凉,仍服消毒药,乃泄泻,日数十行,呕恶、渴甚、肚痛,疮紫黑。予归,急用六君加芪、姜、桂如前,煎送四神丸百粒。二剂,泄泻止半;三剂,肚痛、泄泻俱定,疮色变红,但渴不止,此真阴亏也。用八物去地黄加芪、姜,送下加减八味丸七十余粒,数十剂而愈(周学海注:此节有讹文)。

11.明-外科心法-薛己-卷四-乳痈

王汝道室,年逾三十,每怒后乳内作痛或肿。此肝火所致,与小柴胡合四物汤,加青皮、桔梗、香附、枳壳而愈。彼欲绝去病根,自服流气饮,遂致朝寒暮热,益加肿痛。此气血被损而然。予与八珍汤,三十余剂。喜其年壮,元气易复,而得愈也。

一妇人,年逾二十,禀弱,乳内作痛,头疼脉浮。与人参败毒散,倍加人参,一剂表证悉退。但饮食少思,日晡微热,更以小柴胡汤合六君子汤,二剂热退食进。方以托里药加柴胡,十余剂,针出脓而愈。又有一妇,患此症,脓成畏针,病势渐盛。乃强针之,脓出三碗许,脉数发渴。以大补药,三十余剂而愈。丹溪云:乳房为阳明所经,乳头为厥阴所属。厥阴者肝也,乃女子致命之地,宗筋之所,且各有囊囊。其始焮肿虽盛,受患且于一二囊。若脓成不刺,攻溃诸囊矣,壮者犹可,弱者多致不救。所以必针而后愈也。

一妇人,乳内肿一块,如鸡子大,劳则作痛,久而不消,服托里药不应。此乳劳症也,属肝经血少所致。先与神效瓜蒌散四剂,更隔蒜灸之,肿少退。再服八珍汤,倍加香附、夏枯草、蒲公英,仍间服前散,月余而消。亦有乳疽一证,其状肿硬木闷,虽破而不溃,肿亦不消,尤当急服此散,及隔蒜灸。斯二症乃七情所伤,气血所损,亦劳症也。宜戒怒,节饮食,慎起居,否则不治。

一妇人,患乳痈,气血颇实,但疮口不合,百法不应。予与神效瓜蒌散,四剂少可。更与数剂,及豆豉饼灸之而愈。又一妇患此未溃,亦与此药,三剂而消。良甫云:如有乳劳,便服此药,可杜绝病根。如毒已成,能化脓为水。毒未成者,则从大小便中散之。

一妇人,患瘰疬,与养血顺气药,不应。亦与神效瓜蒌散,二剂顿退,又六剂而消。却与托里药,气血平复而愈。

一妇人,患乳痈,寒热头痛。与荆防败毒散一剂,更与蒲公英(春秋间开黄花似菊)一握,捣烂,入酒二三盏,再捣,取酒热服,相热罨患处而消。丹溪云:此草散热毒,消肿核,又散滞气,解金石毒之圣药。(乡人采充菜,俗呼荸荸丁。)

一妇人,产次子而无乳,服下乳药,但作胀。予谓人乳皆气血所化,今胀而无乳,是血气竭而津液亡也,当补其气血,自然有乳矣。乃与八珍汤,倍加参、术,少加肉桂,二十余服,乳遂生,后因劳役复竭。夫其初产有乳,再产而无,其气血只给一产耳,其衰可知。间有产后乳出不止,亦为气虚,宜补药止之。其或断乳,儿不吮亦能作胀,则用麦蘖炒为末,白汤调服以散之。若儿吮破乳头成疮,则用蒲公英末,或黄连胡粉散掺之。若乳头裂破,以丁香末,或蛤粉、胭脂傅之,并效。

内翰李蒲汀太夫人,左胁内作痛,牵引胸前。此肝气不和,尚未成疮。用小柴胡汤,加青皮、枳壳,四剂少可,再加芎、归治之而愈。

12.明-外科活人定本-龚居中-卷之一-乳发

敷方:血见愁、地骨皮、牡丹皮、金银花、生地、过山龙、胆草,各等分,用好酒捣细,敷上。

又方:百草霜、乳香、没药、熊胆、儿茶、龙泉粉、螵蛸、雄黄、绿豆粉、麝香,各等分,捣为细末,敷疮上。

13.明-外科理例-汪机-卷四-乳痈一百零七(附乳岩无乳并男子乳痈)

一妇久郁,右乳内结三核,年余不消,朝寒暮热,饮食不甘。此乳岩也,乃七情所伤,肝经血气枯槁之症,宜补气血,解郁结。遂以益气养荣汤(二百二十一)百余剂,血气渐复,更以木香饼灸之,嘉其谨疾而消。(此因症因情也。)

14.明-仙传外科集验方-赵宜真-仙传外科秘方卷之三-敷贴热药品第四

回阳玉龙膏(性热):草乌(三两,炒),南星(一两,煨),军姜(二两,煨),白芷(一两,不见火),赤芍药(一两,炒),肉桂(半两,不见火)。

一妇人乳痈,多因小儿断乳之后,不能回化;又有妇人乳多,孩儿饮少,积滞凝结;又为经候不调,逆行失道;又有邪气内郁,而后结成痈肿。初发之时,切不宜用凉药冰之。盖乳者,血化所成不能漏泄,遂结实肿核。其性清寒,若为冷药一冰,凝结不散,积久而外血不能化乳者,方作热痛,蒸逼乳核而成脓。其苦异常,必烂尽而后已。故病乳痈者,既愈则失其乳矣。盖乳性最寒而又滞,以凉剂则阴烂宜也。然凉药亦未常不用,用于既破之后则佳。如初发之时,宜于此方中,用南星、姜汁、酒两停调匀热敷,即可内消。欲急,则又佐以草乌,此药味性烈,能破恶块、逐寒热,遇冷即消,遇热即溃。如已成痈肿,则又从冲和,以常法用之,或加此草乌、南星二味亦可。破后观其原,原于冷用冲和收功,原于热用洪宝生肌。且须用乳没住痛,以减其苦。至于吃药,只用瓜蒌散,随人虚实参以通顺散、十宣相间服之。多口者,为乳发;乳房坚硬者,为乳石;正在乳嘴处肿者,为吹乳;在乳儿囊下,为乳漏。以肉悬垂而血,易满故也,故为难治。一囊一口为乳痈,五十岁老人无治法,外有老人乳节,又为可治。盖在垂囊肉上为痈,若近脑则为节矣。

15.明-名医类案-江瓘-卷第十-乳痈

天宝中,有陇西李生,自白衣调选桂州参军。既至任,以热病旬余,觉左乳痛不可忍,及视之,隆若痈肿之状。即召医验其脉,医者云:脏腑无他。若臆中有物,以喙攻其乳,乳痛而痈,不可为也。又旬余病甚,一日痈溃,有一雏自左乳中突而飞出,不知所止。是夕李生卒。(《宣室志》)

一妇形脉稍实，性躁，难于后姑，乳生隐核。以本草单味青皮汤，间以加减四物汤，加行经络之剂，治两月而安。

一后生，作劳风寒，夜热，左乳痛，有核如掌。脉细涩而数，此阴滞于阳也。询之，已得酒。遂以瓜蒌子、石膏、干葛（阳明胃经）、台芎、白芷、蜂房、生姜同研，入酒服之，四帖而安。

时康祖为广德宰，事张王甚谨，后授温倅。左乳生痈，继又胸臆间结核，大如拳，坚如石，荏苒半载，百疗莫效，已而牵掣臂腋，彻于肩，痛楚特甚。吁祷王祠下，梦间语曰：若要安，但用姜自然汁制香附服之（妙方）。觉，呼其子检本草视之，二物治证相符，访医者亦云有理。遂用香附去毛，姜汁浸一宿，为末二钱，米饮调，才数服，疮脓流出，肿硬渐消，自是获愈。（《庚志》）

薛立斋治一儒者，两乳患肿。服连翘饮，加坚硬，食少内热，胸胁作痛，日晡头痛，小便赤涩。此足三阴虚而兼郁怒，前药复损脾肺。先用六君加芎、归、柴、栀四十余剂，元气复而自溃，乃作痛恶寒，此气血虚也，用十全大补、六味地黄而愈。

封君袁阳泾，左乳内结一核，月余赤肿。此足三阴虚，兼怒气所致。用八珍加柴、栀、丹皮四剂，赤肿渐退，内核渐消，又用清肝解郁汤而愈。时当仲秋，两目连劄，肝脉微弦，此肝经火盛而风动也，更加龙胆草五分，并六味地黄丸而愈。若用清热败毒化痰行气，鲜不误者。

一儒者，两胁作胀，两乳作痛。服流气饮、瓜蒌散，半载后左胁下结一块如核，肉色不变，劳则寒热。此郁结气伤而为患，虚而未能溃也。八物加柴胡、远志、贝母、桔梗，月余色赤作痛，脓将成矣。又服月余，针之，出脓碗许，顿然作呕，此胃气虚而有痰也，令时啖生姜，服六君子汤，呕止，加肉桂而疮愈。彼后出宰，每伤劳怒，胸乳仍痛，并发寒热，服补中益气加炒山栀，愈。

一妇人，内热胁胀，两乳不时作痛，口内不时辛辣，若卧而起急则脐下牵痛。此带脉为患。用小柴胡加青皮、黄连、山栀，二剂而瘥。

一妇人，久郁，右乳内肿硬。用八珍汤加远志、贝母、柴胡、青皮，及隔蒜灸，兼服神效瓜蒌散，两月余而消。

一妇人，左乳内肿如桃，不痛不赤，发热渐瘦。用八珍加香附（生姜汁制）、远志、青皮、柴胡百余剂，又兼服神效瓜蒌散三十余剂，脓溃而愈。

一妇人，禀实性躁，怀抱久郁，左乳内结一核，按之微痛。以连翘饮子二十余剂，少退，更以八珍加青皮、香附、桔梗、贝母，二十余剂而消。

一妇人，发热作渴，至夜尤甚，两乳忽肿。肝脉洪数，乃热入血室也。用加味小柴胡汤,热止肿消。

一妇人,因怒左乳作痛,发热,表散太过,肿热益甚,用益气养荣汤数剂,热止脓成。不从用针,肿胀热渴。针,脓大泄,仍以前汤,月余始愈。此症若脓未成未破,有薄皮剥起者,用代针之剂,其脓自出。不若及时用针,不致大溃。若脓血未尽,辄用生肌,反助其邪,慎之。

一妇人,脓清胀硬,面黄食少,内热晡热,自汗盗汗,月经不行。此肝脾气血俱虚。用十全大补加远志、贝母,及补中益气,各三十余剂,外用葱熨患处,诸症寻愈。

一妇人,脓成胀痛,欲针之,不从,数日始针,出败脓三四碗许,虚证蜂起,几至危殆,用大补两月余而安。若元气虚弱,不作脓者,用益气养荣汤补之,脓成即针。若肿痛寒热,怠惰食少,或至夜热甚,用补中益气兼逍遥散补之为善。

一产妇,因乳少,服药通之,致乳房肿胀,发热作渴,以玉露散补之而愈。夫乳汁乃气血所化,在上为乳,在下为经。若冲任之脉盛,脾胃之气壮,则乳汁多而浓,衰则淡而少,所乳之子亦弱而多病。又有屡产无乳,或大便涩滞,乃亡津液也,当滋化源。

一妇人,右乳内结三核,年余不消,朝寒暮热,饮食不甘。此乳岩。以益气养荣汤百余剂,血气渐复,更以木香饼熨之,年余而消。

一妇人,年二十有五,素虚弱,多郁怒,时疫后脾胃愈虚,饮食愈少,又值气忿,右乳胁下红肿,应内作痛。用炒麦麸熨之,肿虽少散,内痛益甚,转侧胸中如物悬坠。遂与加减四物汤,内肿如鹅卵,外大如盘,胸胁背心相应而痛,夜热势甚,时治者皆以攻毒为言。薛云:此病后脾弱,而复怒伤肝,治法惟主于健脾气,平肝火,则肿自消而病自愈矣(病后治法)。惠方以八物加陈皮、黄耆、柴胡、山栀、白芷,服八剂,病减六七,去白芷,加青皮、木香、桔梗,又六剂而全愈。若用攻毒之剂,病胡能瘳?

一妇产后,忽两乳细小,下垂过小腹,痛甚。名乳悬。用芎、归各一斤,内用半斤水煎,余用烧烟,薰口鼻,二料乃效。

16.明-重订灵兰要览-王肯堂-卷下-乳痈

庚午,余自秋闱归,则亡妹已病。盖自七月,乳肿痛不散,八月火针取脓,医以十全大补汤与之,外敷铁箍散不效,反加喘闷,九月产一女,溃势益大,两乳房烂尽,延及胸腋,脓水稠粘,出脓几六七升,略无敛势,十一月始归就医,医改用解毒和中平剂,外掺生肌散、龙骨、寒水石等剂,脓出不止,流溅所及,即肿泡溃脓,两旁紫黑,疮口十数,胸前腋下,皆肿溃不可动,侧其势可畏。余谓:产后毒气乘虚而炽,宜多服黄芪解毒补血益气生肌,而医鉴前弊不敢用。十二月中旬后益甚,疮口廿馀,诸药尽试,不效,始改用余药,时脓秽粘滞,煎楮叶猪蹄汤,沃之顿爽,乃制一方,名黄芪托里汤。黄芪甘温以排脓益气生肌为君,甘草补胃气解毒,当归身和血生血为臣,升麻、葛根、漏芦、为足阳明本经药,及连翘、防风,皆散结疏经,瓜蒌仁、黍黏子解毒去肿,皂角刺引至溃处,白芷入阳明,败脓生肌,又用川芎三分,及肉桂、炒柏为引用,每剂入酒一盏煎,送白玉霜丸,疏脓解毒。时脓水稠粘,方盛未已,不可遂用龙骨等药,理宜追之,乃制青霞散外掺。明日脓水顿稀,痛定秽解,始有向安之势。至辛未新正,患处皆生新肉,有紫肿处俱用葱熨法,随手消散,但近腋足少阳分尚未敛,乃加柴胡一钱,青皮三分及倍用川芎,脓水已尽者,即用戴糁散掺之。至元霄后遂全安。凡治痈疽,须审经络部分。今所患正在足阳明之分,少侵足少阳经分,俗医不复审别一概用药,药无向导终归罔功,甚可叹也。近有患之剧甚如亡妹所苦者,一痒友就余求方,余以冗未及,应诸疡医,卒拱手以待毙,余甚伤之,议布其方,不忍自秘也。隆庆辛未九月九日记。

17.明-景岳全书-张景岳-卷之三十九人集·妇人规(下)乳病类-乳痈乳岩(六十五)

大凡乳证,若因恚怒,宜疏肝清热。焮痛寒热,宜发表散邪。焮肿痛甚,宜清肝消毒,并隔蒜灸。不作脓或脓不溃,补气血为主。不收敛或脓稀,补脾胃为主。脓出反痛,或发寒热,补气血为主。或晡热内热,补血为主。若饮食少思,或作呕吐,补胃为主。饮食难化,或作泄泻,补脾为主。劳碌肿痛,补气血为主。怒气肿痛,养肝血为主。儿口所吹,须吮通揉散,成痈治以前法,潮热暮热,亦主前药。大抵男子多由房劳耗伤肝肾,妇人郁怒亏损肝脾,治者审之。世有孕妇患此,名曰内吹,然其所致之因则一,惟用药不可犯其胎耳。

18.明-景岳全书-张景岳-卷之四十七贤集·外科钤(下)-乳痈乳岩(五十一)

一妇人患乳痈,寒热头痛,与荆防败毒散一剂,更与蒲公英一握,捣烂入酒二三盏,再捣,取汁热服,相热罨患处而消。丹溪云:此草散热毒,消肿核,又散滞气、解金石毒之圣药。

一妇人左乳内肿如桃,不痛色不变,发热渐消瘦,以八珍汤加香附、远志、青皮、柴胡百余剂,又间服神效瓜蒌散三十余剂,脓溃而愈。常见患者责效太速,或不解七情,及药不分经络虚实者俱难治。大抵此证四十以外者尤难治,盖因阴血日虚也。

一妇人因怒,左乳内肿痛发热,表取太过,致热益甚,以益气养营汤数剂,热止脓成,欲用针,彼不从,遂肿胀大热发渴,始针之,脓大泄,仍以前汤,月余始愈。

一男子左乳肿硬痛甚,以仙方活命饮二剂而痛止,更以十宣散加青皮,四剂脓成,针之而愈。此证若脓成未破,疮头有薄皮剥起者,用代针之剂点起皮处,以膏药贴之,脓亦自出,但不若及时针之,则不致大溃。如脓出不利,更纴入搜脓化毒之药;若脓血未尽,辄用生肌之剂,反助邪气,纵早合,必再发,不可不慎也。

一产妇因乳少服药通之,致乳房肿胀,发热作渴,状类伤寒,以玉露散补之而愈。夫乳汁乃气血所化,在上为乳,在下为经。若冲任之脉盛,脾胃之气壮,则乳汁多而浓,衰则少而淡,所乳之子亦弱而多病,此自然之理。亦有屡产有乳,再产却无,或大便涩滞,乃亡津液也。《三因论》云:产妇乳脉不行有二,有血气盛闭而不行者,有血气弱涩而不行者。虚当补之,盛当疏之。盛者当用通草、漏芦、土瓜根辈,虚者当用炼成钟乳粉、猪蹄、鲫鱼之属,概可见矣。(俱薛按)

19.明-新刊医学集成-傅滋-卷之十-乳痈一百二十三

一妇形脉稍实,性躁,难于后姑,乳生隐核。以单味青皮汤,间以加减四物汤,加行经络之剂,服二月而安。

一后生,作劳受风寒,夜发热,左乳痛,有核如掌。脉细涩而数,此阴滞于阳也。询之,已得酒。遂以瓜蒌子、石膏、干葛、台芎、白芷、蜂房、生姜同研,入酒饮之,四贴而安。

附方

乳痈(附方):甘草(生)、木通(各三钱),青皮(炒)、石膏(煅,各一钱),归头、连翘、黄药子、皂角刺(各半两),煎,入酒服。

又方:石膏(煅),桦皮(烧),瓜蒌仁、甘草节、白芷、蜂房、台芎、香附、葛根,上剉,酒、姜汁饮。

乳痈皲裂,治乳头破裂,丁香末敷,以津润之。

20.清-陈莘田外科方案-陈莘田-卷四-乳痈

(案1)王,暑邪蕴于肺胃,右乳结肿成痈,溃脓不爽,毒尚留恋。拟清托法。

羚羊角、丹皮、黑山栀、陈皮、忍冬藤、赤芍、连翘、天花粉、土贝、生甘草。

(案2)朱,伴花触毒,左乳结肿成痈,肿胀而痛。欲蒸脓象,防重。

羚羊角、连翘、炒牛蒡、赤芍、全瓜蒌、当归、江枳壳、土贝母、桔梗、生草节。

（案3）陆，肝火化毒，右乳痈肿胀而痛，曾有寒热。欲蒸脓象，防重。

化肝煎用橘核，加牛蒡、瓜蒌皮。

（案4）吴，肝胃气阻，右乳结肿成痈，色红而痛，欲蒸脓象。拟疏泄和解法。

水炒柴胡、当归、全瓜蒌、土贝，小青皮炒牛蒡、赤芍、江枳壳、连翘、蒲公英。

（案5）钱，产后营虚气阻，右乳结肿成痈，色红而痛，蒸脓欲溃。拟疏托并进法。

制香附：当归、生芪皮、天花粉、小川芎、赤芍、角针、土贝母。

（案6）田，伴痘触毒，伤子抑郁，肝胃气阻，酿成乳痈，脓泄不畅，余肿余坚不化，其毒留恋，尚虑缠囊。拟清肝疏托法。

制香附：小川芎、赤芍、土贝母、忍冬藤、细生地、归身、小青皮、天花粉，生甘草。

（案7）林，肝郁气阻，阳明之络失司流利，左乳痈结核肿痛，形势颇大，已经旬日，难以消退者。

水炒柴胡，当归。制香附：全瓜蒌炒牛蒡、赤芍、小青皮，蒲公英，土贝母。

复诊：炒牛蒡、赤芍、全瓜蒌、小青皮、茯神、当归、角针、江枳壳、橘络、生草、土贝。

复诊：生芪皮、当归、小青皮、天花粉、忍冬藤、炒川芎、赤芍、橘核、土贝母、生甘草。

21.清-改良外科图说-高文晋-卷四-霉疮治验

一乳母，年三十，患乳痈肿痛，百日而溃，诸药勿效，秽气异常。延余治之。诊其脉，原非乳痈，乃霉疮毒气所遗。究其因，乳子之父，曾患此证，是遗毒外吹。遂用化毒乙字丸，兼以四物汤，加贝母、丹皮、瓜蒌子、木通、豆蔻、香附、青皮、柴胡。服二十余日而愈。

22.清-临证一得方-朱费元-卷三上下身内痈部-乳痈

（案47）乳痈初起，化瘀主治。

瓜蒌仁，炒香附、象贝母、广陈皮、广木香、生麦芽、广郁金、建连翘、金银花、花粉片，加活水芦根。

复，加石决明、羚羊角。

（案48）产后营虚，乳痈腐化不定，身热，食少便泄，脉数，法当清养。

生西芪、川石斛、焦远志、新会皮，炒谷芽，炒白术、炒白芍、羚羊角、白扁豆、焦夏曲、厚杜仲，制香附。

23.清-爱月庐医案-佚名-外吹

(案1)乳房乃阳明所属,乳头乃厥阴所居。夫阳明,胃也。厥阴,肝也。肝失畅达,乳络因而壅塞;胃乏冲和,肌肉从此疏豁。豁则口热易入,壅则营气不从,胶固不宣,郁蒸化毒,此外吹之所由成也。初起如粟,渐大如瓜,轻按则木硬应手,重按则痛楚难鸣。看肿势而惊心,非比冰山之易解;睹红形而触目,岂同萤火之无忧。身倏寒而倏热,有火伏阳明之状;经适来而适断,有热入血室之征。肿势渐增,乳络愈形壅塞;饮食较减,仓廪又显困呆。据述症起旬日,医更数人,投消散而无功,进顶托而罔效。脉象细而兼数,舌苔腻而且黄。把脉察舌,凭症拟方,治宜甘凉清解,泄热即所以保阴;佐以顶托透邪,攘外即所以安内。聊出数语,并附一方。理之是否? 还望高明采夺。

全瓜蒌、纯钩、淡条芩、陈皮、甲片、元参、金石斛、知母、牛蒡子、角刺、连翘、银花。

(案2)产后血液亏损,肝经失其荣养。肝为将军之官,其性甚急,一有不调,势必化火犯胃,阳明脉络亦从而阻遏。是以左乳木硬红肿,致成外吹之症。溃经半月有余,仍然脓水连绵,根脚肿硬,脉息细数带弦,左关更甚,舌色淡红,苔薄,中间微黄,身热纳少,头眩耳鸣,种种症情皆由营阴未复,肝胃邪热,究属有余未尽也。图治之法岂可偏废乎? 若徒进苦寒解毒,非惟外疡无益,且恐胃气受伤;骤投滋腻养阴,不特余热难清,且忧余烬复然。姑拟调和肝胃,参入养营解毒一法。冀其余邪尽化,肝胃渐和,再商救本穷源之法。理之是否? 候诸翁裁之。

东洋参、茯神、佛手、生谷芽、白芍、陈皮、炒归身、粉丹皮、杭菊、金石斛、首乌。

24.清-曹沧洲医案-曹沧洲-外疡门·乳科

王,乳核凝伏,由渐滋大,肿硬作痛,防转乳痈,须速为消散。

当归、忍冬藤、蒲公英、连翘、赤芍、丝瓜络、路路通、桑枝、土贝、枸橘、青皮、浙菊。

陆,乳汁凝阻,肝胃络气不通,转成乳痈,满乳肿硬,时时抽折,口苦腻,正在方张,势必溃头,并虑续穿缠囊。

归尾、四制香附、枸橘、王不留行、赤芍、金铃子、青皮、乳香、土贝、延胡索、丝瓜络、没药。

顾,乳痈开,脓极畅,余硬凝伏,最虑缠囊,殊不可忽。

全当归、忍冬藤、丹皮、蒲公英、赤芍、丝瓜络、金铃子、路路通、土贝、连翘、枸橘。

方,乳痈已成,防滋大转重,万弗可忽。

瓜蒌皮、川石斛、蒲公英、金铃子、子芩炭、生谷芽、赤芍、连翘、陈皮。

金,乳痈,迭溃不已,防缠囊,未可忽。

归尾(三钱五分)、全瓜蒌(四钱,切)、花粉(三钱五分)、丝瓜络(三钱五分)、赤芍(三钱五分)、四制香附(三钱五分)、知母(三钱五分)、蒲公英(三钱)、土贝(三钱)、连翘(三钱)、忍冬藤(四钱)。

汪,乳痈,延蔓作痒,湿热入营分,非清化不可。

鲜生地(一两)、桑白皮(三钱)、全瓜蒌(六钱,切)、丹皮(三钱)、银花(三钱)、黑山栀(三钱)、赤芍(三钱)、连翘(三钱)、滑石(五钱)。

林,肝胃气阻,郁热发为乳痈,已有伏脓,势欲溃头。

全当归(三钱)、制香附(三钱五分)、枸橘(三钱)、忍冬藤(四钱)、赤芍(三钱)、金铃子(三钱五分)、连翘(三钱)、丝瓜络(三钱五分)、土贝(四钱,去心)、延胡索(三钱)、丹皮(三钱五分)、花粉(三钱)、蒲公英(三钱)、路路通(三钱)。

江,乳痈,肿势较大,寒热较减,头晕,便通溲热。肝胃络气失宣,乳汁凝阻营络,不易消散。

上川连(五分)、桑叶(三钱)、旋覆花(三钱五分,绢包)、茯苓(五钱)、制香附(三钱五分)、丹皮(三钱五分)、瓦楞壳(一两,煅,先煎)、路路通(二钱)、淡芩炭(三钱五分)、连翘(三钱)、代赭石(五钱,煅,先煎)、白蒺藜(三钱,炒去刺)。

沈,乳痈初溃,脓出不少,是恙易缠囊,须当格外慎之。

全当归(三钱)、忍冬藤(四钱)、陈皮(一钱)、枸橘(三钱五分)、赤芍(三钱)、连翘(三钱)、甘草节(四分)、金铃子(三钱五分)、土贝(三钱)、丹皮(三钱五分)、丝瓜络(三钱)、蒲公英(三钱)、路路通(三钱)。

孙太太,营虚水亏,痰气互阻,结为乳癖,脉弦细。阳明素有湿热,须肝胃兼治。

旋覆花(三钱五分,绢包)、上川连(三分,盐水炒)、全瓜蒌(五钱,切)、合欢皮(三钱)、川石斛(三钱)、四制香附(一钱)、川楝子(三钱五分)、远志炭(七分)、海蛤粉(七钱,包)、土贝(四钱,去心)、淡木瓜(一钱,切)、蒲公英(四钱)。

吴,乳痈,溃腐僵硬,最防缠囊,急急消散为要。

归尾(三钱)、忍冬藤(四钱)、金铃子(三钱五分,炒)、蒲公英(三钱)、赤芍(三钱)、丝瓜络(三钱五分)、延胡索(三钱五分,炒)、路路通(四钱)、土贝(五钱,去心)、连翘(三钱)、枸橘(二钱)。

沈,乳痈,有反复之势,兼之夜来小溲频数,须内外两治。

归尾(三钱)、忍冬藤(四钱)、丹皮(三钱五分)、制甲末(三钱五分)、赤芍(三钱)、丝瓜络(三钱五分)、金铃子(三钱五分,炒)、覆盆子(三钱五分)、土贝(四钱)、连翘(三钱)、枸橘(三钱五分,切)、桑螵蛸(一钱)、杜仲(三钱,盐水炒)。

马,乳痈,溃脓不少,坠肿极甚,防其缠囊,不可轻忽。

归尾(三钱)、丹皮(二钱)、忍冬藤(四钱)、枳壳(三钱五分)、赤芍(三钱)、金铃子(三钱五分)、丝瓜络(三钱)、枸橘(三钱五分)、连翘(三钱)、延胡索(三钱五分)、土贝(五钱,去心)、制甲末(三钱五分,包)、蒲公英(四钱)。

郁,乳痈,溃脓后,余肿坠作痛,正缠囊发越之时也。

全当归(三钱)、连翘(三钱)、甘草节(四分)、合欢皮(三钱)、赤芍(三钱)、丹皮(三钱五分)、丝瓜络(三钱)、橘叶(三钱五分)、忍冬藤(五钱)、川石斛(四钱)、土贝(五钱,去心)、蒲公英(五钱)。

朱,乳痈,溃口巨大,脓泄不少。法当和营宣络。

全当归(三钱)、忍冬藤(三钱)、蒲公英(四钱)、赤芍(三钱)、丝瓜络(三钱)、路路通(四钱)、土贝(五钱)、连翘(三钱)。

杨,乳痈,满乳肿硬,红热作痛,已有蒸脓之势,全散,终恐不易。

归尾(三钱)、忍冬藤(四钱)、枸橘(三钱五分)、煅瓦楞粉(一两,包)、赤芍(三钱)、丝瓜络(三钱五分)、青皮(三钱五分)、花粉(三钱)、土贝(五钱)、连翘(三钱)、橘叶(一钱)、蒲公英(三钱)、路路通(三钱)。

王,乳痈,肿硬作痛,起经两日,已有蒸脓之势,恐难消散。

全当归(三钱)、枸橘(三钱五分)、忍冬藤(四钱)、炙鸡金(三钱)、赤芍(四钱)、连翘(三钱)、丝瓜络(三钱)、香橼皮(三钱五分)、土贝(四钱)、丹皮(三钱五分)、合欢皮(三钱)、茯苓(五钱)、蒲公英(三钱)。

又:乳痈,肿硬稍消,作痛不已,刻当发越之际,须作速消散,以防溃头。

全当归(三钱)、旋覆花(三钱五分,绢包)、忍冬藤(四钱)、枸橘(三钱五分)、赤芍(三钱)、煅瓦楞粉(一两,绢包)、丝瓜络(三钱)、橘叶(一钱)、土贝(三钱,去心)、合欢皮(三钱)、连翘(三钱)、桑枝(一两)、蒲公英(三钱)、路路通(三钱)。

吴,乳痈,内脓将透,寒热恶心,必俟溃头,方能转松也。

归身(三钱五分)、连翘(三钱)、花粉(三钱)、川楝子(三钱五分)、赤芍(二钱)、丹皮(三钱五分)、浙菊(三钱五分)、泽泻(三钱)、土贝(五钱)、忍冬藤(四钱)、丝瓜络(三钱五分)、蒲公英(三钱)、白茅根(一两)。

黄,乳痈,腐肉已脱,余恙渐瘥。拟即守前意增损。

归身(三钱)、忍冬藤(四钱)、丹皮(三钱)、陈皮(一钱)、赤芍(三钱)、丝瓜络(三钱五分)、煅瓦楞壳(一两,先煎)、蒲公英(四钱)、土贝(五钱)、合欢皮(四钱)、花粉(三钱)、白茅根(一两,去心)。

张,乳阻,气郁酿成乳痈,红肿极甚,已经成功,不易消散。

归须(三钱)、制甲末(三钱五分,包)、枸橘(三钱)、花粉(三钱)、赤芍(三钱)、忍冬藤(四钱)、川楝子(三钱)、连翘(三钱五分)、土贝(五钱)、丝瓜络(三钱)、延胡索(三钱五分)、蒲公英(三钱)。

潘,乳痈,腐口渐敛,余肿作痛,防其缠囊,须作速消散。

全当归(三钱)、忍冬藤(四钱)、橘叶(三钱五分)、川石斛(四钱)、土贝(五钱)、丝瓜络(三钱五分)、赤芍(三钱)、蒲公英(四钱)、丹皮(二钱)、合欢皮(四钱)、陈皮(一钱)、路路通(三钱)。

管,乳痈稍松,惟已有伏脓之势,仍防难以全散。

全当归、忍冬藤、马勃、蒲公英、赤芍、丝瓜络、制僵蚕、路路通、土贝、连翘、枸橘。

江,乳痈,满乳肿硬,红热作痛,溃头无脓,其势方张,最防续溃不已也。

全瓜蒌(五钱,切)、枸橘(一钱)、归须(三钱)、忍冬藤(四钱)、花粉(三钱)、青皮(一钱)、赤芍(三钱)、丝瓜络(三钱)、知母(三钱)、连翘(三钱)、土贝(五钱)、九孔子(三钱,即路路通)、黄花地丁草(三钱)、炒麦芽(二两,煎汤代水)。

唐,腋乳痈:腋痈已溃,乳痈亦将溃头。非轻症也。

全当归(三钱五分)、川楝子(三钱五分,炒)、生芪皮(一钱)、石决明(一钱,煅,先煎)、赤芍(三钱五分)、枸橘(三钱五分)、忍冬藤(四钱)、赤苓(三钱五分)、土贝(四钱)、皂角针(一钱)、丝瓜络(三钱五分)、泽泻(三钱五分)、蒲公英(三钱)。

25.清-医学衷中参西录-张锡纯-一、医方-二十九、治女科方

消乳汤

治结乳肿疼或成乳痈新起者,一服即消。若已作脓,服之亦可消肿止疼,俾其速溃。并治一切红肿疮疡。

知母(八钱)、连翘(四钱)、金银花(三钱)、穿山甲(炒,捣,二钱)、瓜蒌(切丝,五钱)、丹参(四钱)、生明乳香(四钱)、生明没药(四钱)。

在德州时,有张姓妇,患乳痈,肿疼甚剧。投以此汤,两剂而愈。然犹微有疼

时,怂恿其再服一两剂,以消其芥蒂。以为已愈,不以为意。隔旬日,又复肿疼,复求为治疗。愚曰:此次服药不能尽消,必须出脓少许,因其旧有芥蒂未除,至今已溃脓也。后果服药不甚见效。遂入西医院中治疗,旬日后,其疮外破一口,医者用刀阔之,以期便于敷药。又旬日,内溃益甚,满乳又破七八个口,医者又欲尽阔之使通。病人惧,不敢治。强出院还家,复求治于愚。见其各口中皆脓、乳并流,外边实不能敷药。然内服汤药,助其肌肉速生,自能排脓外出,许以十日可为治愈。遂将内托生肌散,作汤药服之,每日用药一剂,煎服二次,果十日全愈。

[附方]表侄刘××,从愚学医,曾得一治结乳肿疼兼治乳痈方。用生白矾、明雄黄、松萝茶各一钱半,共研细,分作三剂,日服一剂,黄酒送下,再多饮酒数杯更佳。此方用之屡次见效,真奇方也。若无松萝茶,可代以好茶叶。

26.清-爱月庐医案-佚名-外吹

(案1)乳房乃阳明所属,乳头乃厥阴所居。夫阳明,胃也。厥阴,肝也。肝失畅达,乳络因而壅塞;胃乏冲和,肌肉从此疏豁。豁则口热易入,壅则营气不从,胶固不宣,郁蒸化毒,此外吹之所由成也。初起如粟,渐大如瓜,轻按则木硬应手,重按则痛楚难鸣。看肿势而惊心,非比冰山之易解;睹红形而触目,岂同萤火之无忧。身倏寒而倏热,有火伏阳明之状;经适来而适断,有热入血室之征。肿势渐增,乳络愈形壅塞;饮食较减,仓廪又显困呆。据述症起旬日,医更数人,投消散而无功,进顶托而罔效。脉象细而兼数,舌苔腻而且黄。把脉察舌,凭症拟方,治宜甘凉清解,泄热即所以保阴;佐以顶托透邪,攘外即所以安内。聊出数语,并附一方。理之是否? 还望高明采夺。

27.清-环溪草堂医案-王旭高-卷四-乳痈乳头风乳痰乳癖乳岩

某先呕而口甜腻,后恶寒而身热,乳房结核肿痛,而发乳痈,此阳明蕴热,后兼外感,入于胃络所致。

28.清-女科精要-冯兆张-卷之三-产后杂证门

立斋曰:妇人气血方盛,乳房作胀,或无儿饮,痛胀寒热,用麦芽二三两炒熟,水煎服之立消。取其消散精华,以绝乳之源也。麦芽耗散之力可见,故《本草》谓其能消肾也。若郁怒肝火炽盛,为肿为痛者,自当疏肝散郁,兼以养血和血,则肝阳不强,而肿自退。若郁结弥甚,血滞不舒,更由乳汁壅积,溃而成脓,则为乳痈矣。气血大伤,尤宜重为滋补,少佐疏肝解毒,若专事清解,则溃者难脓,而脓者难长矣。

29.清-家藏蒙筌-王世钟-卷十一-产后痈疽

乳房属阳明胃,乳头属厥阴肝,此证皆由肝气郁结,胃火壅滞而成,俱生于乳房,红肿热痛者为痈,十余日脓成,若坚硬木痛者为疽,月余成脓。

30.清-罗氏会约医镜-罗国纲-卷十五妇科(下)-乳病门

有乳痈者,属胆胃二经热毒壅滞。初起肿痛,肉色燃赤,寒热头痛,宜急散之,否则成脓而不易愈矣。

如无儿吮乳或儿未能吮余乳而蓄结作胀,或妇人气血充实,乳房作胀,致令肿痛,憎寒发热,不急通之,必致成痈。

31.清-金匮启钥(妇科)-黄朝坊-卷五-乳少论

一妇初生乳痛,忍而不言,后将成始觉,外以败毒药煎汤熏洗,内服逍遥散加贝母、瓜蒌、乳香二剂。已溃,又进十全大补汤加银花、蒲公英,脓尽即愈。二胎又痛,以神效瓜蒌散服之,将渣外敷愈。

一妇产后乳头烂,初以麦芽末敷之,不愈,后以胭脂、蛤粉、丁香研末搽之愈。

32.清-侣山堂类辨-张志聪-卷上-乳痈鼠瘘辨

一妇人产后,乳上发痈,肿胀将半月,周身如针刺,饮食不进。余诊之,六脉沉紧有力,视左乳连胸胁皆肿。予用麻黄、葛根、荆、防、杏子、甘草、石膏,令温服取汗。次日复视之,曰:昨服药后,身有大汗,而周身之痛尽解,乳上之肿胀亦疏,饮食亦进。服药不啻十有余剂,毫无效验,奚此剂有如是之功也。予曰:《金匮要略》云:产后妇人喜中风。《生气通天论》曰:"开阖不得,寒气从之,荣气不从,逆于肉理,乃生痈肿。"此系风寒外壅,火热内闭,营卫不调,以致肿痛。诸医止以凉药治热,而不知开阖故也。今毛窍一开,气机旋转,营卫流行,而肿痛解矣。《内经》云:食气入胃,散精于肝。此肿属阳明、厥阴二经,是以饮食不进,今经气疏通,自然能食矣。又一老妪,两颊浮肿,每边有核如梅子大。妪曰:予一侄女,因生鼠瘘而死,又一甥女,亦患鼠瘘而殁,今心甚忧之。余诊其脉,两寸口皆浮大,其证则头痛、发热。予曰:不妨,汝证乃风寒陷于脉中而为瘘,用解肌苏散之剂则愈,与侄女、甥女之瘘不同。二女子之瘘,其本在脏,其末在脉,原系恶疾,有灸刺之法,载在《内经》骨空篇中,能依法治之,亦不至于死。此缘失于救治者也。吁!治痈疡者,可不知《内经》乎?

33.清-齐氏医案-齐秉慧-卷四-咽痛喉痹痄腮声哑

曾治杨孝廉,患痄腮,疙瘩肿痛,余用薄荷三钱、斑蝥(糯米炒去翅足)三分,共为末,每服一分,烧酒调下,立效。服药后,小便频数,用益元散而安。余以此治妇人吹乳肿痛,亦一服而安。

34.清-齐氏医案-齐秉慧-卷六-女科要言

妒乳、吹乳二证,女科谓因儿口气内外吹乳,则乳汁不行而成肿硬。此说荒唐,实为解怀乳子,外邪乘隙侵入乳房,壅塞乳道,肿硬而痛,闭久则溃,斯为乳痈。若初起未溃,宜用白芷、半夏、桔梗、甘草、白蔻、乳香、生姜煎服;外用生南星、姜黄、白芷研末,砂糖调敷,内外兼治而散。若兼三阴,加附、术、姜、桂。若兼口渴、恶热、形色焮赤、顶凸,宜加芩、地、栝、贝。若兼三阳表证,法当分经解表,更当看其本气,察其虚实,依法用药,自能中肯矣。

35.清-慎疾刍言-徐大椿-小儿

盖小儿有痰火者,吃乳数日,必有一二颐肿厌食,名曰妒乳。用薄荷、朴硝为末,搽一二次即愈,即不治亦愈。至所割出之痰块,或大或小,人因信之,不知颐内空虚之处,人人有此,割则复生,并非病也。不然,何以普天下之小儿,从未有患螳螂子而死者,独苏松有此病耶?此亦一害,故并及之。